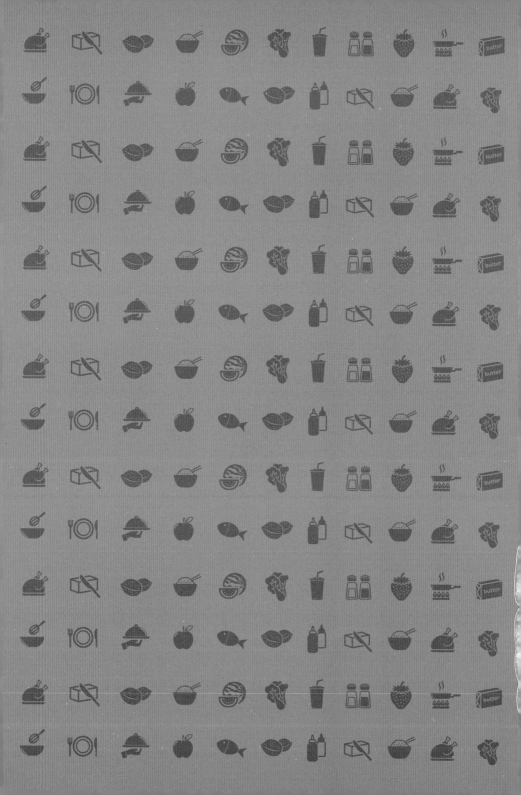

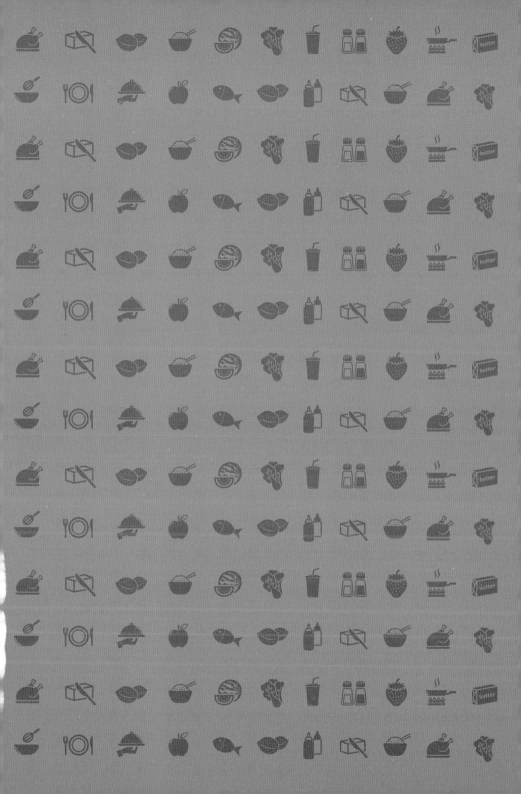

최강의 식사

The Bulletproof Diet

일러두기

- ( )는 저자 주, [ ]는 옮긴이 주로 통일하였다.
- Bulletproof는 모두 '완전무결'로 통일하되, Bulletproof Coffee는 '방탄커피'로 국내에서 사용하는 용어로 번역했다.
- 가독성을 고려해 인명이나 용어 등의 영어 병기는 최소화하였으며, 숫자는 우리말 관형사로 읽히지만 아라비아 숫자로 표기한 경우가 있다.
- kg, kcal 등 평소에 많이 사용하여 익숙한 단위는 가독성을 고려해 기호로, 'in(인치)' 등 익숙지 않은 기호는 한글로 표기하였다.

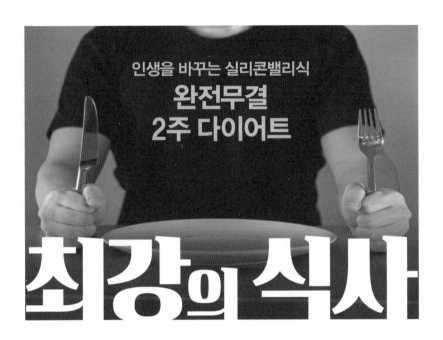

인생을 바꾸는 실리콘밸리식
**완전무결
2주 다이어트**

최강의 식사

The Bulletproof Diet

데이브 아스프리 지음 | **정세영** 옮김 | **양준상** 감수

ᐊngle Books

나만의 1:1 맞춤형 '최강의 식사'를 만드는 법

나는 요리를 좋아한다. 처음 요리는 더 키친 살바토레 쿠오모 한국지사의 총괄 쉐프로 일하고 있는 처남에게 배웠다. 그러나 본격적으로 요리에 박차를 가한 건 키토제닉–당질 제한–라이프를 하면서부터다. 당시 '제대로 만들어 먹기'에 의지를 활활 불태우던 나는 해외 전문가의 블로그, 페이스북 등에서 각종 레시피를 찾아냈다. 데이브 아스프리의 커피 제조법은 그 와중에 알게 된 것이다. 영국인 유명 헬스 트레이너 존 메이슨이 운영하는 페이스북 그룹의 회원들은 모두 방탄커피BPC, Bullet Proof Coffee(부록 330페이지 참조)를 만들어 마시고 있었다.

처음에는 버터와 코코넛 오일의 섭취량, 지방 섭취 비율을 늘릴 수 있는 좋은 방법이겠구나 싶었고, 그래서 다양한 방식으로 방탄커피를 직접 만들어 보았다. 티스푼으로 저어서 만들어 보고, 버터와 코코넛 오일의 비율을 다양하게 변화시켜 보기도 했다. 코코넛 오일 15큰술 넣어 마신 뒤 두통과 복통으로 큰 고생을 치르기도 했다. 그러나 데이브 아스프리, 그가 권장하는 방식으로 제조 했을 때 최고로 에너지가 충만해지는 느낌이 들었다. 카페인의 효과를 훌쩍 뛰어넘는 '무엇'이 휘몰아쳤다. 이것이 데이브 아스프리와의 '첫 만남'이었다.

뇌과학에서 영양학, 생화학까지

여기서 소개하는 방탄커피는 에너지를 넘치게 하는 맛있는 커피 제조법의 하나이지만, 책이 담고 있는 전부는 아니다. 이 책은 1:1 개인 맞춤 영양을 다루고 있으며, 건강은 물론이고 인간의 능력을 극대화시키는 데 중점을 두고 있다.

그러나 개인 맞춤 영양은 단편적 지식만으로는 이루어질 수 없다. 수많은 분야에 걸쳐 있는 파편화된 영양 정보들을 모두 수집하여 그것을 보다 고차원적인 관점에서 재해석할 수 있는 과학적 통찰력이 전제조건이 되어야 한다.

저자 데이브 아스프리는 사실 실리콘밸리에서 갓 억만장자가 된 젊은 사업가였다. 문제는 140kg을 찍기 직전의 엄청난 뚱보였다는 것. 그는 살을 빼기 위해 하루에 1,500~1,800kcal 열량을 섭취하고, 1주일에 6일, 매일 90분씩 운동했지만 서른 살 무렵 갑자기 트롬빈으로 인한 혈소판 응집 증상이 나타났다. 이는 결국 가까운 미래에 뇌졸중이나 심장

마비로 죽을 수도 있다는 말이었다.

이 당면한 문제를 해결하기 위해 저자는 세계 유수의 의학박사, 생화학자, 영양사 등의 방대한 연구 자료를 분석하고, 자신의 시간과 자산을 아낌없이 쏟아 부어 본인 스스로에게 적용해 보며 '진실'을 파헤치는 데 앞장섰다. 그 과정에서 찾아낸 완전무결 식이요법은 그의 아이큐를 20이나 올리고 체중을 50kg이나 감량시켰다. 이 획기적인 방식은 기본적으로 저탄수화물 고지방 식이와 16:8 간헐적 단식의 원리에 기초하고 있으며 거기에 몇 가지 원칙을 추가한 것이다. 그는 유기농과 자연 방목의 가치를 존중하며 곰팡이균에 오염되지 않은 커피의 중요성을 말한다. 또한 우유의 살균과 균질화, 유전자 조작 곡물과 식물성 기름 등 인공적인 공정을 거친 식품을 지양한다. 단백질 단식이라는 개념을 도입했고, 취침 전 탄수화물 섭취가 뇌기능에 좋다고 말하고 있다.

당신이 미처 몰랐던
음식에 대한 진실

도움이 되는 건강 정보는 묻히고 특정 산업에 도움이 되는 영양 정보만 널리 퍼지고 있는 게 요즘 실정이다. 그렇다보니 완전히 반대되는 주장이 대립하는 걸 볼 수 있다. 사람들은 누구 말이 맞는지 고개를 갸우뚱거린다. 또 저지방식이나 저염식과 같은 과대 해석된 연구결과가 수십 년에 걸쳐 주류 영양 상식으로 자리 잡으며 인류 건강에 심각한 악영향을 미치는 경우도 왕왕 본다. 더구나 우유가 우리 몸에 해롭다는 주장이 제기되면서 우유를 아예 마시지 않겠다고 말하는 사람들도 있다. 송아지를 길러내기 위해 어미 소가 만들어낸 것이 그리 나쁜 것일까 하는 의문을 가져 본 적이 없는가?

우유 논란의 시작은 인간의 손을 거치는 집유, 살균, 균질화 공정에서 비롯된다. 어미 소가 만들어내는 우유의 건강함이 알려지면서 미국의 다양한 주에서는 이미 살균하지 않은 진짜 우유의 유통과 판매가 합법화되고 있다. 살균하지 않은 진짜 우유는 그 맛부터 완전히 다르다. 만약 미국이나 유럽을 여행한다면 살균하지 않은 진짜 우유를 한 통 사 마셔 보길 바란다.

저자는 유제품 중에서 살균 공정의 피해를 가장 적게 받는 버터의 섭취를 권장하고 있다. 그러나 버터도 살균하지 않은 우유로 만들면 더욱 건강할 것이다. 프랑스에서 유통되는 버터는 살균하지 않은 제품이 많다. 우리나라 식약처는 2016년부터 무살균 치즈의 제조와 유통을 허용했다. 나는 국내에도 하루 빨리 무살균 버터와 우유의 제조, 유통이 허가되어야 한다고 생각한다.

유전자 조작 식품에는
100원도 쓰지 마라!

최근 유전자 조작은 하나의 안전한 과학기술이라고 인정하는 분위기가 일고 있다. 그러나 치료를 위해 잠시 사용하는 약물도 아닌 평생에 걸쳐 자주 접하는 먹거리의 유전자 조작은 매우 신중해야 하며, 유전자 조작 유무를 반드시 표시해 소비자의 알 권리 및 선택할 권리를 존중해야 한다. 나는 유전자 조작 식품 구입에는 단 돈 100원도 쓰고 싶지 않다.

저자가 역설하는 자연 방목한 육류의 영양적 우수성은 매우 중요하다. 하지만 곡물 사육을 한다고 해서 오메가6의 함량이 더 높아지는 것은 아니다. 곡물 사육으로 오메가3가 줄어드는 대신에 단일 불포화 지방산은 늘어난다. 늘어난 단일 불포화 지방산 중에서 팔미톨레익산은 염증을 줄이고 인슐린 저항성을 개선시키는 효과가 있다. 따라서 지방산 비율에 있어서 어느 쪽이 더 낫다고 단정적으로 말할 수는 없다고 생각한다. 곡물 사육한 육류를 중심으로 저탄수화물 고지방 식이요법을 하면서도 염증이 호전되는 사람들이 많다. 유전자 조작된 곡물 사료에 대한 우려와 항생제, 호르몬제 사용을 반대하는 저자의 의견에는 매우 동의한다.

유산균 효과는
'절대적'이 아니다

저자는 유산균을 복용하며 그다지 효과를 보지 못했다고 했다. 나 역시 유산균의 효과가 매우 제한적이라고 생각한다. 진료 현장에서 유산균을 여러 가지로 조합해 처방해 봤지만 효과를 보지 못하는 경우가 많았기 때문에 더 공감이 간다. 장내 세균의 먹이가 되는 프리바이오틱스에 대한 저자의 의견에 주목해야 한다. 탄수화물 계열의 프리바이오틱스 복용에는 주의가 필요하다. 저자는 프리바이오틱스보다 콜라겐이 더 효과가 크다고 말한다. 콜라겐은 장내 세균의 먹이가 될 뿐 아니라 장 누수 증후군의 원인이 되는 치밀결합조직의 손상을 수리하는 재료가 된다. 나 역시 콜라겐이 풍부한 음식이 유산균이나 저항성 녹말보다 훨씬 효과적이라는 저자의 생각에 동의한다. 콜라겐을 보충하기 위해서 한국인은 도가니, 돼지족발, 닭 껍질을 먹으면 된다.

개인 맞춤형 영양요법에 있어서 가장 중요한 것은 자가 실험이다. 그 어떤 기상천외한 임상실험도 그저 남의 이야기일 뿐이다. 다른 많은 사람에게는 효과적인 식이요법이 어떤 사람에게는 효과가 없거나 해가 될 수도 있다. 의사나 영양사 혹은 전문가들, 해당 분야 전공자가 아니라도 개인적으로 많은 연구를 한 사람들의 의견을 꼼꼼하게 들어 보고 스스로에게 적용하는 과정이 중요하다. 맞춤 영양 치료를 하는 전문가는 이 과정에서 함께 고민해 주고 조언을 줄 수 있을 뿐 결국 본인이 이해한 뒤 개인화에 성공해야 한다.

그러므로 우리는 영양과학을 통찰하는 총론을 접하고 각각의 식재료가 가진 영양 효과를 알아야 한다. 결코 어려운 일이 아니다. 이 책은 식재료에 대한 방대한 각론을 포함하고 있다. 독자들이 실제 생활에서 식단을 꾸릴 때 좋은 참고서가 될 것이라 생각한다. 영양과학을 실용적으로 통합하여 총론과 각론을 집대성한 저자 데이브 아스프리의 노력에 경의를 표한다. 당신이 이 책을 통해 아스프리의 이론과 경험을 참고하여 스스로의 몸을 바이오해킹 하는 데 성공하게 된다면 이전에는 느껴보지 못한 에너지에 놀랄 것이며 뇌기능도 한층 업그레이드 될 것이라 장담한다. 나아가 전보다 훨씬 다양한 일을 창의적으로 처리하여 좋은 결과물을 생산해 낼 수 있을 것이다. 이처럼 한 사람 한 사람의 창의적인 생산성이 높아지면 더욱 살기 좋은 세상이 되지 않을까.

그래서 무엇을 어떻게 먹을 것인가 하는 고민은 매우 중요하다.

여러분이 더 건강하고, 맛있는, 삶을 살아가기를 바란다.

가정의학과 전문의 양준상

당신에게
'완전무결한 상태'란 어떤 의미인가?
짧은 수면만으로 활력이 넘치고 최소한의
운동만으로 살이 빠지는 상태일지도 모르고,
생애 최초로 머릿속의 전구에 불이 켜져서 가장 강력하고
맑은 자아를 느끼는 상태일지도 모른다.
두 번 다시 공복이나 에너지 고갈, 식욕 탓에 주의가
산만해지지 않는다면 얼마나 많은 일이 가능해질까?
당신이 슈퍼스타든 사업가든 짧은 시간에
많은 일을 해치워야 하는 바쁜 엄마나 아빠든,
이번에야말로 문제를 해결할
절호의 기회다.

완전무결 실리콘밸리식 2주간 변화 프로그램

．
．
．

20년 전쯤, 나는 실리콘밸리에서 갓 억만장자가 된 젊은 사업가였다. 하지만 반짝반짝 빛나야 마땅할 인생에 단 한 가지 문제가 있었으니, 만성피로를 가진 엄청난 뚱보로 몸무게 140kg을 찍기 직전이었다.

18개월 내내 하루 섭취 열량을 1,500~1,800kcal로 제한하고, 1주일에 6일은 매일 90분씩 운동했다. 내가 가진 진취성과 의지력을 다이어트에 총동원한 결과 몸은 튼튼해졌지만 군살은 도무지 빠질 기미가 보이지 않았다.

서른 살 무렵에는 갑자기 트롬빈으로 인한 혈소판 응집 증상이 나타났고 이미 2기에 들어섰다는 진단을 받았다. 요컨대 내 피는 진흙처럼 걸쭉했다. 주치의는 언제라고 딱 잘라 말하지는 않았지만 머지않은 미래에 뇌졸중이나 심장마비로 죽을 것이라고 선고했다.

직업적으로 성공을 이루었지만 항상 몸이 안 좋았던 탓에 제대로 실감하지도 못했다. 늘 피곤했고 스트레스에 시달렸으며 축농증과 인두염이 떨어지지 않았다. 그래서 늘 정신이 몽롱했고 무언가에 집중할 수도 없었다.

막 창업한 회사를 꾸려가며 펜실베이니아 대학 와튼스쿨에서 MBA 과정을 이수하던 때는 시험 성적도 엉망진창이었다. 초반에는 정답을 맞히는 데 문제가 없었지만 뒤로 갈수록 실수가 잦아졌다. 아무래도 내 뇌에는 뜻대로 되지 않는 부분이 있는 모양이었다. 집중하는 법은 잘 알고 있었지만 아무리 애를 써도 생각처럼 되지 않았다.

나는 내 몸을
해킹하기로 했다

정말 끔찍하기 짝이 없었다. 뚱보로도 모자라 바보까지 된다면 사랑하는 내 일마저 포기해야 했다. 이를 계기로 최첨단 뇌영상 기법을 샅샅이 조사했다. 그리고 당시에는 아직 찬반이 분분했던 단일광자 단층촬영SPECT을 받아 뇌가 말을 듣지 않는 이유를 밝혀내기로 했다.

정신건강 관리회사인 실리콘밸리 브레인이미징 예약 당일, 먼저 방사성 포도당 주사를 맞았다. 뇌가 포도당을 흡수하자 방사성 트레이서가 뇌의 움직임을 표시했다. 전두엽피질(뇌에서 가장 나중에 진화하였고 가장 고등한 부분)은 내가 집중하려 했을 때 거의 활동하지 않았다. 나는 인생 최고의 전성기에 건강을 잃었을 뿐 아니라, 뇌의 기본적인 '하드웨어'도 망가져 가고 있었다.

　주치의와 저명한 의료전문가가 시키는 일은 무조건 다 했는데……. 도대체 이유가 무엇인지 알 수 없다는 점이 가장 최악이었다.

　나는 자연과학에 둘러싸인 환경에서 자랐고, 성장 배경은 문제를 해결하는 방식에도 영향을 끼쳤다. 할아버지와 할머니는 맨해튼 프로젝트(제2차 세계대전 중에 미국에서 비밀리에 진행된 원자폭탄 제조 계획. 수많은 과학자가 참여하였고 이때 만든 원자폭탄이 일본 히로시마와 나가사키에 투하되었다)에서 만나 결혼하셨고, 할머니는 원자력 과학의 업적으로 권위 있는 공로상을 받은 훌륭한 과학자였다.

　여덟 살이라는 어린 나이에 컴퓨터를 갖게 된 나 역시 40대에 IT 경험이 30년 이상인 몇 안 되는 사람이었고, 대학 시절에는 인공지능의 한 분야인 의사결정지원시스템을 전문적으로 연구했다. 과학기술은 철들 무렵부터 내 삶의 일부였다. 그래서 건강과 경력에 위기가 닥쳤을 때 답을 찾고자 과학기술에 의지했다.

　나는 인터넷 초장기의 혁신자(즉 해커)였고, 와튼스쿨에 다니기 전인 1997년부터 2002년까지 실리콘밸리에 있는 캘리포니아 대학 공개강좌에서 엔지니어들에게 인터넷 운영 기법을 가르쳤다.

　엔지니어에게 인터넷을 가르치기란 여간 어려운 일이 아니었다. 왜냐하면 의사가 환자 몸 구석구석을 다 알려고 드는 것처럼 엔지니어는 자기가 다루는 시스템의 모든 정보를 알고 싶어 하는데, 당시로써는 불가능한 일이었기 때문이다.

　인터넷은 어떤 방식으로 돌아가는지 잘 모르겠는 부분이 있더라도 내 버려 둘 수밖에 없는 경우가 많다. 이 점에서 사람 몸과 인터넷은 크게 다르지 않다. 둘 다 데이터가 방대해서 좀처럼 발견되지 않거나, 잘못 해석되거나, 숨겨져 있는 복잡한 시스템이다. 내 몸을 그런 식으로 보던 중에 문득 깨달았다. 컴퓨터 시스템이나 인터넷을 해킹할 때와 같은 방 법을 내 생체 활동에도 적용할 수 있지 않을까?

뇌 전문 시설에서 티베트 오지까지
세계의 다이어트를 연구하다

　이를 큰 전환점으로 삼아 '바이오해킹', 즉 '몸 안팎의 환경을 변 화시켜 자기가 원하는 대로 움직이도록 제어하는 기술'을 이용하기 시작 했다. 건강 상태를 모니터링해서 기분, 외모, 업무처리 방식, 심지어 인 간관계나 행복감에까지 영향을 미치는 숨은 변수를 찾아낼 수 있다고 생 각하니 흥분되어 가슴이 뛰었다.

　해커는 컴퓨터 시스템을 꼼꼼히 조사하고, 시스템을 점령하는 데 쓸 만 한 작은 구멍 하나를 찾기 위해 공을 들인다. 그리고 대개는 침입할 수 있 는 구멍을 찾아낼 때까지 가능성이 있는 틈새를 하나하나씩 시도해 본다.

　바이오해킹의 프로세스도 이와 동일하다. 나는 신체 데이터를 측정하 고 몸소 실험하면서 문제 하나하나를 면밀히 조사하였고, 무엇이 내 활 동에 영향을 미치는지 관찰해 나갔다.

새로운 시도도 서슴지 않았고 무엇 하나 사소히 넘기지 않았다. 혈액 검사를 하고 부신호르몬 검사로 스트레스 수준을 측정했다. 결과를 정리한 후에는 뇌 기능을 회복시켜 주는 약을 먹고, 영양보충제를 섭취하고, 수없이 많은 다이어트를 시도했다. 그리고 무엇이 효과가 있고 무엇이 효과가 없는지, 그 이유는 무엇인지 하나하나 검토해 나갔다.

캐나다의 숲에 은밀히 자리잡은 비공개 브레인해킹 시설을, 안데스 산맥의 영적 치료원을, 티베트의 외딴 사원을 찾아 헤매며 정보를 수집했다.

사무실에 뇌파 측정 장치를 설치하고, '심박 수 바이오피드백'이라는 기법의 자격증을 따서 신경계 스트레스 반응을 제어하는 방법을 익혔다.

다양한 기법을 활용하며 뇌를 파악해가다 보니, 실제 먹은 음식이 생명 활동과 두뇌 활동에 직접적인 영향을 끼친다는 사실이 명확해졌다. 생명 활동에 변화가 생기면 신체와 두뇌의 성능도 달라졌다. 여러 장치로 모니터링하면서 어떤 식품이 두뇌 기능을 높여 주고 어떤 식품이 망치는지 알 수 있었다.

이것이 '완전무결 다이어트'의 시작이었다. 나는 다양한 조건으로 실험하고, 피드백의 상관관계를 확인하고, 수없이 많은 연구논문을 입수해 읽어나갔다. 그러면서 감량, 공복감, 에너지 수준에는 염증, 독소, 호르몬, 신경전달물질, 장내 박테리아 등의 많은 요인이 복잡한 역할을 한다는 사실을 알게 되었다.

이런 발견 대부분은 이름 없는 연구지에 실려서 널리 알려지지 않았던 것이고, 나머지는 나의 면밀한 관찰과 다른 바이오해커들이 공유해 준 관찰의 결과였다.

뜻밖의 결론을 얻었지만 그 덕에 하루에 0.5kg씩 감량할 수 있었고 전보다 더 건강해졌으며 업무 효율, 회복력, 집중력이 놀라우리만큼 높아졌다. 나는 몸과 뇌에 적절하게 에너지원을 공급하는 방법과 그것만큼이나 중요한, 기량을 떨어뜨리는 음식을 내 삶에서 제거하는 방법을 배웠다.

저탄수화물, 저칼로리, 채식주의⋯⋯, 대체 뭐가 맞는 거지?

직접 조사하고 시험해서 얻은 결과는 정말이지 직감에 반했던 터라 처음에는 나에게만 해당하는 데이터인 줄 알았다. 음식에 대한 생화학적 반응이 남과는 다른가 보다고 생각했다. 하지만 내가 발견한 내용을 친구와 가족에게 알려 줬더니 그들 역시 순식간에 살이 빠졌고 집중력과 의지력도 높아졌다. 그제야 내가 대단한 발견을 했다는 사실을 깨달았다.

자, 이제 당신이 내 오랜 연구와 실험의 성과를 누릴 차례다. 완전무결 다이어트를 실천하면 살이 빠지고 전반적인 기능이 좋아지며 에너지와 회복력이 높아져서 더 나은 삶을 손에 넣을 수 있다. 나는 벌써 10년 넘게 50kg을 감량한 상태를 유지하고 있고 식스팩이 점점 더 선명해지는 한편 생물학적 나이가 어려지고 면역력이 강해지고 있다. 40대인 나는 20대 때보다 한결 더 건강해졌고 당신도 분명 그렇게 될 수 있다.

50kg을 뺐다고 말했지만 사실은 훨씬 더 많이 뺀 셈이다. 왜냐하면 새로운 다이어트법을 시도할 때마다 큰 폭으로 감량했고, 그 후에는 요요 현상으로 전보다 오히려 체중이 늘었기 때문이다. 그러고 나면 다음 다이어트에 돌입하고, 감량하고, 원상복귀 하기를 되풀이했다.

저칼로리 다이어트, 고단백질 다이어트, 저지방 다이어트, 액체 다이어트, 존 다이어트[탄수화물 40%, 단백질 30%, 지방 30%의 비율로 식단을 구성한 다이어트], 앳킨스 다이어트[탄수화물을 먹지 않고 단백질과 지방을 마음껏 먹는 다이어트. 한국에서는 황제 다이어트라고도 부른다]까지……, 이 모든 다이어트를 직접 해 봤고 생채식 다이어트[음식을 익히지 않고 생으로 먹는 다이어트]에 1년 가까이를 소비하기도 했다. 이 순환은 여러 해 동안 이어졌고 체중이 줄었다 늘었다가를 수차례 반복하면서 각각의 다이어트가 내 에너지와 기분, 식욕에 어떤 영향을 미치는지를 계속해서 모니터링했다.

당신도 살 때문에 고민이라면 이런 경험이 있을 것이다. 아무리 다이어트를 해 봤자 머지않아 자제력을 잃고 '포기'해 버려서 결국 께름칙한 심정으로 금단의 피자를 먹어치울 게 뻔하니, 어차피 또 필요해지리라는 생각에 '뚱보용' 청바지를 옷장 깊숙이 숨겨 둔 경험 말이다. 내 뚱보용 청바지는 벌써 여러 해나 내가 또 다이어트에 실패하기를 애타게 기다리고 있다. 그 청바지의 허리둘레는 46인치다.

나는 완전무결 다이어트를 고안해 내고서야 비로소 그 청바지와 영원히 이별할 수 있었고 의지의 힘을 빌리지 않고도 과식하지 않게 되었다. 그럼 이제 당신도 즐거운 마음으로 체중을 줄이고 잠재 능력을 마음껏 발휘하면서 미련 없이 똥보용 청바지에 안녕을 고하자.

75만 달러 이상을 쓰고
알게 된 사실

당신이 이 책을 손에 든 이유는 고작 체중 몇 kg을 줄이고 싶어서만은 아닐 것이다. 인생은 스트레스로 가득하다. 그래서 높은 성과를 내면서도 상쾌한 기분은 유지해 주고 더 맛있는 음식을 먹으며 편하게 지속할 수 있는 다이어트를 원할 것이다.

혹시 이런 경험이 있지 않은가? 아이가 아파서 뜬눈으로 밤을 지새운 다음 날 아침에 중요한 계약을 성사시키기 위한 업무에 집중해야 한다든가, 요 며칠 식욕과 싸우느라 정신이 하나도 없는데 까다로운 문제의 새로운 해결책을 찾아내야만 한다든가.

당신도 나와 비슷한 인생을 살고 있다면 하루하루가 아슬아슬한 곡예의 연속일 것이다. 아프거나 피곤하거나 뚱뚱하거나 약해 보여서는 안되고, 그렇게 보이고 싶지도 않을 것이다.

세상은 너무도 빠르게 변하고 있어서 많은 사람이 외모도 내면도 실적도 개선하고 싶지만 어떻게 하면 좋을지, 왜 좋아지지 못하는지 알지 못한 채 침체와 혼란에 빠져 시간을 허비하고 있다. 그리고 그저 '의지력이 약해서', '노력이 부족해서'라고 생각한다.

완전무결 다이어트는 이 모든 문제를 치유하는 해독제다. 단지 빠른 감량과 쾌적한 기분만을 목적으로 하는 다이어트법이 아니다. 몸과 마음을 내면에서부터 개선해 줌과 동시에, 스트레스가 많고 기대치와 목표가 높은 사람에게 종종 나타나는 염증과 죄책감을 제거해 주는 로드맵이다.

완전무결 다이어트에서 죄책감은 옛일이다. 다이어트를 하는 사람은 보통 음식을 향한 갈망이 일면 자책감에 빠지지만 바이오해커는 식욕이 치솟는 환경적 요인을 찾아 나선다. 완전무결 다이어트는 숨은 원인을 제거하여 음식 때문에 죄책감을 느끼느라 시간을 허비하는 일이 두 번 다시 생기지 않게 한다.

10년 동안 실리콘밸리 보건연구소의 소장, 이사장, 이사를 맡아 안티에이징 분야를 이끌어오면서 내 개인적인 경험은 더욱 보강되었다. 100명이 넘는 일류 의료 전문가, 연구자와 대담을 나눴고, 내가 진행하는 건강 분야 1위 팟캐스트와 미국 전역에 방송되는 '완전무결 라디오 Bulletproof Radio'에서도 100명 이상의 일류 인적人的 성능 전문가의 조언을 들었다. 이 책은 그런 전문가들로부터 얻은 엄선된 지식과 75만 달러가 넘는 돈을 들여 직접 실험한 바이오해킹의 결과를 바탕으로 한다.

당신에게 '완전무결한 상태'란 어떤 의미인가? 짧은 수면만으로 활력이 넘치고 최소한의 운동만으로 살이 빠지는 상태일지도 모르고, 생애 최초로 머릿속의 전구에 불이 켜져서 가장 강력하고 맑은 자아를 느끼는 상태일지도 모른다.

두 번 다시 공복이나 에너지 고갈, 식욕 탓에 주의가 산만해지지 않는다면 얼마나 많은 일이 가능해질까? 당신이 슈퍼스타든 사업가든 짧은 시간에 많은 일을 해치워야 하는 바쁜 엄마나 아빠든, 이번에야말로 문제를 해결할 절호의 기회다.

내가 완전무결 다이어트를 활용해 온 일화가 본문 곳곳에 등장하지만, 당신이 자신에게 맞게 변형하여 실천할 수 있게 된다면 완전히 무시해도 좋다. 부디 '당신 자신의 감각이 가장 중요하다는 점'과 '다른 사람에게 효과가 있었다고 해서 당신에게도 잘 맞으리라는 보장은 없다는 점'을 잊지 않기 바란다. 그러나 핵심 원리는 동일하다!

아이큐는 '먹는 음식'에 따라 달라진다

완전무결 다이어트의 혜택을 누린 사람은 나뿐만이 아니다. 나는 유명 연예인, 운동선수, 사업가, CEO, 프로 포거 신수, 헤지펀드 매니저 등 아주 조금의 기량 차이가 승부를 가르는 분야에서 고객들이 최상의 실력을 발휘할 수 있도록 컨설팅한다. 뛰어난 운동선수, 보디빌더, 영화배우, 가수들이 완벽한 외모와 고도의 집중력, 최고의 에너지를 얻으려고 완전무결 다이어트에 의지하고 있다.

인터넷상에서는 수십만 명이 넘는 사람이 완전무결 다이어트의 원칙을 이용해서 인생이 180도 달라질 만큼의 감량과 기량 향상에 성공하며 눈부신 성과를 올리고 있다. 오랫동안 지속적으로 하루 0.5kg씩 감량하였음은 물론 에너지 수준, 지적 능력도 경이롭게 향상했다.

당신은 자신이 먹은 음식이 정신적, 신체적 효율에 엄청난 영향을 끼친다는 사실에 깜짝 놀랄지도 모른다. 나도 처음에는 그랬다. 하지만 자기 몸을 정확히 제어해서 원하는 결과를 얻고 싶을 때 식사만큼 영향력이 큰 요소는 없다.

운동도 식사에는 비할 바가 못 된다. 과장처럼 들리겠지만 당신이 먹은 음식은 몸무게뿐 아니라 아이큐, 스트레스 수준, 질병에 걸릴 위험, 신체 기능, 노화, 나아가 의지력의 기초가 된다. 당신이 먹은 음식은 곧 당신이다.

식탁에 올리는 음식을 바꾸는 것만으로 이렇게 다양한 부분이 개선된다는 말이 쉽사리 믿기지 않겠지만 완전무결 다이어트를 실천하면 불과 2주 안에 답을 얻을 수 있다. 그 사이에 당신은 굶주림 없이 매일 0.5kg씩 살이 빠질 것이다.

멋지게 완전무결해져서 항상 고성능 상태로 살아갈 준비가 되었는가? 자, 그럼 이제 시작해 보자.

contents

감수자의 글 나만의 1 : 1 맞춤형 '최강의 식사'를 만드는 법 ·············· 005
프롤로그 완전무결 실리콘밸리식 2주간 변화 프로그램 ················· 013

Chapter 1

당신의 식사를 바이오해킹하라!
체중을 줄이고 인생을 업그레이드하는 방법

031

당신의 성능을 떨어뜨리는 정체 ···························· 034
가공식품 탓에 뇌가 제대로 작동하지 못한다 ················ 035
채소가 가진 자연 독소 ································· 036
가짓과 채소가 두통, 관절통을 일으킨다 ··················· 038
곡류와 견과류는 양날의 검 ···························· 039
생으로 먹으면 위험한 채소는? ························· 040
보이지 않는 곰팡이가 머리를 둔하게 한다 ················· 041
왜 커피를 마시면 나른해질까? ························· 042
'유기농'이 항상 좋지만은 않다 ························· 044
저탄수화물 다이어트는 '곰팡이'를 줄여 준다 ··············· 046
데이터는 기존의 상식과 정반대였다 ···················· 047
'공복 호르몬'을 해킹하다 ···························· 049
두뇌 회전이 빨라지고 기억력이 월등히 좋아지다 ············· 050
당신의 몸을 '해독 기계'로 만든다 ····················· 052
살이 찔지 빠질지는 '장내 세균'에 달려 있다 ··············· 053
폴리페놀이 '날씬균'을 늘린다 ························· 055
통념을 철저히 배제한 과학적인 다이어트 ················· 057

Chapter 2

그 습관 그대로 괜찮겠어?
뚱보, 약골, 바보가 된 뜻밖의 원인   059

다이어트 신화 1_ 살이 빠지지 않는 이유는 '노력 부족' 탓이다 ······ 062
다이어트 신화 2_ 공복을 '참으면' 살을 뺄 수 있다 ············ 067
다이어트 신화 3_ '저지방 다이어트'는 건강한 방식이다 ········· 069
다이어트 신화 4_ '지방'을 먹으면 살찐다 ············ 071
다이어트 신화 5_ '칼로리'를 줄이면 살이 빠진다 ············ 073
다이어트 신화 6_ '과일'은 몸에 좋다 ············ 076
다이어트 신화 7_ 살을 빼려면 '장시간' 운동해야 한다 ········· 078
다이어트 신화 8_ '커피'는 몸에 해롭다 ············ 079
다이어트 신화 9_ '소금'은 건강에 악영향을 끼친다 ············ 081
다이어트 신화 10_ '무엇이든 적당히'가 성공의 비결 ············ 083

Chapter 3

칼로리 계산을 멈추고 지방을 더 많이!
뇌는 지방으로 이루어져 있다   085

지방을 먹어도 살찌지 않는다 ············ 088
'좋은 지방', '나쁜 지방'이란 무엇일까? ············ 089
단백질을 너무 많이 먹으면 머리가 멍해진다 ············ 091
가금류는 '질이 낮은 단백질'이므로 자제하자 ············ 093
단백질은 어떻게 선택하는 게 좋을까? ············ 094
엄마는 옳았다: 채소는 아무리 먹어도 과하지 않다 ············ 096
탄수화물을 줄이면 잠을 제대로 자지 못한다 ············ 098
'찬밥'이 유익균을 늘린다 ············ 099
'젤라틴'이 기량을 높여 준다 ············ 100
과일이 '집중력과 에너지'를 좀먹는다 ············ 102
'다이어트 탄산음료'가 혈당치를 출렁이게 한다 ············ 104

유전자 조작은 무엇이 문제일까? ·················· 106
'식물성 기름'은 건강에 해롭다 ·················· 107
빵을 '한 조각' 먹으면 시간차를 두고 악영향이 나타난다 ······· 109
'밀'을 먹기 시작하면 평균 신장이 낮아진다 ············· 111
왜 '유제품'은 대부분 안 좋을까? ·················· 113
우유의 '살균'은 건강 문제의 원흉이다 ··············· 114
치즈의 40%에서 곰팡이 독소가 발견된다 ·············· 116
'칼로리 계산'은 의미가 없다 ···················· 117

Chapter 4

같은 음식도 '먹는 시간'에 따라 독이 된다
왜 아침에 요구르트를 먹으면 살이 찔까?　　　119

단순히 '먹는 시간대'를 바꾼다 ··················· 122
성능을 최대화하는 '최강의 아침식사'란? ·············· 123
카페인이 뇌를 보호한다 ······················ 125
'장내 세균'을 굶기면 지방이 연소된다 ··············· 126
체내의 '날씬균'에게 먹이를 준다 ·················· 127
좋은 커피를 선택하는 기본 원칙 ·················· 129
간헐적 '단식'으로 집중력을 높인다 ················· 131
배고픔 없이 '군살'을 제거한다 ··················· 132
운동 없이도 '단단한 몸매'가 될 수 있다 ·············· 133
식욕을 부르는 식단, 식욕을 누르는 식단 ·············· 135
아침에 요구르트를 먹으면 살이 찐다 ················ 137
탄수화물은 '밤'에 먹는 게 유일한 정답 ··············· 139
'자가포식 작용'으로 몸의 세포를 깨끗이 한다 ············ 140
주 1일, 단백질을 '중단'한다 ···················· 142

Chapter 5

수면을 해킹하여 잠자는 동안 살을 뺀다
쓸 수 있는 시간이 '16년' 늘어나는 수면법　145

수면의 질을 높여 '수명'을 연장한다 ························· 148
하룻밤에 6.5시간 이상 자야 할 이유는 없다 ············· 150
쓸 수 있는 시간이 '16년'이나 늘어난다 ·················· 151
음식으로 '뇌를 강화하는 수면'을 만든다 ················· 153
과학의 힘으로 수면을 자유자재로 조절한다 ············· 156
질 높은 수면을 얻기 위해 '하지 말아야 할' 일 ·········· 161

Chapter 6

운동을 줄이면 근육이 더 붙는다
주 1회 '단 15분'의 운동으로 근육질 몸매를 만든다　165

체형의 9할가량은 '음식'이 좌우한다 ····················· 168
마라톤은 '운동'이 아니다 ································· 170
매일 달리는 것보다 '주 1회 달리기'가 효과적이다 ········· 171
'배가 텅 비었을 때' 운동한다 ····························· 173
'20분 이상' 운동하면 오히려 해롭다 ····················· 174
가장 좋은 운동 횟수는 '월 4회' ·························· 175

Chapter 7

고성능 모드의 스위치를 켜다
우리 가족이 '가장 건강해지는' 식사법　177

'칼로리가 부족'하면 임신할 수 없다 ····················· 179
장을 '지방 감소 모드'로 만든다 ·························· 182
'나쁜 지방'은 조금만 먹어도 타격이 크다 ················· 183
여성을 위한 바이오해킹의 미세 조정 ····················· 185
아이는 탄수화물이 부족하면 안 된다 ····················· 188
콘플레이크는 '성욕 억제'를 위해 만들어졌다 ············· 189

Chapter 8

완전무결 다이어트 로드맵 1
즐거운 마음으로 향하는 '근사한 지역' 편   **193**

모든 음식을 3종류로 분류한다 ···················· 196
무슨 일이 있어도 채소를 먹는다 ···················· 197
지방과 기름이 사람의 에너지를 좌우한다 ···················· 209
단백질로 근육을 늘린다 ···················· 217
유제품은 생각만큼 좋은 음식이 아니다 ···················· 227

Chapter 9

완전무결 다이어트 로드맵 2
경계를 늦추지 말아야 하는 '수상쩍은 지역' 편   **233**

견과류는 코코넛을 제외하고는 안심할 수 없다 ············· 236
녹말은 가끔만 먹는다 ···················· 241
과일은 밤에 먹는다 ···················· 248

Chapter 10

완전무결 다이어트 로드맵 3
신중히 움직여야 하는 '위험 지역' 편   **259**

오래된 조미료, 버리기만 해도 효과가 크다 ············· 262
좋은 감미료도 있다 ···················· 270
음료는 커피가 최고! ···················· 277

Chapter 11

데치면 '약'이 되고 구우면 '독'이 된다
영양은 조리법에 따라 천차만별!   **287**

구운 고기는 흡연에 버금가는 손상을 초래한다 ············· 290

Chapter 12

굶주림 없이 '하루 0.5kg'씩 빠진다
인생을 극적으로 바꿔 주는 2주 프로그램   **297**

어떻게 '좋은 식재료'를 갖출까? ·····················300
당신의 '위험천만 식품'을 추적한다 ··················302
맞지 않는 음식은 심장 박동 수를 증가시킨다 ··········303
알레르기 반응이 나타나면 식재료를 바꾼다 ··········304
저녁은 점심을 먹고 나서 6시간 '이내'에 먹는다 ·······305
먹어도 되는 '간식'은 무엇일까? ·····················306
일평생 느껴 보지 못한 고성능을 선사하는 2주 프로그램 ·······308
또 하나의 애프터서비스 ···························313

Chapter 13

이제 '완전무결'을 선언하라
오직 나만을 위한 '완전무결' 로드맵 만들기   **315**

필요한 정보는 모두 갖춰졌다 ·····················318
영화를 볼 때는 팝콘을 먹어도 좋다 ·················319
맞는 음식, 맞지 않는 음식을 찾아내는 방법 ··········321

에필로그   업그레이드한 인생에서 당신이 해야 할 일 ·········324
옮긴이의 글   '지방 기피자'에서 '지방 애호가'로 ···············326
부록   완전무결 레시피 ···························329
각주 ·····································362

방탄커피 레시피

Coffee + Butter + MCT Oil

하나, 양질의 커피콩으로 진하게 내린 따끈따끈한 커피 1잔
둘, 목초를 먹인 소의 우유로 만든 무염 버터 1큰술
셋, MCT 오일 또는 코코넛 오일 1큰술

Chapter 1

당신의 식사를
바이오해킹하라!

체중을 줄이고 인생을 업그레이드하는 방법

나는 지속적인 체중 감량과 이상적인 성능 뒤에 숨겨진 비밀을 파헤치고자 직접 몸을 해킹하며 끈질기게 추적한 끝에, 건강과 감량에 관한 통념에 완전히 반대되는 과학적 다이어트를 개발하기에 이르렀다.

도대체 어떻게 버터를 더 많이 먹고 과일을 더 적게 먹으면서 몸도 기분도 전에 없이 좋아질 수 있을까?

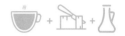

내가 아직 뚱보였던 무렵, 아침에 일어나면 손에 힘이 전혀 들어가지 않는 날이 있었다. 거울을 보면 얼굴 전체가 푸석푸석하게 부어서 이중 턱의 턱선이 보이지 않았다. 게다가 민망하게도 남자 주제에 젖가슴이 불룩했는데 컵 크기가 날마다 들쑥날쑥했다. 모두 다 비만 탓에 나타나는 증상임은 분명했지만 왜 어떤 날은 심하고 어떤 날은 덜한지 이유를 알 수 없었다. 고작 2, 3일 만에 몸무게가 몇 kg씩 오르락내리락했고, 허리에 들러붙은 '스페어타이어' 크기도 늘었다 줄었다 했다.

이런 차이를 알아차린 후, 나를 둘러싼 환경에 숨어 있는 요인을 밝혀 내야겠다고 다짐했다. 머릿속의 목소리가 집요하게 물어 왔다.

"만일 무언가 손의 힘을 약하게 하는 원인이 있다면 그밖에는 또 어떤 증상을 일으킬까?"

원인을 조사하던 도중에 깨달았다. 힘이 들어가지 않는 손, 스페어타이어, 이중 턱, 퉁퉁 부은 피부, 불룩한 젖가슴을 유발하는 요인은 지방이 아니었다. 모두 염증 탓이었다(염증 밑에 지방이 잔뜩 숨어 있기는 했지만). 안티에이징 바이오해커였던 나는 염증이 노화의 주된 요인이라는 사실은 알았지만 내 생명 활동에서 일어나는 거의 모든 현상도 염증과 관련이 있다고는 생각도 하지 못했다.

몇 년쯤 전부터는 조금만 걸어도 발에 물집이 잡히는 일이 잦았다. MBA 과정을 밟던 학교는 집에서 고작 400m 거리였는데, 도중에 물집이 생겨서 절뚝거리며 강의실에 들어서는 일이 있을 정도였다.

당신의 성능을
떨어뜨리는 정체

조사 결과, 물집은 만성 염증의 징후이며 머리가 멍해지는-단어가 떠오르지 않거나 무언가를 기억해 내는 데 시간이 오래 걸리는-증상은 뇌의 염증 탓이라는 사실을 알게 되었다. 아무래도 오랫동안 원인을 알 수 없었던 정신적, 신체적인 이상 증상의 실마리를 찾은 듯했다.

마침내 염증을 해킹했을 때, 살아생전 처음으로 발에 물집이 잡히는 일 없이 네팔과 티베트의 히말라야 산맥을 트레킹할 수 있었고 두뇌 활동도 더 활발해졌다.

염증은 병원체, 독소, 스트레스, 외상에 대한 몸의 자연스러운 반응이다. 스트레스가 가해지면 몸은 스스로 치유하려고 부어오른다. 조직을 제대로 회복하려면 염증이 필요하다. 역기를 들어 올렸을 때는 몸에 좋은 염증이 생겨서 부하가 걸린 근육을 회복시키고, 손을 베어 피가 날 때는 백혈구가 모여들어 상처를 치료한다. 이를 급성 염증이라고 부르는데, 당신도 상처가 나거나 무언가에 부딪혔을 때 몸이 부은 경험이 있을 것이다.

염증이 만성화(몇 개월이나 몇 년간 지속)하면 심각한 문제가 생긴다. 한 번 상상해 보라. 무릎 수술이나 치아 신경치료를 받은 후에 부기가 가라앉지 않는다면? 염증이 심하면 건강해 보이지 않을뿐더러 실제로도 건강하지 않다. 오히려 대단히 위험하다.

수많은 조사를 통해 많은 병의 중심에는 심각한 염증이 있다는 증거가 속속 발견되었다. 심혈관 질환, 암, 당뇨병은 미국인 전체 사망 원인의 70% 가까이를 차지하는데[한국인은 약 50%], 이런 병의 공통점은 염증이다. [1] [2] 염증은 여러 자가면역 질환[면역 기능에 이상이 생겨 외부에서 침입한 병균이 아닌 몸 안의 장기나 조직을 공격하여 발생하는 질환]이나 일부 정신 건강상의 문제와도 관련이 있다. [3]

나 역시 그랬지만, 염증 증상을 자각하지 못하더라도 뇌는 몸의 어디에 생긴 염증에든 매우 민감하게 반응하므로 집중력이 떨어진다. 따라서 염증을 방치하면 몸에 통증이나 이상이 나타나기 훨씬 전부터 두뇌 활동이 둔해진다. 그렇다. 흐리멍덩한 머리와 반복되는 부기에 즉각 대처해야 하는 까닭은 이후에 발생할 더 심각한 문제의 위험신호이기 때문이다.

가공식품 탓에
뇌가 제대로 작동하지 못한다

자, 이제 염증이 신체 능력뿐 아니라 두뇌 성능도 떨어뜨린다는 사실까지는 알아냈다. 그렇다면 도대체 무엇이 염증을 일으키는 걸까?

염증의 원인을 조사하기 시작한 나는 '항영양소anti-nutrient'에 대한 방대한 연구 자료를 찾아냈다. 일상에서 흔히 접하는 식품에 엄청나게 많이 들어 있으며 만성 염증을 일으키는 원인으로 여겨지는 물질로, 장을 자극하여 면역 체계를 작동시키거나 몸의 회복과 해독 체계에 손상을 입힌다. 그러면 몸은 다쳤을 때와 똑같이 반응하면서 상처를 치료하기 위해 염증을 일으킨다. 게다가 장 내벽에 염증이 생기면 아직 소화되지 않은 음식 조각이나 세균이 혈류에 침투하는데, 몸이 그 이물질을 공격하려고 더 큰 염증 반응을 일으킨다.

안타깝게도 서구식 식단에서 자주 먹는 가공식품에는 장에 염증을 일으키는 항영양소가 많이 들어 있다. 몸은 이 물질을 적으로 간주하여 염증성 단백질인 '사이토카인'을 꾸준히 만드는데, 사이토카인은 혈류를 통해 온몸에 방출되고 결국은 뇌까지 침투한다. 뇌에 염증이 생기면 기분이 나빠지고 성능이 떨어져서 본인의 의사와 상관없이 바보처럼 행동하게 된다.

채소가 가진
자연 독소

항영양소는 당신의 컨디션에 생각보다 훨씬 많은 영향을 미친다. 극심한 식욕을 일으켜 일에 집중하지 못하게 하고, 체내 영양소를 빼앗아 호르몬의 기능을 방해하며, 시간이 지남에 따라 몸의 다른 체계의 기능도 서서히 떨어뜨린다. 항영양소 섭취량이나 유전적 특징에 따라서는 자가면역 반응이 나타나기도 한다. 그러면 면역계가 몸의 중요한 기관을 공격하여 한층 심한 손상을 입는다.[4) 따라서 항영양소가 함유된 식품은 가능한 한 먹지 않고 면역계를 자극하는 식품은 완전히 끊어서 면역 반응을 억제해야 한다.

대부분의 사람은 식품에 첨가된 방부제, 착색제, 농약 등 항영양소의 한 형태인 독소에는 주의를 기울이면서도 이 독소가 격렬한 식욕을 불러일으키고 두뇌 성능을 떨어뜨린다는 사실은 잘 알지 못한다. 생활 속에 숨은 '자연적인 항영양소'에 대해 아는 사람은 더더욱 드물다.

자연적인 독소는 식물과 농작물을 재배하거나 보관할 때 생성되며 주로 식물이 동물이나 곤충, 미생물, 균류에 잡아먹히지 않고 번식하게 하는 기능을 한다. 그렇다. 식물은 우리가 잘 먹을 수 있도록 진화한 게 아니다. 우리에게 먹히지 않기 위해 복잡한 방어 체계를 발전시켜 온 것이다!

이런 영양상의 지뢰를 잘 피하면 신체와 두뇌 기능 모두 최고조로 끌어올릴 수 있고 완벽한 고성능 상태를 체감할 수 있다.

오해가 없도록 미리 말해 두자면 인류는 수 세대에 걸쳐 항영양소가 많이 든 식품을 먹으면서도 살아남았다. 하지만 완전무결 다이어트의 목표는 생존이 아니라 '번성'이다. 자연적인 항영양소에는 렉틴, 피트산, 옥살산염, 곰팡이 독소[마이코톡신] 등이 있다.

가짓과 채소가 두통,
관절통을 일으킨다

단백질의 일종인 렉틴은 세포막을 둘러싼 당질과 결합하여 소장의 대사를 방해하고 장 융모[소장 내벽에서 영양소를 흡수하는 손가락 모양의 돌기]나 관절에 손상을 준다. 렉틴의 종류는 수천 가지에 이르고 다양한 생물종에 존재하는데, 모두 유해하거나 장에 손상을 입히지는 않는다. 여기에서 문제 삼는 종류는 관절을 굳게 하고 장을 자극하며 세균을 지나치게 늘리고 렙틴(렉이 아니라 렙이다!) 저항성을 유발해 비만한 사람의 뇌가 포만 신호를 받지 못하게 하는 식물성 렉틴이다.[5]

몇몇 항영양소는 여러 식물성, 동물성 식품에서 발견되는데 특히 콩류, 견과류, 곡류 등의 식물성 식품에 압도적으로 많이 들어 있다. 렉틴을 많이 섭취할수록 건강을 해칠 위험이 커지므로 렉틴 함량이 높은 식품은 백해무익하다.

사람에 따라 민감하게 반응하는 렉틴의 종류는 제각기 다르다. 자신에게 민감한 렉틴이 함유된 음식을 먹으면—그다지 민감하지 않은 종류라도 대량으로 먹으면—염증이 생겨서 머리가 멍해지거나 관절이 쑤시거나 피부가 거칠어지거나 편두통이 생긴다. 예를 들어 토마토, 가지, 피망, 감자 등 가짓과 식물에서 발견되는 렉틴에는 많은 사람이 민감하게 반응한다. 자가면역 반응으로 인해 발생하는 만성 류머티스 관절염과 관련이 깊으며 피부 질환을 일으키는 원인이기도 하다.

다행히 렉틴 대부분은 열에 파괴되므로 가열하면 줄이거나 없앨 수 있다. 다만 가짓과 채소를 포함한 몇몇 식품에는 열에 파괴되지 않는 렉틴이 들어 있다. 완전무결 다이어트는 렉틴 함량이 높은 식품의 섭취를 줄여서 렉틴이 일으키는 문제에서 멀어지게 한다.

2주간의 완전무결 다이어트를 마치고 유지기에 들어간 후에는 렉틴 함량이 높은 음식을 먹을 때와 먹지 않을 때 몸 상태가 어떻게 달라지는지 직접 실험해 봐도 좋다. 목표는 적응성과 에너지, 집중력이 최대화하도록 자기 체질에 맞춰 식단을 변형하는 것이다.

곡류와 견과류는
양날의 검

피트산 역시 동물이나 곤충에게 잡아먹히지 않기 위해 진화한 식물의 방어 체계다. 피트산은 동물의 건강에 필요한 무기질 중 특히 철, 아연, 마그네슘, 칼슘과 결합해 흡수를 방해하며[6] 음식물에서 아주 적은 영양만 얻을 수 있게 한다. 이 항영양소의 주요 공급원은 곡류, 견과류, 씨앗류다.

피트산은 사실 항산화물, 즉 다른 분자가 산화하거나 손상하지 않게 막아 주는 물질이다. 항산화물은 보통 몸에 좋지만 피트산처럼 긍정적 효과와 부정적 효과를 동시에 가진 것도 있다. 식단에서 피트산을 완벽히 제거하기도 불가능하지만 무기질을 흡수하려면 피트산의 주요 공급원은 되도록 피하는 편이 좋다.

피트산이 많이 든 식품도 데친 물을 버리거나 레몬이나 식초 등의 산

성 물질에 담가 두면 함유량을 최소화할 수 있지만 곡류와 씨앗류 대부
분은 조리해서 먹어도 장을 자극한다.

소나 양 같은 일부 동물의 장에는 피트산을 분해하는 특수한 세균이 있
으나 인간, 돼지, 닭에게는 없다. 따라서 피트산의 직접적인 공급원은 최
대한 피하고 목초를 먹인 소나 양처럼 피트산을 걸러 주는 식품을 많이 먹
으면 피트산을 함유한 식품이 주는 혜택을 독소 없이 누릴 수 있다.

생으로 먹으면
위험한 채소는?

옥살산염은 식물이 동물, 곤충, 균류 등에게 잡아먹히지 않기 위
해 만들어 낸 또 하나의 항영양소다. 케일, 근대, 시금치 등의 생채소나
검은 후추, 파슬리, 비트, 초콜릿, 대부분의 견과류, 대부분의 베리류,
콩류에서 발견된다.

옥살산염이 혈액 속의 칼슘과 결합하면 작고 뾰족한 결정 모양으로 체
내에 쌓여 근육통을 일으킨다. 신장에 생기면 신장 결석을 일으키는 원
인이 되고, 믿기 어렵겠지만 음순에 생겨 성교 시에 통증을 느끼는 여성
도 있다. 내 아내 라나는 '완전무결'해지기 전까지 옥살산 결정으로 인해
심한 외음부 통증에 시달렸다. 서양 의학에서는 불가사의한 일로 여기
지만 이론적으로는 효모균, 항생제 사용, 정서적 문제와 관련이 있다고
인정된다.

옥살산염에 민감한 사람은 소량만 섭취해도 입, 눈, 귀, 목구멍에 염

증이 생긴다. 특히 체내에 옥살산염이 많이 축적된 사람은 근력 저하, 복통, 메스꺼움, 구토, 설사를 일으킨다. 내가 생채식 다이어트를 하며 많은 양의 케일, 브로콜리, 근대를 생으로 먹던 무렵에 옥살산염과 관련된 이상 증상이 나타났지만 이런 부분을 이해하기 전까지는 원인을 알지 못했다.

피트산과 마찬가지로 산성 물질에 담가 두거나 데친 후에 물을 버리면 옥살산염을 최소화할 수 있지만 생케일, 생시금치, 생근대를 샐러드나 스무디로 먹는 방식은 추천하지 않는다. 또한 견과류나 초콜릿도 신중하게 골라야 하므로 뒷장에서 자세히 설명하겠다. 식품의 질은 당신의 생각보다 훨씬 더 중요하다.

보이지 않는 곰팡이가
머리를 둔하게 한다

당신이 먹는 음식에 든 또 한 가지 중요한 항영양소는 곰팡이 독소[마이코톡신]다. 거의 모든 사람이 끼니마다 만성적으로 곰팡이 독소를 섭취하지만 눈에 보이지 않아서 식별하기가 몹시 어렵다. 곰팡이 독소는 먹으면 먹을수록 몸에 축적된다.

만일 내가 독성 곰팡이에 예민하지 않았다면 이 점을 인정하지 않았을 것이다. 나는 나도 모른 채 어린 시절에도 어른이 된 후에도 곰팡이가 핀 집에 살았다. 줄곧 곰팡이에 노출되어 살았던 탓에 면역계가 곰팡이 핀 환경이나 음식에 보통 사람보다 민감하다.

영국에 출장 갔을 때의 일이다. 지하철역에 내려가는데 눅눅한 공기가 느껴졌다. 플랫폼에 도착해서 지하철을 탔을 때는 술에 흠뻑 취한 기분이었고 환각까지 보이기 시작했다. 그 정도로 곰팡이에 민감했던 것이다. 이 일이 생긴 직후에는 당과 지방이 맹렬하게 당겼고, 뇌가 회복됐다고 느낄 때까지 거의 하루가 꼬박 걸렸다.

그날 케임브리지에서 있었던 회의는 잘 풀리지 않았지만, 곰팡이에 대한 내 극단적인 반응은 불운의 탈을 쓴 행운이었다. 그 덕분에 내 고객들의 신체와 두뇌 성능이 왜 저하했는지 밝혀낼 수 있었고, 나처럼 민감한 사람[인구의 약 28%]과 그렇지 않은 사람이 곰팡이에 노출되었을 때 어떤 생화학 반응을 보이는지 더 깊이 공부할 수 있었으니 말이다. 만일 당신의 기분이 최고조가 아니라면 반드시 어딘가에 이유가 있다!

왜 커피를 마시면
나른해질까?

곰팡이가 잔뜩 핀 환경이 인지 능력에 매우 해롭다는 사실은 오래전부터 알고 있었지만, 음식에 든 곰팡이 독소에 관심을 보이게 된 계기는 커피였다.

커피는 내 대학 성적을 올려준 이래로 각별히 아끼는 음식이었다. 당시에 컴퓨터 공학을 전공했는데 아침 8시에 시작하는 미적분 수업이 필수과목이었다. 아침형 인간과는 거리가 멀었던 나는 수업 전에 트리플 에스프레소를 마시고 나서 2년 만에 처음으로 A 학점을 받았다.

나는 커피에 흠뻑 매료되었다. 그로부터 얼마 후 첫 벤처기업을 시작했는데, 그 사업은 우연히도 전자 상거래 역사상 대표 사례가 되었다. 오늘날의 모든 벤처기업이 그렇듯 나 역시 커피의 힘을 빌려 인터넷상에서—아직 웹 브라우저도 없던 시기에!—직접 제작한 티셔츠를 팔았다. 티셔츠에는 '카페인, 내가 선택한 마약Caffeine: My drug of choice'이라는 문구와 함께 카페인의 분자 구조가 그려져 있는데 20년이 지난 지금도 온라인에서 복제품을 구매할 수 있다.

그래서 커피가 체질에 맞지 않는다고 깨닫기 시작했을 때는 얼마나 우울했는지 모른다. 마시면 일단 활력이 생겼지만 곧바로 피로와 불안이 몰려와서 더 마시고 싶어졌다. 결국 섭취량이 끊임없이 늘어났고 때때로 두통이 밀려왔다. 이런 증상을 없애려고 길고도 암흑 같은 5년의 세월 동안 커피를 끊었다. 어느 날, 커피의 유혹이 너무도 강해서 '딱 1잔만' 마셨다가 깜짝 놀랐다. 피로도 불안도 두통도 없었다. 예전처럼 오로지 집중력만 늘어났다. 이제 커피를 마셔도 괜찮은 체질로 변했구나 싶어 뛸 듯이 기뻤다.

그리고 그다음 날에 일어난 일이 이 책이 탄생한 계기 중 하나가 되었다. 커피를 1잔 더 마셨더니 이번에는 불안과 무기력에 빠져들었고 얼마쯤 지나자 관절이 욱신욱신했다. 완전무결과는 멀어도 한참 먼 상태였다. 그런데 문득 내 안의 바이오해커가 깨달았다.

'변화를 일으킨 요인은 내 체질이 아니야. 커피라고!'

커피의 생화학과 농법, 유통 과정을 이 잡듯 조사해서 '모든 커피가 다같지는 않다는 점', 그리고 '커피에는 때때로 자연 발생적인 곰팡이가 생긴다는 점'을 알아냈다. 내 몸은 커피 자체가 아니라 커피에 핀 곰팡이에 반응했던 것이다.

'유기농'이
항상 좋지만은 않다

낮은 수준의 곰팡이 독소에 노출되어도 심신의 기능이 둔해지는 사람이 많다. 높은 수준의 곰팡이 독소는 심근증, 암, 고혈압, 신장병, 나아가 뇌 손상과 같은 심각한 증상을 일으킨다. 원두를 볶는 방법에 문제가 있거나 커피나무가 병원균 등의 유해한 스트레스 요인에 노출되면 커피는 설탕 없이 마실 수 없을 정도로 쓴맛이 난다.

특히 대규모 생산자일수록 커피콩에 생기는 곰팡이 양은 생산 단위마다 달라지는데 곰팡이 독소는 상당히 많은 커피에서 발견된다. 브라질산 생커피콩을 검사한 한 연구에서는 가공 처리 전인 콩 90% 이상이 곰팡이 독소에 오염되었음이 입증되었고,[7] 또 다른 연구에서는 원두커피의 50% 가까이에 곰팡이가 피어 있음이 밝혀졌다.[8]

이처럼 커피에는 곰팡이 문제가 있어서 유럽연합EU, 한국, 일본 등 세계 각국 정부는 커피에 든 곰팡이 독소에 10억분의 1ppb 단위의 안전기준을 도입했다. 하지만 미국과 캐나다는 허용치가 정해져 있지 않아서 커피 1잔에 두뇌 활동과 건강에 악영향을 미치는 수준의 곰팡이 독소가 들어 있을 확률이 높다. 유럽에서도 2종의 곰팡이 독소에만 적용하므로 인체 성능의 극대화가 아니라 경제적인 이유로 정해진 기준이라 볼 수 있다.

확실한 것은 당신이 구매하는 커피콩의 종류가 아주 중요하다는 점이다. 싸구려 커피는 질 낮은 콩을 사용할 뿐 아니라 곰팡이 독소에 감염되기 더 쉬운 손상된 콩의 비율이 높다. 이런 곰팡이 독소는 커피 생산자가 생커피콩의 가공 공정을 단축하면서 생긴 부산물로, 육안으로는 확인할 수 없다.

가공 기술은 커피에 풍미를 더해 주지만 의도치 않게 곰팡이 독소의 함량을 증폭시키기도 한다. 카페인을 제거한 디카페인 커피에는 카페인이 함유된 커피보다 평균적으로 더 많은 곰팡이 독소가 들어 있는데 커피를 사랑하는 사람들이 질 높은 콩이 카페인을 제거하는 공정을 거치면서 망가지는 것을 아깝게 여겨 디카페인 커피를 만들 때는 질 낮은 콩을 사용하기 때문이다. 그에 더해 카페인이 천연 항균 작용을 하여 원두에 곰팡이나 미생물이 생기지 않도록 막아 주기 때문이기도 하다. 카페인을 제거한 원두는 볶은 후에 잘못 보관하면 곰팡이에 무방비해지는 것이다.

값비싼 유기농 커피도 유해한 가공법을 쓰면 곰팡이가 생긴다. 실외에서 햇볕에 말리는 '건식법'으로 만든 원두에는 새의 배설물 같은 부스러기가 들러붙어 곰팡이가 번식한다. 원두를 대형 통에서 발효하여 표면에 붙은 불순물을 쉽게 제거할 수 있는 '습식법'을 사용하면 더 좋은 결과를 얻을 수 있다.

저탄수화물 다이어트는
'곰팡이'를 줄여 준다

곰팡이 독소는 커피뿐 아니라 온갖 작물에서 발견된다. 작물에 곰팡이가 생기면 수확하기 훨씬 전에 독소가 분비되므로 문제는 농가에서 그치지 않는다. 커피 이외의 식품에 든 주요 곰팡이 독소는 주로 밀, 옥수수 등의 곡물에서 발견되는데 땅콩, 과일, 초콜릿, 와인이 오염되는 일도 많고 오염된 곡물을 먹은 소의 젖에도 축적된다.[9]

곡물 사료를 먹인 축산물은 때때로 곡물 자체보다 곰팡이 독소의 위험도가 더 높다. 왜냐하면 가축 사료의 곰팡이 독소 관리 기준은 인간이 먹는 곡물보다 훨씬 관대하고, 옥수수나 곡물 사료를 먹은 가축의 체내 지방에는 곰팡이 독소가 축적되기 때문이다.

널리 알려지지는 않았지만 사실 저탄수화물 다이어트가 효과적인 이유 중 하나는 곡물을 먹지 않아서 곰팡이 독소 섭취가 줄어들기 때문이다.

곰팡이 독소의 골치 아픈 점은 작물의 어떤 생산 단위에 들어 있는지 확인할 길이 없다는 것이다. 예를 들어 어떤 봉지에 든 견과는 완전히 무해하더라도, 다른 생산 단위의 또 다른 봉지에 든 견과는 맛으로는 분간할 수 없지만 당신의 몸 상태가 나빠지게 할 만큼의 곰팡이 독소가 들어 있을지도 모른다.

인간은 뇌가 커서 곰팡이 독소의 영향을 가장 받기 쉬운 포유류다. 중요한 것은 곰팡이 독소가 원인불명의 피로나 집중력 저하를 일으킬 우려가 있다는 점이다. 이것은 유능한 내 고객들에게 공통으로 발생하는 문제인데, 고위험군 식품을 피하면 집중력 향상에 최우선으로 도움이 된다.

완전무결 다이어트는 곰팡이 독소의 오염이 널리 알려진 식품 섭취를 철저히 배제하며, 확실한 문제가 나타나기 훨씬 전부터 어떤 영향이 생기는지 깨닫게 해 준다. 따라서 일반적인 팔레오 다이어트[원시인의 식생활 방식을 따르는 다이어트. 한국에서는 구석기 다이어트라고도 부른다]나 디톡스 다이어트[몸 안에 쌓인 노폐물과 독소를 배출시켜 체중을 감량하는 다이어트] 등보다 훨씬 뛰어난 방법이다.

데이터는 기존의 상식과
정반대였다

곰팡이에 둘러싸여 살았던 덕분에 바이오해킹에 대해 더 깊이 공부할 수 있었다. 바이오해킹을 시작한 후 호르몬 수치를 검사해 보니 갑상선 호르몬, 부신 호르몬, 테스토스테론[남성 호르몬], 에스트로겐[여성 호르몬]에 문제가 있었다. 게다가 면역계가 갑상선을 공격해서 생기는 질환인 하시모토 갑상선염이라는 진단도 받았다. 내 경우에는 곰팡이나 글루텐 또는 양쪽 모두가 원인으로 작용해서 면역계가 글루텐의 해로운 영향에 더욱 민감하게 반응했다.

나는 갑상선을 치료하려고 음식과 호르몬의 관계를 조사하기 시작했고 포화 지방과 콜레스테롤이 모든 호르몬의 기초 단위라는 사실을 알게 되었다. 그래서 포화 지방을 더 많이 먹는 실험에 돌입했다.

가장 큰 도약의 계기는 목초를 먹인 소의 우유로 만든 버터 섭취량을 늘리기 시작한 일이었다. 그때는 얼마나 불안했는지 모른다. 왜냐하면 건강에 좋은 식사로 여겨지는 모든 상식을 거스르는 일이었기 때문이다. 하지만 이미 조사를 끝냈고 과학을 참고했으며 호르몬을 치료하고 싶었기에 마음을 다잡고 버터 실험을 이어 갔다. 내 생각이 틀렸다면 혈액 검사로 체내에 염증이 늘어났는지 확인할 수 있을 터였다. 언제든 섭취를 중단하면 그만이었다.

그런데 순식간에 마법 같은 일이 일어났다. 집중력이 높아졌고 살이 빠지기 시작했으며 혈액 검사 결과 염증이 늘기는커녕 오히려 줄어들었던 것이다.

대체 어떻게 이런 일이 일어난 걸까? 나는 바람직한 결과가 나온 것만으로는 만족할 수 없었다. 바이오해커로서 결과의 메커니즘을 밝혀내야 했다. 나는 공복감과 관련된 호르몬을 꾸준히 연구했다. 앳킨스 다이어트부터 존 다이어트까지 모든 다이어트가 혈당을 조절하는 호르몬인 인슐린에 초점을 맞췄지만, 나는 인슐린을 조절하는 요인을 알아내려고 더 깊이 파고들었다.

그리고 마침내 렙틴이라는 호르몬에 도달했다. 렙틴은 에너지 소모량, 식욕, 활동량을 조절하여 체중 감소에 지대한 역할을 하며, 몸에 필요한 에너지만큼 먹고 나면 뇌에 "그만 먹어!" 하는 신호를 보낸다. 이 호르몬은 1994년에 발견되었으며 체중 감량과 관련해 가장 알기 힘든 몇 가지 문제에 답을 제공했다.

렙틴은 지방 세포에서 생성되며 렙틴 수치는 체지방량에 비례한다.

다시 말해 뚱뚱하면 뚱뚱할수록 체내의 렙틴 양은 늘어난다. 당신이 예전의 나처럼 비만하고 오랫동안 많은 양의 렙틴이 체내를 순환했다면 렙틴 저항성이 생긴 상태다. 그러면 뇌는 끊임없이 렙틴의 공격을 받느라 배부르다는 신호를 받지 못한다. 그 결과 몸이 나른해지고 체중이 증가하며 포만감을 느끼지 못하게 된다.

렙틴 저항성은 인슐린 저항성의 전조이기도 하다. 즉 렙틴은 인슐린 감수성을 조절하는 역할을 하는 듯하다.[10] 인슐린 저항성이 높아지면 제2형 당뇨병이나 비만으로 이어진다.

'공복 호르몬'을
해킹하다

렙틴이 중요한 호르몬임은 분명한데 어떻게 해킹해야 할까?

렙틴 감수성을 저해하는 요인은 몇 가지가 있다. 앞에서 설명한 대로 유해한 렉틴(렙이 아니라 렉)을 함유한 식품을 많이 먹으면 렙틴 저항성이 생기기 쉽다. 과당을 많이 섭취해도 중성 지방 수치가 높아져 렙틴 저항성이 생긴다. 중성 지방은 식욕을 억제하라는 신호를 받아야 하는 뇌 조직인 시상하부로 렙틴이 들어가지 못하게 방해한다.[11]

나는 중성 지방 수치를 낮게 유지할 수 있도록 완전무결 다이어트를 설계했다. 과당을 제한하고 식품의 독소를 배제하고 강렬한 식욕과 보상 심리를 줄임으로써 렙틴 수치를 재설정하여 감량하기 쉽게 구성한 것이다.

몸이 렙틴에 민감해지면 정말로 음식이 필요할 때만 배가 고파진다. 이것은 완전무결 다이어트가 공복감을 해킹해서 집중력과 에너지를 유지할 수 있게 하는 또 다른 방법이다. 렙틴 수치는 단기간의 단식 중에 저하하고 식후에는 정상치로 되돌아간다.[12] 이것은 '완전무결 간헐적 단식(뒤에서 상세히 설명)'이 고통 없이 렙틴 감수성을 유지하게 하는 중요한 방법인 이유 중 하나다.

두뇌 회전이 빨라지고
기억력이 월등히 좋아지다

시스템을 해킹하려고 하는 해커는 본능적으로 무엇이 무엇을 제어하는지 찾아낸다. 나는 이런 사고법으로 렙틴이나 인슐린뿐 아니라 전체를 조종하는 메인 시스템을 알아내고자 건강한 사람의 놀라운 호르몬 균형을 조사했다. 그리고 렙틴과 함께 작용하는 'VIPvasoactive intestinal polypeptide(혈관활성 장내폴리펩티드)'라는 분자를 발견했다. VIP는 장, 췌장, 뇌의 중요한 조절 시스템인 뇌하수체와 시상하부 등의 조직에서 생성된다. 연구에 따르면 동물은 VIP가 부족해지면 혈당, 인슐린, 렙틴 수치가 모두 상승해 강렬하게 단것을 갈구한다.[13]

VIP는 신경조절물질과 신경전달물질로 작용하며 중요한 기능을 많이 담당한다. 호르몬과 전해질의 농도를 조절하여 위장관 내를 변화시키고, 췌장과 장에서 지방과 당의 분해를 조절하며, 쓸개즙을 방출시키고, 위산 분비를 조절한다. 게다가 뇌 기능, 수면, 혈당 조절도 개선한다. 요컨대 건강한 VIP 수치를 유지하지 않으면 몸 상태가 나빠진다. VIP는 중추신경계의 주요 조절인자로 일주기 리듬(24시간을 주기로 반복되는 생체리듬), 학습, 기억, 면역, 염증, 스트레스나 뇌 손상에 대한 반응 등을 조절하는 데 관여한다. [14]

바이오해커로서 '만일 단 하나의 호르몬이 이렇게 많은 시스템을 제어한다면 주목할 만한 가치가 있다'고 생각한 나는 곧바로 VIP 제어를 완전무결 다이어트의 중요 포인트로 정했다.

VIP는 뇌의 정상적인 기능과 장의 염증 방지에 꼭 필요하다. 독소에 노출되는 등 스트레스를 받는 동안에는 VIP가 생성되지 않는다. 음식이나 건물에 핀 곰팡이에서 흔히 볼 수 있는 누룩곰팡이 속 아스페르길루스의 독소에 노출된 쥐는 VIP 수치가 떨어졌다. [15] 인간이 곰팡이 독소에 노출되었을 때도 같은 현상이 일어날 가능성이 크다.

VIP 수치는 렙틴이, 렙틴 수치는 VIP가 제어하므로 렙틴이 정상적으로 작동하지 않으면 VIP도 이상이 생긴다. [16] 완전무결 다이어트에서는 몸이 렙틴 감수성을 유지하게 하여 결과적으로 VIP의 기능을 제어한다. VIP와 렙틴은 완전무결 다이어트가 수많은 사람에게 효과적이고 기분을 좋게 하며 새로 태어난 듯이 느끼게 하는 중요한 2가지다. 또한 숙면하게 하고 두뇌 회전을 빠르게 하며 기억력을 높이고 늘 고성능 상태를 유지하게 해 주는 요인이다.

당신의 몸을
'해독 기계'로 만든다

몸 안의 독소를 크게 떨어뜨리고, 건강한 지방의 섭취는 늘리고 과당의 섭취는 줄여 렙틴과 VIP 수치를 조정한 결과 염증이 줄어든 나는 몸도 기분도 매우 좋아졌다. 하지만 여전히 정체 모를 증상에 골머리를 앓고 있었다. 때때로 편두통에 시달리는데 원인이 무엇인지 도무지 짐작이 가지 않았다.

규칙성은 없었지만 일단 발생하면 최소 몇 시간은 꼼짝도 못 했다. '최적의 성능'이라고는 도저히 말할 수 없는 상태였다. 보통은 동시에 두드러기가 올라와서 미칠 듯이 가려웠다. 두통과 두드러기의 원인은 하나인 듯했지만 연관성은 확실치 않았다. 우수한 바이오해커처럼 내 식단과 증상을 추적하면서 가능성이 있는 원인을 조사하던 중에 '바이오제닉 아민'에 도달했다.

바이오제닉 아민은 뇌 기능에 영향을 주는 신경전달물질이다. 바이오제닉 아민 중 하나인 히스타민은 계절성 알레르기를 일으키는 것으로 잘 알려져 있다. 체내에서 만들어진 바이오제닉 아민의 양은 일정하게 유지되지만, 대부분의 사람은 히스타민 같은 바이오제닉 아민이 음식에 들어 있다는 사실을 미처 알지 못한다.

보통은 바이오제닉 아민을 섭취해도 큰 문제가 없지만, 몸이 해독에 실패하거나 장내 세균이 음식물을 소화하면서 여분의 아민을 생성하면 혈중에 축적되기 시작한다. 장내 세균이 필요 이상의 바이오제닉 아민을 생성하여 간에 분해할 효소가 부족해지면 몸은 그 물질을 제거하려고 공황 상태에 빠진다. 아드레날린이 분비되어 심장 박동이 빨라지고 혈당이 높아지며 혈압이 올라간다.[17] 그리고 염증이나 두통, 그 밖의 예상치 못한 수많은 증상으로 이어진다.

히스타민 등의 바이오제닉 아민은 채소나 씨앗 등의 식물성 식품이든 돼지나 생선 등의 동물성 식품이든 상관없이 세균이 단백질을 분해할 때 형성된다.

식품에 든 히스타민의 가장 일반적인 공급원은 발효한 콩, 특히 간장이다. 나는 가끔 초밥을 간장에 찍어서 양껏 먹었을 때 두통과 두드러기가 일었는데 식단에서 바이오제닉 아민을 제거하자 증상은 사라졌고 집중력도 훨씬 높아졌다.

많은 완전무결 다이어트 경험자가 이 다이어트를 시작한 후에 계절성 알레르기가 크게 줄어들었다고 말하며, 나 또한 고질적인 알레르기가 극적으로 개선되었다. 히스타민이 많이 든 식품의 섭취를 줄여서 히스타민을 생성하는 장내 세균이 줄어들도록 도와주기 때문이다.

살이 찔지 빠질지는 '장내 세균'에 달려 있다

두드러기와 두통을 해킹한 후에도 여전히 몸 상태가 안 좋았다. 바이오제닉 아민에 매우 민감하다는 것은 내 몸이 제대로 해독해 내지 못한다는 의미였다. 게다가 어릴 때부터 방귀가 잦았던 점에서 보아도 장내 세균에 문제가 있는 게 분명했다.

사실 그리 놀라운 일은 아니었다. 유아기부터 청소년기까지 병치레가 잦고 비만했던 나는 줄곧 축농증과 인두염에 시달렸고 10년 넘게 월 1회 씩 항생제를 처방 받아 왔다. 몸에 해로운 항생제를 계속 먹었기에 장 건강에 도움이 될까 싶어 몇 년간 요구르트도 챙겨 먹었다. 이 방법도 별반 효과가 없어서 떠오르는 방법은 모두 시도해 보았다. 전 세계의 값비싼 '프로바이오틱스[장내에서 유익하게 작용하는 살아 있는 균]'는 죄다 사 먹었다. 여기에 들이부은 돈만 해도 얼추 5만 달러가 넘는다.

2006년부터는 내 대변에 있는 세균의 종류를 조사하기 시작했다. '기생충 요법'은 발견된 해에 바로 시험해 보았다. 돼지 편충의 알을 양식하는 태국 회사를 수소문해 주문한 후 장내에서 부화하도록 삼켰다. 이 요법으로 온몸의 염증이 극적으로 줄어들어 장이 치료되는 사람도 있다. 무척 과격한 방식으로 여겨질 테고 실제로도 과격한 방법이지만 이런 종류의 기생충은 인간의 체내에서는 번식하지 않아서 약 6주 후면 저절로 배출되므로 안전하다. 나에게는 아무런 효과도 없었지만 증세가 심각한 일부 사람에게는 인생을 뒤바꿔 놓는 치료로 유명하다.

장내 세균에 대해 자세히 조사하다 보니 내가 왜 프로바이오틱스로 효과를—특히 체중 감량 효과를—보지 못했는지 이유를 알 수 있었다. 또한 내 생물학적인 약점을 이해하는 데 도움이 되었고, 지방이 어떻게 축적되는지도 해킹할 수 있었다. 그리고 결국에는 완전무결 다이어트가 효과가 있는 핵심적인 이유 중 하나가 되었다.

체중이 칼로리의 섭취와 소비보다는 장내 세균에 큰 영향을 받는 메커니즘에 관해 많은 통찰을 준 쥐 실험이 있다. 살찐 쥐의 장내 세균을 마른 쥐의 장내에 이식하자 마른 쥐는 10% 과식하면서 인슐린 저항성이 생겼다. 한편 마른 쥐의 장내 세균을 살찐 쥐에게 이식했더니 이번에는 살찐 쥐가 살이 빠졌다.[18]

쥐와 마찬가지로 살찐 사람과 마른 사람은 장내 세균의 종류가 완전히 다르다. 유해균이 비만의 원인인지 비만이 유해균의 원인인지는 아직 확실치 않지만[19] 장내 유해균이 인슐린 저항성과 염증을 일으킨다는 증거는 있다.[20]

살찐 사람과 동물은 페르미쿠테스 문에 속하는 세균이 지나치게 많다. 이 세균에는 요구르트나 대부분의 프로바이오틱스 보충제에 든 유산균도 포함된다. 페르미쿠테스 문 세균이 지나치게 활발히 활동하거나 그 균이 너무 많거나 페르미쿠테스 종류 중에서도 좋지 않은 유형이 있는 경우 지방이 붙기 쉬워진다. 마른 사람의 장에는 당연히 페르미쿠테스 문 세균이 적고 박테로이데테스 문 세균이 많다. 박테로이데테스 문 세균의 보충제는 없지만 자연식품에 든 폴리페놀을 섭취하면 쉽게 생성된다.

폴리페놀이
'날씬균'을 늘린다

폴리페놀은 박테로이데테스 문 세균의 먹이인 프리바이오틱스로도 작용하는 항산화물이다. 녹황색 채소에도 들어 있지만 서구식 식사에서 폴리페놀의 최대 공급원은 단연코 커피다! 초콜릿 역시 폴리페놀이 듬뿍 들어 있다. 이런 슈퍼푸드의 섭취를 늘리면 '날씬하게 해 주는 세균'이 자라난다. 이것이 내가 바이오해커로서 '칼로리 지침'에 등을 돌릴 수 있었던 체내 제어 시스템의 '구멍'이다.

유익균이든 유해균이든, 장내 세균은 이미 당신의 시스템을 해킹했다. 인간은 공생관계 속에서 세균에 의존하게 되었지만 세균이 늘 인간에게 득이 되는 일을 하지는 않는다. 지방 비축량의 제어에 관한 한 더더욱 그러하다.

간은 원래 지방 저장량을 알맞게 조절하는 호르몬을 분비한다. 장내 세균이 없는 동물은 간이 이 호르몬을 생성하도록 맡겨 두므로 무엇을 먹든 뚱뚱해지지 않는다. 장내 세균이 있는 동물이 쉽게 살찌는 이유는 장내 세균이 몸에 필요 없는 지방 저장 호르몬을 지나치게 많이 생성하기 때문이다.

완전무결 다이어트를 실행하면 2가지 방법으로 자신의 장내 세균을 직접 해킹할 수 있다. 첫째는 '날씬균'을 늘리는 방법, 둘째는 세균성 지방 저장 호르몬을 조종해서 오히려 지방을 태우게 하는 방법이다.

운전대를 잡은 사람은 바로 당신이다. 이 기술은 Chapter 4에서 상세히 살펴보겠다.

통념을 철저히 배제한
과학적인 다이어트

장내 세균이 몸을 해독할 때 어떤 역할을 하는지 더 많이 알게 되면서 자연스레 몸의 다른 해독 신호를 조사해 나갔다. 해커라면 누구나 꼭 하는 일은 통신 프로토콜을 방해하거나 강탈할 방법을 찾아내는 것이다. 해커가 어떤 국가를 공격하려고 할 때는 통신 인프라를 점령할 방법을 찾아내어 자신이 하는 일을 상대방이 눈치채지 못하게 하는 작업을 가장 먼저 실행한다. 나는 이 접근 방식을 인체에 응용하여 해독 메커니즘을 제어하는 신호를 찾아 헤맨 끝에 마침내 발견해 냈다.

쓸개즙은 간에서 생성된 후 지방을 소화해야 할 때까지 쓸개에 저장되며 몸의 해독 신호 역할도 한다. 쓸개즙은 지방의 분해와 흡수를 돕기 때문에 간에서 분비되는 쓸개즙의 양은 체중 감소와 해독에 결정적인 요인이 된다.

또한 쓸개즙은 소화를 위해 독소를 분해하고, 소화관 내에서 항산화물이나 해독 물질과 결합한다. 쓸개즙과 독소의 혼합물이 소화관을 흘러가는 동안 쓸개즙은 대부분 재흡수되지만 독소는—운이 좋으면—그대로 배설된다. 쓸개즙이 부족하면 독소는 충분히 응고하여 배출되지 못하고 체내에 축적된다.

지방 섭취는 몸에 쓸개즙을 더 생성하라는 신호가 되므로 건강한 지방을 듬뿍 먹으면 쓸개즙 생성이 늘어나 독소가 많이 배출된다. 이를테면 자동차의 오일 교환과 같다.

독소가 쓸개즙 생성을 방해할 수 있다는 점도 완전무결 다이어트에서 독소를 철저히 배제하는 이유다. 이 연결고리는 각별히 주의해야 한다. 독소는 쓸개즙의 대사를 악화시키고 쓸개즙의 대사는 독소를 배출하는 데 필요하다. 완전무결 다이어트는 포화 지방을 충분히 공급하여 쓸개즙의 생성을 촉진하고 간 기능을 저해하는 독소를 배제함으로써 이것을 해킹한다.

나는 지속적인 체중 감량과 이상적인 성능 뒤에 숨겨진 비밀을 파헤치고자 직접 몸을 해킹하며 끈질기게 추적한 끝에, 건강과 감량에 관한 통념에 완전히 반대되는 과학적 다이어트를 개발하기에 이르렀다.

도대체 어떻게 버터를 더 많이 먹고 과일을 더 적게 먹으면서 몸도 기분도 전에 없이 좋아질 수 있을까?

지금까지 전해 내려온 음식에 대한 대부분의 지식은 마케팅과 잘못된 정보와 공포심의 조합을 바탕으로 이루어졌다. 의학적인 정보도 '총지방'이나 '총콜레스테롤'과 같이 따로 떼어 측정하기 쉬운 부분에만 초점이 맞춰졌다. 그래서 몸의 복잡한 시스템을 간과하기 쉽다.

하지만 이제 당신은 건강에 관한 지식을 광고나 언론 매체의 짧은 기사에 의존하지 않아도 된다. 이 책을 통해 자신의 생체 정보를 파악하여 자기 몸에는 어떤 방법이 효과가 있고 없는지 직접 판단할 수 있게 될 테니 말이다. 아무쪼록 나와 함께 당신의 몸과 마음, 성능의 지배권을 되찾아오기 바란다.

Chapter 2

그 습관 그대로
괜찮겠어?

뚱보, 약골, 바보가 된 뜻밖의 원인

문제는 다이어트를 하는 사람뿐 아니라 의사조차도 의지력이라는 개념을 완전히 오해하고 있다는 점이다. 그들이 믿는 성공의 비결은 어찌 됐든 이를 악물고 의지력을 발휘하여 과식하지 않는 것이다. 하지만 의지력은 한정된 자원임이 밝혀졌다. 의지력은 매일 바닥날 수도 있고, 단순히 이를 악문다고 해서 충전되지도 않는다.

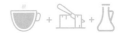

완전무결 다이어트를 고안한 후, 이렇게 작은 노력만으로 체중을 줄이고 유지하며 건강까지 좋아질 수 있다는 사실을 알고 나니 분노가 치솟았다. 3개월 만에 지방 20kg을 줄였을 때는 체중계의 숫자를 보고 뛸 듯이 기뻤지만 한편으로는 뒤통수를 얻어맞은 기분이었다.

긴 세월 동안 필사적으로 운동하며 저칼로리, 저지방 식단에 정성을 기울였는데도 다이어트에 실패했을 때 얼마나 자책했는데……. 주치의 선생님은 왜 이렇게 간단히 체중을 줄이고 건강해질 수 있는 처방을 내리지 않은 거지? 부모님은 왜 가르쳐주지 않은 거지? 사람들은 왜 이런 좋은 방법을 널리 알리지 않는 거지?

정답은 전문분야가 각기 다른 소규모 과학자 집단이 유용한 정보를 따로따로 갖고 있기 때문이다. 그런 정보가 상식이 되기까지는 몇 십 년이 걸린다. 나는 여러 분야의 과학자들을 만나 그들의 발견을 직접 실험하고 그 업적을 누구나 응용할 수 있는 유익한 지식으로 전환하겠다는 사명을 가졌다. 이 책은 그 사명의 결실이다.

음식은 기본적으로 '5가지 역할'을 충족해야 한다. '뇌의 에너지', '몸의 연료', '세포의 영양분', '불필요한 독소 제거', 그리고 가장 중요한 '만족감'

이다. 그런데 대부분의 저칼로리, 저지방 다이어트는 이중 무엇 하나도 충족하지 않는다. 사실, 소위 '다이어트 식품'이라 불리는 음식 대부분은 오히려 전 세계에 비만을 퍼뜨리는 데 기여하고 있다. 다이어트 산업에서 영원불멸로도 여겨지는 신화를 하나씩 살펴보며 자세히 검토해 보자.

다이어트 신화 1
살이 빠지지 않는 이유는 '노력 부족' 탓이다

어릴 때부터 뚱보였던 나는 이 신화가 가장 큰 상처로 다가왔다. 장담하건대 뚱뚱한 사람은 자기가 뚱뚱하다는 사실을 누구보다도 잘 안다. 늘 뼈저리게 느낀다. 게으르다니, 당치도 않다. 매일매일 깨어 있는 내내 음식을 향한 생물학적 욕구와 사투를 벌인 끝에 서서히 의지를 상실할 뿐이다.

문제는 다이어트를 하는 사람뿐 아니라 의사조차도 의지력이라는 개념을 완전히 오해하고 있다는 점이다. 그들이 믿는 성공의 비결은 어찌됐든 이를 악물고 의지력을 발휘하여 과식하지 않는 것이다. 하지만 의지력은 한정된 자원임이 밝혀졌다. 의지력은 매일 바닥날 수도 있고, 단순히 이를 악문다고 해서 충전되지도 않는다.

'선택 피로증Decision Fatigue'이란 긴 시간 동안 의사 결정을 하고 난 후에 결정의 질이 떨어지는 상태를 가리키는 입증된 심리 현상이다.[1] 예컨대 한 연구 결과에 따르면 재판관은 오후가 될수록 피고에게 유리한 판결을 내리는 일이 줄어든다고 한다.

또한 당신이 의지력을 발휘해서 먹고 싶은 음식이 아닌 '다이어트 식품'을 선택할 때마다 선택 피로증으로 인해 더 나쁜 선택을 하게 된다. 완전무결 다이어트가 매우 효과적이고 지속하기 쉬운 가장 큰 이유는 의지력을 약화하는 게 아니라 회복해 주기 때문이다. 세포에 영양분을 공급하고, 호르몬 수치의 균형을 맞춰 주며, 혼을 쏙 빼놓는 끈질긴 식욕과 사투하지 않게 하여 전에 없이 큰 에너지를 얻도록 도와준다.

인류의 몸은 빙하기, 기근, 전염병 등 세상의 갖은 시련을 견디고 살아남을 수 있게 진화해 왔다. 큰 뇌를 전부 식사와 번식에만 이용할 필요는 없으므로 뇌의 각 부분은 다른 양의 에너지를 소비하도록 변화했고 고차원적인 프로세스에 가장 많은 에너지를 쓰도록 발달했다.

그리고 영양 결핍, 독소, 스트레스 요인 등으로 인해 에너지가 부족해지면 에너지를 가장 많이 소비하는 뇌 부분에 제일 먼저 영향을 끼친다. 즉 의지력의 발휘와 같은 고차원적인 프로세스는 생존에 필요한 생물학적이고 저차원적인 프로세스에 비해 에너지 부족에 훨씬 더 민감하게 반응한다.

무엇이든 먹이려고 하는 '래브라도 뇌'

뇌 영상 기법의 발전으로 뇌 부위별 구조의 미묘한 차이나 상호 연관성이 밝혀짐에 따라 뇌를 단일 구조나 모형으로 단순화할 수 없다는 사실이 명백해졌다.

뇌가 음식물을 이용하는 원리를 살펴볼 때 가장 유용한 수단은 신경생리학자 폴 맥린이 1960년대에 발표한 '삼위일체 뇌 모델triune brain model'로, 뇌 구조를 진화 단계에 따라 세 부위로 나누어 설명한다. 이 모델은 과학계에서는 논란이 있지만, 완전무결 다이어트가 어떻게 뇌를 해킹하고 의지력을 낭비하지 않고도 과식하지 않게 하는지 이해하는 데 도움이 된다.

첫 번째 뇌는 '파충류의 뇌'라고 불리며 체온과 맥박 조절 등의 저차원적인 프로세스를 제어한다. 척추동물은 모두 파충류의 뇌를 갖고 있으며 뇌의 고차원적인 부분에 무엇이 필요하든 생존하려면 파충류의 뇌에 충분히 영양이 공급되어야 한다. 이 부위에 에너지와 영양이 제대로 공급되지 않으면 사망에 이른다. 모든 게 다 끝나는 것이다.

그리고 포유류는 모두 대뇌변연계로 이루어진 두 번째 뇌를 갖고 있는데, 나는 이 뇌를 털이 복슬복슬하고 침을 질질 흘리는 '래브라도 레트리버 뇌'라고 부르고 싶다. 이 부위는 먹이를 찾거나 번식 활동을 하는 등 인류가 생존하는 데 필요한 본능을 담당한다. 래브라도 뇌는 오직 생존에만 도움이 될 뿐, 다음과 같은 3가지 방식으로 의지에 반하는 작용을 한다.

첫 번째로 이 뇌는 쉽게 산만해진다. 개가 그렇듯이 눈앞에 있는 물체에 집중하기보다는 뒤쫓아 갈 막대기가 없는지 늘 주위를 두리번거린다. 평소에 집중력을 유지하는 데 어려움을 겪는다면 래브라도 뇌가 안전을 확보하고자 투쟁도피 반응[위험에 처했을 때 심장 박동이 빨라지거나 근육이 경직되는 등 몸을 보호하려는 목적으로 발생하는 생리학적 반응]을 일으키기 때문이다.

두 번째도 종의 생존과 관련이 있는데 이번에는 번식을 유지하기 위한 것이다. 래브라도 뇌는 당신의 주의가 부적절한 욕구에 사로잡혀 그것을 충족하는 데 시간과 에너지를 잔뜩 소비하게 한다(물론 당시에는 즐겁지만!).

세 번째가 이 책의 주요 관심사인데 래브라도 뇌는 손에 들어온 음식을 죄다 먹어치우게 한다. 래브라도 뇌가 음식을 마구 먹게 하는 이유는 자신이 굶어 죽지 않기 위해서다.

무지방 점심을 먹은 후에는 사탕 한 알이 당긴다

몸의 시스템에 해로운 물질이 든 음식을 먹으면 투쟁도피 반응[심장 박동 수로 측정 가능]이 일어나고, 그와 동시에 위협에 대처할 수 있도록 빠르게 에너지를 제공하는 당류를 맹렬하게 원하게 된다. 그러면 당신은 식욕을 느낀다(나는 단순한 공복감을 능가하는 '맹렬한 욕구'라고 정의한다). 유감스럽게도 많은 사람이 식욕을 매우 자주 느끼는 탓에 이를 동반하지 않는 공복감이 어떤 느낌인지 잊어버리고 말았다.

당신이 식욕에 저항할 때는 세 번째 뇌, 맥린은 신피질이라 부르고 나는 '인간 뇌'라 부르는 부분을 사용한다. 다음 순서를 기억하기 바란다. 맨 먼저 파충류 뇌가 필요한 영양과 에너지를 가져가고 뒤이어 래브라도 뇌가 가져가면 인간 뇌는 남은 음식을 받아 간다. 앞선 두 종류의 뇌가 만족할 정도로만 음식을 섭취하거나 몸에 해로운 음식을 섭취하면 인간 뇌의 에너지가 가장 먼저 소진되므로 의지력 역시 바닥난다. 그리하여 어느새 식욕에 무릎을 꿇게 되고, 문득 정신이 돌아왔을 때는 큼지막

한 아이스크림 통이 절반쯤 비어 있다.

기존의 다이어트는 세 종류의 뇌 모두에게 연료를 충분히 공급하지 못한다. 이런 종류의 다이어트를 할 때는 음식이 눈에 띌 때마다 래브라도 뇌가 "너는 지금 굶주려 있어! 생존이 위태롭다고! 당장 먹어치워!" 하고 소리친다. 그러면 당신은 의지력을 쥐어짜며 "안 돼! 이런 못된 아이 같으니라고!" 하고 래브라도를 나무란다. 이 패턴이 여러 번 반복되는 사이에 선택 피로증이 몰려오고, 의지력은 대개 점심나절 즈음이면 바닥나고 만다.

예를 들어 저지방, 저칼로리 아침식사를 하면 체내에서 인슐린이 분비되어 세포가 막 흡수된 당을 사용하므로 혈당이 내려간다. 그러면 래브라도 뇌는 몸의 생존에 필요한 연료가 떨어지려 한다고 생각해 공황 상태에 빠지고, 단것을 먹어 혈당을 높여 달라고 졸라댄다. 하지만 이제 이런 식의 굶어 죽지 않기 위한 생물학적 진화는 아무런 도움도 되지 않는다. 당신의 몸이 '긴급 사태'로 인식한 상황은 그저 다이어트일 뿐이니 말이다!

점심시간이 다가올 무렵에는 이미 의지력이 바닥나서 이성을 잃고는 치킨이나 패스트푸드를 해치우고 만다. 아니면 무지방 식사를 하지만 래브라도 뇌를 달래 주려고 후식으로 사탕 한 알을 먹는다. 어디서 많이 들어 본 스토리 아닌가?

또 한 가지 있을 법한 시나리오는 아침식사로 독소가 있거나 알레르기를 일으키는 음식을 잔뜩 섭취하는 것이다. 알레르기성 식품을 섭취하면 투쟁도피 반응이 일어나고 래브라도 뇌는 '도망'칠 수 있는 여분의 에너지를 얻기 위해 당을 요구한다. 독소가 든 음식을 먹으면 간이 혈당을 이용해 독소를 산화하므로 뇌가 쓸 수 있는 에너지가 줄어든다. 그 결과 당이 엄청나게 당기는 것이다.

음식을 이용해 뇌를 조종하려면 혈당을 떨어뜨리거나 투쟁도피 반응을 일으켜 래브라도 뇌에게 당신이 굶주려 있다고 말해 주는 식품이 무엇인지 파악해 두어야 한다.

다이어트 신화 2
공복을 '참으면' 살을 뺄 수 있다

공복감은 능률을 떨어뜨리고, 에너지를 빼앗고, 짜증을 자아내고, 피로하게 하며, 생산성을 끌어내린다. 게다가 래브라도 뇌를 작동시켜 의지력도 줄어든다. 배고픔을 참고 견디는 것을 끈기나 결단력의 발로라고 생각해서는 안 된다.

역설적이게도 비만했던 시절의 나는 늘 뱃속이 허해서 온종일 음식 생각만 했던 탓에 지금만큼 생산적이지 않았다. 젊고 오만한 억만장자였던 당시, 나는 점심시간이 되기도 전에 이 말을 내뱉고는 회의를 급히 끝맺곤 했다.

"아, 벌써 점심시간이잖아? 나는 밥 먹으러 가 봐야 하니 회의는 이만 끝내지."

그리고 점심을 먹고 나면 음식을 향한 갈망이 더욱 강렬해졌다. 거만을 떨려는 의도로 한 행동은 아니었다. 단지 배고픔에 굴복했을 뿐이다. 래브라도 뇌의 완벽한 승리였다.

현실을 직시하자. 공복감에 시달리는 것은 엄청난 시간 낭비다. 더 중요한 일에 집중할 수 없게 되고 실수도 잦아진다. 게다가 의지력과 추진력도 떨어진다. 배가 고프면 사업 계획을 짜려고 1시간 야근하기보다는 집에 돌아가 텔레비전을 보게 될 가능성이 훨씬 높다.

다이어트를 하는 사람이 배고픔에 마음을 빼앗기거나 집중력이 떨어져서 할 일을 제쳐 두느라 낭비하는 시간을 계산해 보면 아마도 하루에 몇 시간은 될 것이다. 매일 덤으로 몇 시간이 생긴다면 일주일에 얼마나 많은 일을 달성할 수 있을지, 굶주림에 시달리지 않는다면 주변 사람들에게 얼마나 다정하게 대할 수 있을지 상상해 보라!

호르몬이 당신에게 '공복감'을 느끼게 한다

공복감은 먹고 싶은 욕구가 드러나는 가장 단순한 형태다. 인간이 굶어 죽지 않게 하려는 래브라도 뇌의 본능 중 일부다. 다이어트의 목표가 공복감을 무시하거나 90분 간격으로 저칼로리 식사를 해서 식욕을 달래는 것이어서는 안 된다. 완전무결 다이어트는 식욕을 제어해 주는 호르몬의 균형을 맞춤으로써 공복감을 해킹한다.

공복감의 생화학은 복잡하며 체내에서 생성된 호르몬이 주도한다. 주로 관여하는 호르몬은 다음의 2가지인데 둘은 서로 대립하는 성질을 갖고 있다.

위벽 세포에서 생성되는 호르몬인 그렐린은 공복감을 자극하고 포만감을 차단한다. 앞에서 설명했듯이 지방 세포에서 생성되는 렙틴이라는 호르몬은 반대로 포만감을 자극하고 공복감을 차단한다.

소장은 당신이 먹은 음식에서 단백질을 감지하면 렙틴이 포만감을 자극하게 한다. 췌장은 장내의 지방을 탐지하면 그렐린이 포만감을 차단하지 못하게 하는 호르몬을 방출한다. 그에 반해 과일의 주요 당분인 과당은 공복 호르몬인 그렐린을 잘 차단하지 못한다.

극심한 공복감이 느껴지거나 '지금 당장 먹지 않으면 쓰러질지도 몰라.' 하는 생각이 드는 이유는 아침에 먹은 음식이 공교롭게도 그렐린을 차단하지 않았거나 렙틴을 자극하지 않았거나 또는 둘 다여서 당신에게 포만감을 주지 않았기 때문이다.

그에 반해 2, 3시간 후에 뭘 좀 먹을까?' 하며 서서히 느끼는 공복감은 능률을 떨어뜨리지 않으며 다루기도 쉽다. 완전무결 나이어트는 공복 호르몬을 잘 관리하므로 당신은 이 유형의 공복감만 느끼게 된다.

공복감은 무시해야 할 대상이 아니라 얼마든지 제어 가능한 대상이다. 설령 식욕에 무너진다 해도 당신이 나약해서가 아니다. 그저 잘못된 음식을 먹었거나 올바른 음식을 부족하게 먹었을 뿐이다.

다이어트 신화 3
'저지방 다이어트'는 건강한 방식이다

1950년대, 앤셀 키스라는 과학자는 상당히 설득력 있는 연구를 통해 '포화 지방은 심장 질환의 원인'이라고 주장하며 영양학계를 뒤흔들어 놓았다. 금세 저지방 다이어트 열풍이 불었고 안타깝게도 지금까지 꾸준히 인기가 이어지고 있다. 하지만 몇 년 후 키스가 자신의 모형에 맞지 않는 데이터를 배제하였음이 밝혀졌다.[2] 다시 말해 키스는 연구 결과를 조작해서 포화 지방이 심장병을 일으킨다는 이론을 뒷받침하는 것처럼 꾸몄는데, 사실 이 이론에 과학적인 증거는 전혀 없었다.

식품 화학자들은 모두 저지방 식품을 개발하기 시작했다. 식품에서 지방을 제거할 때는 그 대신 다른 무언가를 넣어 주어야 한다. 선택지는 당과 단백질, 2가지다. 당은 단백질보다 맛이 좋고 값도 싸다 보니 대부분의 저지방 '다이어트' 식품에는 과도한 설탕이나 옥수수 시럽이 주입되었다. 이런 저지방 식품은 영양가가 없고 포화 지방을 당과 녹말로 대체할 뿐만 아니라 맛이 밍밍해서 래브라도 뇌가 '기근이 다가오고 있다'고 믿게 하므로 두말할 필요 없이 몸에 해롭다.

음식에 든 지방은 다른 영양소보다 g당 열량이 더 높으므로 몸의 어떤 부위로 에너지를 운반하든 가장 효율적이고, 단백질이나 당과 비교하면 인슐린 수치에 미치는 영향도 가장 적다.

한편 당이 함유된 저지방 식품은 인슐린 수치를 급격하게 상승시켜 에너지 부족과 체중 증가로 이어지게 한다. 또한 지방은 혈당을 상승시켜 면역계를 억제하는 스트레스 호르몬인 코르티솔의 분비량을 단백질이나 탄수화물만큼 늘리지 않는다.

많은 사람이 여러 다이어트에 실패하는 주된 원인은 고문당하는 기분이 들어서 차라리 맛있는 음식을 맘껏 즐기며 사는 게 낫겠다며 포기하는 데 있다. 하지만 올바른 식품인 한 래브라도 뇌가 원하는 만큼 먹어도 좋다. 게다가 더 많이 먹도록 유인하는 화학조미료가 들지 않은 진짜 식품을 충분히 먹으면, 래브라도 뇌가 이제 배부르니 그만 먹으라고 명령한다. 몸에 필요한 양보다 더 많이 먹고 싶다는 욕구는 사라진다.

지방이 완전무결 다이어트의 토대이긴 하지만 어떤 지방이든 다 똑같지는 않다. 어떤 지방이 식욕을 차단하고 어떤 지방이 자극하는지는 뒤에서 자세히 살펴보겠다.

안타깝게도 저지방 식품이 각광을 받으면서부터 지방이라면 덮어놓고 거부하는 풍조가 널리 퍼졌다. 하지만 이제는 건강한 고지방식이 가져다주는 혜택을 누릴 수 있고, 매일 아침 그날 먹을 음식을 떠올리며 설레는 마음으로 눈뜰 수 있다.

다이어트 신화 4
'지방'을 먹으면 살찐다

세상 사람들은 앤셀 키스 탓에 건강에 해로운 무지방 식단을 고수할 뿐 아니라 비만과 질병의 근원이라 굳게 믿으며 지방 섭취를 꺼리게 되었다. 사실 지방을 먹으면 살이 찐다는 생각은 신화에 불과하다.

나는 완전무결 다이어트를 구상하고 실험하던 중에 지방 섭취량을 늘리면 얼마나 급속도로 살이 찌는지 확인하고 싶었다. 기존의 다이어트에서 말하는 내용이 진실이라면 특히 지방을 중심으로 3,500kcal 더 섭취할 때마다 0.5kg씩 살이 찐다는 계산이 나왔다.

2009년 8월 6일, 나는 나 자신을 완벽히 불리한 상황으로 몰아넣기 위해 운동을 중단하고, 수면 시간을 5시간 이하로 줄이고(이것도 살찌는 원인으로 알려져 있다), 매일 완전무결 다이어트 식단으로 4,000~4,500kcal를 섭취하기 시작했다. 뒤에서 상세히 설명하겠지만, 이 칼로리의 약 70%를 '완전무결한 지방'으로 섭취했다.

대다수 영양학자의 이론대로라면 이런 식으로 먹었을 때 한 달에 5kg은 쪄야 했다. 그런데 정반대의 일이 일어났다. 내 몸이 갑자기 불타오르기 시작한 것이다. 머리가 맑아졌고 오래 잘 필요도 없어졌으며 복근까지 드러났다. 믿을 수가 없었다. 고백하건대, 말 그대로 터질 만큼 먹었는데도 기적처럼 납작해진 배를 거울 앞에 서서 넋을 잃고 바라보았다.

인생은 참 아름답다고 느낀 나는 실험을 멈추고 싶지 않아서 결국 2년간 지속했다. 남는 에너지로 완전무결 다이어트를 소개하는 블로그를 운영하는 한편, 본업에서는 대형 IT기업의 부사장이라는 직위를 획득했다. 칼로리를 맹신하는 사람들은 2년 후면 내가 270kg의 거구가 되리라 예측했지만 실제로는 고작 몇 kg의 근육이 늘었을 뿐이었다. 나는 결국 칼로리 계산 따위는 집어치웠다. 칼로리 제한식은 엄청난 노력이 드는 데다가 비용도 많이 들기 때문이었다. 그럴 필요도 없고 권할 만한 이유도 없다.

잘못된 연구 탓에 지방의 평판은 나빠졌지만 올바른 종류의 지방은 건강에 좋고 생존에 필수적이다. 모든 영양소는 체내에서 사용할 수 있도록 변환된다. 좋은 지방은 깨끗이 연소하고 영양가가 높으며 만족감을 주는 에너지원이어서 몸과 두뇌의 성능을 최대치로 끌어올린다. 지방은 건강한 세포벽과 호르몬의 구성 성분이고 생식 능력, 체온 조절, 자극 완화에도 필요하다. 또한 비타민 A, E, D, K는 지용성이므로 몸에서 흡수하려면 지방이 필요하다.

요컨대 건강한 지방은 인체를 구성하는 중요 성분이다. 인간은 지방으로 이루어져 있다. 건강한 여성은 몸의 약 29%, 남성은 약 15%가 지방이다. 인체의 모든 부분에는 지방이 필요하다. 뇌 역시 마찬가지다. 뇌와 몸이 제대로 기능하려면 오메가3 같은 '필수 지방산'이 필요하다. 하지만 이런 지방은 체내에서 생성되지 않으므로 음식을 통해 올바른 비율과 분량을 섭취해야 한다.

많은 사람이 지방을 몹시 꺼리게 되었지만 사실 올바른 지방은 체중을 늘리지도 않고 건강상의 위험도 전혀 없다. 건강한 지방이 체내 호르몬의 균형을 맞추고 유지해 주면 체중은 늘기는커녕 오히려 줄어든다.

다이어트 신화 5
'칼로리'를 줄이면 살이 빠진다

지방이 살찌는 원인이 아니라면 범인은 칼로리의 과잉 섭취일까? 실제로 많은 다이어트에서 감량 비결은 '소비 칼로리보다 적은 칼로리 섭취'라고 주장한다. 몸이 기아 상태라면 어느 정도 일리 있는 말이다. 당분간이라면 굶주림으로 인해 살이 빠지기도 하고, 연구소의 신진대사

분석실에 갇힌 채 칼로리 소비량을 측정하고 그에 맞는 음식만 주어진다면 진정한 칼로리 결핍을 달성할 수 있다.

하지만 그런 단기 집중 다이어트는 공복 호르몬과 신진대사를 흐트러뜨려서 일반식으로 돌아가면 요요현상이 생기기 쉽다는 사실은 이제 누구나 아는 상식이다. 저칼로리 다이어트를 하면 인슐린 저항성, 렙틴 저항성, 테스토스테론 수치 저하, 갑상선 이상 등이 생길 우려도 있다.

식사의 가장 큰 목적은 두뇌와 신체에 연료와 영양을 공급하는 것이다. 뇌가 하루 섭취 칼로리의 25%까지 소비한다는 사실을 고려했을 때, 살을 빼려고 운동 시간을 늘리고 먹는 양을 줄이면 피로를 느끼고 의욕이 떨어지는 것도 당연한 일 아니겠는가? 래브라도 뇌가 칼로리를 죄다 써 버리니 인간 뇌는 연료가 바닥나는 것이다.

'칼로리는 중요하지 않다'고 말하려는 게 아니다. 오히려 정반대다. 몸의 생체 활동을 제어하려면 칼로리를 충분히 섭취해야 한다. 래브라도 뇌는 칼로리 제한이나 격렬한 운동으로 인한 스트레스에 대해 기근 등의 자연재해 때와 똑같이 반응하며 에너지를 아끼려고 든다. 그 탓에 머리가 멍해지고, 피로를 느끼고, 체중이 늘고, 갑상선 장애가 발생하며, 나아가 항상 공복감을 느끼게 된다.

칼로리를 지나치게 줄이면 감량에 도움이 되지 않는 데 더해 '소비하는 칼로리보다 적은 칼로리 섭취'라는 철칙에는 아주 큰 구멍이 있다. 이 것이야말로 바이오해커가 활용할 수 있는 구멍이다!

목축업계에는 '사료 효율'이라는 지표가 있는데, 소에게 에스트로겐을 공급하면 30% 적은 칼로리로도 살찌울 수 있다. 목장 주인이야 돈이 절약되겠지만 우리는 소고기에 잔류한 에스트로겐을 먹고 소가 그러했듯 살이 오를 것이다. 다시 말해 소량의 호르몬을 투여하여 30% 적은 칼로리로 소를 살찌울 수 있다면 체중 증감을 결정하는 요인이 칼로리만은 아니라는 뜻이 된다.

개개인의 칼로리 소모량 중 50%는 쉽게 추적할 수 없는 요소, 예컨대 실내 온도, 수면, 고도altitude, 호흡의 세기 등과 관련이 있다는 점도 중요한 포인트다. 따라서 매일 소비하는 칼로리를 정확히 계산하거나 그 칼로리가 지방에서 얻은 칼로리인지 당분에서 얻은 칼로리인지를 추론할 방법은 없다. 음식마다 몸에 끼치는 영향이 다르다는 점도 고려해야 한다.

이 단순하고도 명백한 발상은 무수히 많은 다이어트의 가르침에 위배되는 듯이 느껴질 것이다. 그러나 한 번 곰곰이 생각해 보기 바란다. 만약 칼로리만이 문제라면 액상과당이나 캐놀라유만 먹으면서도 살을 뺄수 있어야 한다. 그런데 이런 음식은 실제로는 시간이 흐르면서 몸과 뇌의 성능을 망가뜨리고, 엄격하게 칼로리 섭취를 제한한다 한들 감량으로 이어진다고는 단정할 수 없다.

섭취하는 음식의 칼로리가 아니라 질과 영양분에 초점을 맞추기 시작하면 몸이 그에 부합하게 반응하면서 지방 연소와 영양 흡수를 활성화하고 자연스럽게 칼로리 섭취량을 조절해 준다.

다이어트 신화 6

'과일'은 몸에 좋다

당신은 몇 번이나 '과일과 채소를 더 많이 먹으라'는 설교를 들었는가? 마치 '과일과 채소'가 한 단어인 양 말이다. 하지만 영양 면에서 봤을 때 과일과 채소는 물고기와 자전거 정도의 공통점밖에 없다. 사람들은 과일을 '자연의 사탕'이라 부르며 건강에 좋다고 치켜세우지만, 과일은 사실 채소보다 사탕과 공통점이 더 많다. 채소는 당분이 적고 영양가가 매우 많은 데 반해 과일은 주로 당분과 수분과 소량의 섬유질로 이루어져 있다.

과일의 가장 큰 문제는 주요 당분인 과당이다. 앞에서 렙틴을 다룰 때 설명했듯이 간은 과당을 포도당이나 중성 지방으로 변환하고, 중성 지방은 지방으로 몸에 저장된다.

과당은 이러한 생화학 반응을 통해 체내 지방을 늘릴 뿐 아니라 단백질이나 지방과 달리 먹고 나서도 식욕이 가라앉지 않는다. 다른 당원처럼 만족감을 주지 않아서 어떤 당류보다도 과잉 섭취하기 쉬운 것이다.[3] 과당이 많이 함유된 식품, 예를 들어 말린 과일, 과일주스, 탄산음료, 생과일을 먹는 것보다 빨리 식욕을 불러일으키는 방법은 거의 없다.

과당은 허리둘레에 안 좋을 뿐 아니라 여러 가지 면에서 심장병이나 동맥 손상의 원인이 되기도 한다. 첫째로 앞에서 말했듯 중성 지방 수치를 높이는데, 중성 지방은 심장 질환에 걸릴 위험을 크게 높인다. 또한 피부와 동맥의 주된 결합 조직인 콜라겐 등의 단백질이나 지방과 결합하기 쉬운데, 콜라겐과 결합하면 유해한 최종당화산물AGE이 만들어진다

('당화'란 당 분자가 단백질, DNA, 지방과 결합하는 것을 말한다).

'최종 산물'은 노화와 산화 스트레스를 촉진하는 역할을 하니,[4] 참으로 절묘한 이름이다. 최종당화산물은 주름이 생기게 하는 주된 요인일 뿐 아니라 동맥도 노화시켜서 죽상동맥경화증을 일으킬 우려도 있다.

게다가 과당은 장내 유해균을 늘려서 몸에 손상을 입힌다. 과당이 소화관으로 들어가면 질병을 일으키는 세균이 가장 먼저 먹고 번식한다. 이는 소장세균 과다증식SIBO이라는 병이 발생하는 원인 중 하나라고 한다.[5]

과당을 아주 좋아하는 유해균 중 몇몇 종류는 대사 작용의 부산물로 요산을 생성한다. 체내에 요산이 지나치게 많아지면 관절이나 피부밑, 신장 등에 축적되어 뾰족하게 결정을 이룬다. 요산 결정이 신장에 쌓이면 '신장 결석'이 생기고, 몸 전체에 쌓이면 가장 아프고 괴로운 관절염으로 알려진 '통풍'이 발병한다.

실리콘밸리에서는 충격적일 만큼 많은 친구와 동료가 30대 때부터 통풍에 시달린다. 의사는 육식이 원인이라고 하지만 나는 10년 전부터 동료들에게 통풍을 치료하려면 과당 섭취를 줄이라고 조언한다. 이것이 육식을 줄이는 방법보다 효과적이다.

주류 의학계에서는 과일의 효능은 지나치게 부풀리면서도 과당의 위험성은 철저히 묵살하는데, 위험성을 경고하기 시작한 의사도 있다. 샌프란시스코 캘리포니아 대학의 교수 로버트 러스티그는 비만 연구의 권위자이자 소아 내분비 전문의이며 《단맛의 저주》를 쓴 저자다. 러스티그 교수는 '평균' 수준의 과당 섭취도 건강에 지대한 해를 입힌다는 결론에 도달했다.

과당은 매일 소량만 먹어도 뇌와 몸의 기량에 영향을 미친다. 그래서 완전무결 다이어트에서는 과당 섭취를 하루에 최대 25g으로 제한하는데, 대략 큼직한 사과 2개에 해당하는 양이다.

그제야 내가 과일을 하루에 몇 개씩 먹던 시절에 50kg이나 되는 지방 덩어리가 좀처럼 떨어져 나가지 않았던 이유를 깨달았다! 과당 섭취를 줄이면 허리가 가늘어지고 끝없이 이어지던 식욕의 굴레에서 벗어날 수 있다. 이제 '하루에 사과 한 알이면 의사가 필요 없다'는 격언은 '하루에 사과 3개면 의사가 부자 된다'로 바꿔야 하겠다.

다이어트 신화 7
살을 빼려면 '장시간' 운동해야 한다

몸무게가 140kg이었을 무렵, 나는 살을 빼려고 많은 시간과 에너지를 헬스클럽에서 소비했다. 이 얼마나 엄청난 낭비란 말인가!

나는 바이오해킹과 자가 실험, 세계 최고의 전문가들과 함께 일한 행운 덕에 이제는 단단한 근육질 몸매를 유지하기 위해 그다지 긴 시간을 할애하지 않아도 된다. 지방을 실컷 먹어도 어떻게 다 태울지 걱정하지 않는다. 내 몸은 이제 지방을 효율적으로 대사해서 에너지로 바꾼다. 완전무결 다이어트와 완전무결 간헐적 단식(뒤에서 상세히 설명)을 개발한 덕택에 몸이 사용하는 에너지원이 당에서 지방으로 쉽게 전환되기 때문이다.

다이어트에 관한 크나큰 오해 중 하나는 체중을 줄이고 군살을 빼는 데는 칼로리 소비가 직접 관여한다는 생각이다. 하지만 실제로는 운동보다 음식이 훨씬 중요하다. 바이오해킹을 하면서 운동에 관해 발견한 가장 경악스러운 사실은 '지나친 운동은 체중을 늘린다'는 점이었다. 과도한 운동은 감량이라는 목표에 오히려 역효과를 불러온다. 만일 당신이 살을 빼려고 매일 운동한다면 스스로 자기 목을 조르고 있는 것과 마찬가지다.

몸은 혹독한 운동을 다른 스트레스 요인과 똑같이 받아들여 체내의 코르티솔 수치를 상승시킨다. 코르티솔은 혈당을 높이고 면역계와 뼈 형성을 억제하는 호르몬이다. 코르티솔 수치가 계속 높게 유지되면 체중이 증가하고 근육이 감소한다.

그렇다고 완전무결 다이어트에서 운동을 금하는 것은 아니다. 운동은 신경계, 뇌, 해독 시스템에 매우 좋다. 활동적인 성격의 나로서는 완전무결한 운동법을 추천하고 싶다. 많은 사람이 매일 운동해서 얻으려고 하는 효과를 주 1회 짧은 시간의 운동만으로 얻을 수 있다. 구체적인 방법은 뒤에서 자세히 설명하겠다.

하지만 완전무결 다이어트에서 운동은 필수 사항이 아니다. 몸무게를 줄이고 근육을 늘리며 인생 최고의 몸매를 유지하게 해 주는 요소는 당신이 먹는 음식이다.

다이어트 신화 8
'커피'는 몸에 해롭다
앞에서 설명했다시피 안타깝게도 커피에서 흔히 발견되는 곰팡이 독소는 건강에 악영향을 미친다. 그런데 많은 사람이 곰팡이 독소와 상관없이 커피 자체가 몸에 해롭다고 믿는다. 커피는 100년 가까이 전부터 대체 음료 제조 회사의 악독한 중상모략의 표적이 되어 왔다. 사실 커피에 대한 부정적인 통념은 대부분 1920년대의 광고에서 비롯된 듯하다. 당시 한 회사에서는 구운 곡물로 만든 포스텀이라는 음료를 커피보다 건강에 좋다고 주장하며 판매하기 시작했다. 포스텀은 식품업계의 가장자리로 밀려났지만 그 회사가 주장한 신화는 여전히 뿌리 깊게 남아 있다.

커피와 건강에 관한 연구는 왔다 갔다 해서 몸에 좋다는 보고와 해롭다는 연구 결과가 공존하는 상황이다. 복잡해 보이지만 이유는 단순하다. 나쁜 커피는 몸에 해롭다. 그런데 과학자들은 이런 연구를 할 때 커피의 종류조차 구별하지 않고 가공법이나 원두 산지 등의 조건도 통제하지 않는다. 대다수의 연구에서 사용되는 슈퍼마켓용 인스턴트 제품은 추출형 커피보다 곰팡이 독소가 많다.

곰팡이 독소의 영향을 제외하고 보자면 커피는 당신이 먹는 어떤 음식보다도 슈퍼푸드에 가깝다. 연구가 거듭되면서 커피는—곰팡이 독소가 있더라도—집중력, 기억력, 기량을 높여 준다는 사실이 증명되었다. 뇌졸중과 당뇨병에 걸릴 위험을 낮춘다는 연구 결과도 있다.[6]

chapter 1에서 설명한 대로 커피는 장내 유익균의 먹이인 폴리페놀을 대량으로 공급한다.[7] 레드 와인과 초콜릿은 폴리페놀 함량이 높다고 알려졌지만 사실 커피에 훨씬 많이 들어 있다.

미국의 프레드 허친슨 암연구센터에서는 하루에 커피를 4잔 이상 마신 남성은 전립선암의 재발 위험이 59% 낮다는 사실을 발견했다. 또한 커피는 발열성이 높아서 체지방 감소를 촉진하고, 적절하게 이용하면 엠토르라는 체내 물질(뒤에서 상세히 설명)을 억제해서 근육 형성에도 도움이 된다. 게다가 강력한 항산화제이기도 하다. 실제로 커피는 미국 식단에서 가장 중요한 항산화 식품이며, 항암 치료에 이용하는 연구까지 진행되고 있다.[8]

커피와 몸에 좋은 지방을 혼합하면 경이로운 음료가 탄생한다. 허기와 식욕을 몰아내고, 새로운 에너지원으로 뇌를 밝혀 주며, 체중을 줄이고, 근육을 늘리며, 집중력과 활력을 높여 준다. 앞으로 소개할 식사법의 핵심을 이루는 음료인 완전무결 커피 즉, 방탄커피(부록 330페이지 참조)를 여러분이 실제로 시험할 날이 몹시 기다려진다.

다이어트 신화 9
'소금'은 건강에 악영향을 끼친다

내가 일곱 살이던 1979년, 미국 공중위생국 장관이 '여러 연구를 통해 소금 섭취량과 고혈압의 인과 관계가 명백하게 확인되었다'고 발표했다. 그래서 나는 소금 섭취를 제한할 때마다 옳은 행동을 한다고 여기곤 했다.

하지만 인간은 소금 없이는 살아갈 수 없고 반드시 체내 적정량이 유지되어야 한다. 게다가 몸이 스트레스를 받을 때는 더 많은 염분이 필요하다. 왜냐하면 염분은 부신 반응의 중요한 부분을 담당하기 때문이다.

다들 알다시피 호르몬은 대부분 부신에서 생성된다. 스트레스 호르몬인 코르티솔도 마찬가지다. 부신이 만성적인 스트레스에 노출되어 끊임없이 고농도의 코르티솔을 생성하면 피로가 쌓여 다른 중요한 호르몬을 생성하지 못한다. 그중 하나가 알도스테론인데, 이 호르몬은 체내의 나트륨과 칼륨 수치의 균형을 맞추는 기능을 한다.

부신에 스트레스가 축적되어 알도스테론이 분비되지 않으면 탈수 증상과 저혈압이 나타나 결과적으로 소금이 몹시 당긴다. 나는 극심한 부신 피로 증후군에 시달렸을 때 이런 증세를 직접 경험했다. 그때 받은 검사 결과에서 노르아드레날린과 아드레날린 비율은 46까지 치솟았는데, 8을 넘으면 극심한 부신 피로를 의미한다.

나는 건강과 활력을 되찾기 위해 소금 섭취량을 늘리기로 했다. 그 후로는 아침에 일어나자마자 바다 소금sea salt 1/2~1작은술을 물에 타서 마심으로써 온종일 높은 에너지 상태를 유지한다. 아침에 일어난 직후가 몸이 소금을 가장 효율적으로 사용하는 시간이다.

지금까지 소금은 건강에 악영향을 끼친다고 널리 알려져 왔지만 저염식은 오히려 몸에 해롭다는 사실이 과학적으로 밝혀졌다.

미국 고혈압 학회지에 실린 23건의 연구 요약본에 따르면 나트륨 섭취를 하루에 2,500mg 이하로 제한하면 앞에서 설명했듯이 알도스테론이 제대로 기능하지 못할 뿐 아니라 혈장 레닌 활성이 높아져서 심장마비가 올 확률이 압도적으로 높아진다. 게다가 인슐린 저항성도 높아져서 비만을 초래하고, 교감신경의 활성, 즉 투쟁도피 반응이 격해지며 혈청 콜

레스테롤 수치와 중성 지방 수치도 상승한다.[9]

현재 전문가들이 권장하는 나트륨 최대 섭취량은 2,300mg이다. 하지만 앞에서 말한 연구에서는 대부분의 사람에게 적정한 양은 2,500~6,000mg이며 계속해서 염분 섭취량을 줄이라는 압박이 스트레스를 늘리고 심장마비가 일어나게 할 수 있다고 결론짓는다. 또 다른 연구에서는 염분 섭취를 늘리면 아포지질단백질 B가 감소한다는 결과를 보여 주었다.[10] 이 지질단백질은 관상동맥 질환과의 관련성이 나쁜 콜레스테롤 LDL보다도 더 크다.[11]

많은 의사가 염분 섭취는 고혈압으로 이어진다고 경고하지만, 연구 결과를 보면 이미 고혈압에 걸린 사람만이 소금에 그런 반응을 보인다.[12] 고혈압은 사실 칼슘, 마그네슘, 칼륨 부족을 포함한 여러 요인으로 인해 발생할 수 있다.

내가 찾아낸 최고의 소금은 히말라야 산맥이나 미국 유타 주의 오염되지 않은 고대 해저 지층에서 채취한 '핑크 소금'이다. 요리에 넣는 소금을 늘리기만 해도 건강과 기력이 회복되고 스트레스를 방지할 수 있지만 고결방지제 등의 첨가물이 들어가지 않은 바다 소금을 사용하면 더욱 효과가 좋다.

다이어트 신화 10
'무엇이든 적당히'가 성공의 비결

'무엇이든 적당히'라는 말이 흔히 쓰이지만, 먹는 것에 관한 한 완전히 틀리다. 납이나 청산가리에 '적당한 양이 있을 리 없고, 소량의 독소만 섭취해도 몸이 피곤해지고 머리가 멍해지며 기량이 크게 떨어진다. 당신이 입에 넣은 음식은 아무리 적은 양이라 해도 반드시 기량에 영향을 준다는 사실을 잊지 말자. 물론 사람을 강하게 만드는 독소도 있지만, DNA를 손상하는 곰팡이 독소처럼 대부분은 긍정적인 효과가 전혀 없다.

완전무결 다이어트는 모 아니면 도라는 식의 극단적인 감량법이 아니다. 건강과 기량을 향상하는 데 도움이 되는 식품을 조금이라도 많이, 도움이 되지 않는 식품을 조금이라도 적게 섭취하면서 더 나은 선택을 하도록 이끌어 주는 간단한 길잡이다.

설령 영양 면에서 위험도가 높은 음식을 조금 먹는다고 해도 당신은 구제 불능이거나 낙오자가 아니다. 그저 기량을 높이는 데 도움이 되지 않는다는 사실을 알면서도 좋아하는 음식을 먹기로 결정했을 뿐이다.

하지만 어떤 음식이 당신을 완전무결하게 하고 어떤 음식이 소량만으로도 나쁘게 작용하는지 알지 못하는 한 아무런 결정도 내릴 수 없다. 이것은 글루텐이나 콩처럼 모든 사람에게 위험천만한 식품이든, 어떤 사람에게는 완전무결하지만 다른 사람에게는 위험천만할 수 있는 경계경보 식품이든 마찬가지다. 중요한 것은 '당신에게 맞는가 맞지 않는가'다.

뒤에서 설명할 '완전무결 2주 프로그램'을 활용하면 어떤 식품이 당신을 완전무결하게 하는지 알 수 있고, 최종적으로는 당신의 몸을 완전히 제어하는 방법을 배울 수 있다. '무엇이든 적당히'로는 적당한 기량밖에 얻을 수 없다. 적당함을 거부하고 더 멋진 목표를 향해 나아가자. '적당히'는 '완전무결'과 멀어도 너무 멀다.

Chapter 3

칼로리 계산을 멈추고 지방을 더 많이!

뇌는 지방으로 이루어져 있다

전반적인 식사 계획에 따라 완전무결 식품을 먹으면 칼로리를 계산하는 데 목을 맬 필요가 없다. 만일 당신이 전형적인 다이어트를 하거나 체중을 줄이려고 칼로리를 계산하는 습관이 몸에 뱄다면 중단하기가 두려울지도 모른다. 하지만 그런 식으로 음식을 섭취하면 건강이 나빠질 뿐 아니라 자기가 배가 고픈지 부른지도 판단할 수 없어져서 언제 얼마만큼 먹을지를 칼로리 계산과 포장 판매되는 음식에 의존하게 되고 만다.

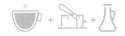

　실리콘밸리 보건연구소에서 일하면서 오랫동안 안티에이징 전문가와 생화학자에게 들은 이야기에 내가 조사한 내용과 바이오해킹 결과를 결합해 가던 도중, 직관에 어긋나는 기본 원리가 밝혀지면서 지금까지 다이어트에 관해 알고 있던 상식이 완전히 뒤집어졌다.

　나는 실리콘밸리 보건연구소의 간부로서 의학 전문가나 영양학 전문가를 접할 기회가 많았던 터라 영양이란 칼로리 계산만으로는 설명할 수 없는 훨씬 복잡한 것임을 알게 되었다. 음식을 단순하게 칼로리를 바탕으로 이해하려는 발상 자체가 부질없는 짓이었다.

　언론에 만연한 정보와는 정반대로 건강한 지방과 칼로리의 섭취량을 늘리자 힘과 에너지가 비약적으로 높아졌고 기분이 상쾌해졌으며 두뇌도 예전처럼 제대로 작동했고 믿기지 않을 만큼 쉽사리 살이 빠졌다.

　어떤 식품이 지방과 칼로리의 가장 뛰어난 공급원이고 일관된 결과를 가져다주는지 더 깊이 조사하면서 완전무결 다이어트의 형태가 갖춰졌다. 그때 나는 알게 되었다. 지방은 좋지도 나쁘지도 않다. 단백질 또한 좋지도 나쁘지도 않다. 탄수화물조차 좋지도 나쁘지도 않다. 음식과 주요 영양소는 그렇게 단순하지 않다. 하지만 이 책에서는 내가 했던 다양한 해킹을 바탕으로 모든 내용을 최대한 단순화했다.

지방을 먹어도
살찌지 않는다

지방은 가장 중요하고 가장 염증을 덜 일으키는 주요 영양소다. 완전무결 다이어트에서는 하루의 칼로리 중 50~70%를 좋은 지방에서 섭취한다.

다만 아무 지방이나 먹어도 좋다는 말은 아니다! '나쁜' 지방은 정말로 당신을 뚱뚱하게 만들지만 좋은 지방은 많이 먹어도 살찌지 않는다. 건강한 지방을 많이 섭취하면 몸은 오히려 지방을 자연스럽게 에너지로 전환하는 능력을 갖추게 된다.

지방은 칼로리가 높으니 먹지 말라는 말을 자주 듣는다. 하지만 고속으로 달리는 고성능 자동차를 제조할 때는 일반 휘발유보다 에너지 효율이 높은 고급 휘발유를 쓰도록 설계한다. 인간의 몸 역시 지방을 태워 에너지로 바꾸도록 길들이면 통상적으로는 얻을 수 없는 에너지를 완비한 고성능 기계로 변신한다.

인간의 세포, 장기, 뇌는 모두 지방으로 이루어져 있고 최적의 성능을 발휘하려면 질 좋은 지방이 필요하다. 지방은 신경세포를 감싸 주어 뇌의 전기 신호가 효율적으로 흐르게 하는 신경말이집의 주성분이기도 하다. 신경말이집 층이 두꺼워지면 말 그대로 두뇌 회전이 빨라진다.

지방을 더 먹으라고 권유하면 대개 콜레스테롤을 걱정하는데, 콜레스테롤은 필요에 따라 간에서 만들어질 정도로 몸에는 필수적인 성분이다! 다시 말해 콜레스테롤은 건강을 해치는 적만은 아니다. 설령 음식으로 일절 섭취하지 않더라도 몸은 기본 기능에 필요한 양만큼 콜레스테롤을 생성한다. 콜레스테롤은 세포막을 형성하고, 장에서 음식물을 소화하는 데 필요한 쓸개즙산을 구성하며, 호르몬과 비타민 D를 생성하는 주성분이기도 하다.

탄수화물 섭취를 줄이고 좋은 지방 섭취를 늘리면 몸은 효율적으로 지방을 태워 에너지를 만들고 건강한 세포막을 형성한다. 평균적으로 남성은 하루에 적어도 120~150g, 여성은 90~120g의 지방을 섭취하는 게 좋다. 다만 정확한 적정량을 결정하려면 체중이나 활동량, 유전적 특징, 공복감 등을 모두 따져 봐야 한다. 그래서 매일 먹는 칼로리에서 건강한 지방이 차지하는 비율을 50~70%로 여유롭게 잡는 것이다.

'좋은 지방', '나쁜 지방'이란 무엇일까?

그렇다면 '좋은지방'이란 무엇일까? 영양학자이자 트랜스 지방의 초기 연구자인 메리 에닉 박사는 예전부터 건강한 지방을 많이 먹는 식단을 지지했다.

에닉 박사는 지방을 구분하는 방식을 2가지로 규정했다. 첫 번째는 지방 분자의 길이인데, 식용 지방은 원칙적으로 분자가 짧을수록 더 희소하고 항염증성이 있다. 그래서 완전무결 다이어트에서는 버터에 든 부티르산이나 코코넛 오일에 든 여러 종류의 중쇄 지방산을 포함해 희소한 중·단쇄 지방산을 충분히 섭취한다.

두 번째는 얼마나 안정적인가다. 산소는 생물에게 꼭 필요하지만 부패나 산화와 같은 매우 강력한 화학 반응을 일으켜 지방을 손상하는 범인이기도 하다.

가장 안정적인 지방은 '포화 지방'이다. 왜냐하면 포화 지방의 분자는 산화로 손상을 입을 여지가 거의 없기 때문이다. 산화한(손상된) 지방은 노화를 촉진하고 몸에 염증을 일으키며 세포막의 기능을 떨어뜨린다. 산화한 지방이 세포막에 편입되면 활성 산소를 생성하여 몸의 시스템에 부담을 준다. 그래서 우리 몸은 세포막과 호르몬을 만드는 데 포화 지방을 사용한다.

두 번째로 안정적인 지방은 '단일 불포화 지방'인데, 산소가 손상을 입힐 수 있는 곳이 하나[단일]밖에 없어서 비교적 안정적이다.

불포화 지방은 가장 불안정하고 염증성이 높은 지방이지만 어느 정도는 인체에 필요하다. 불포화 지방인 '오메가3'나 '오메가6'는 화학 구조가 독특하며 몸에서 하는 작용도 다르다. 특히 오메가3는 항염증 작용을 하는데, 정제된 식물성 기름 대부분은 '오메가6지방산'으로 이루어져 있어서 일반적인 서양식 식단에서는 찾아보기 힘들다.

서양식 식단에서 가장 흔한 단백질원인 가금류도 오메가6 함량이 높다. 그래서 완전무결 다이어트에서는 생선 오일이나 크릴 오일 같은 공급원을 통해 오메가3 섭취를 늘리고 오메가6 섭취를 줄이는—하지만 완전히 배제하지는 않는—데 중점을 맞춘다. 오메가3와 오메가6는 균형 있게 섭취해야 하기 때문이다.

Chapter 2에서 살펴본 대로 포화 지방은 앤셀 키스가 거짓 연구를 바탕으로 심장병의 원인이라고 주장한 이래 줄곧 기피 대상이었지만, 60만 명 이상을 대상으로 실험한 76건의 학술 연구에서 철저히 분석한 결과, 포화 지방 섭취와 관상동맥 질환의 위험성은 관련이 없다고 판명되었다.[1] 이것은 내가 경력을 쌓은 안티에이징 업계에서는 이미 오래전부터 알려진 사실이다.

단백질을 너무 많이 먹으면
머리가 멍해진다

나는 여러 해 동안 포화 지방은 일정량만 먹고 단일 불포화 지방을 많이 먹는 고단백질 다이어트를 했는데, 저탄수화물 다이어트를 하는 사람이 흔히 겪는 문제가 발생했다. 즉 단백질을 늘리고 탄수화물을 줄이면서 살이 많이 빠지긴 했지만, 목표 체중에 도달하기 전에 정체기가 찾아왔고 머리가 멍해지는 일이 잦았던 것이다.

고단백질 다이어트를 시작한 지 3개월 만에 약 20kg의 군살과 염증을 떨어냈지만, 더 줄이고 싶은 나머지 20kg은 꿈쩍도 하지 않았다. 게다가 그동안 줄인 체중을 유지하는 데 엄청난 의지력이 필요했다.

몇 년간 실험한 끝에 자포자기하는 심정으로 극소량의 단백질만 섭취하는 생채식 다이어트로 전환했다. 잠깐이긴 했지만 효과가 상당히 좋아서 염증이 큰 폭으로 줄어들었다. 나는 그제야 여태까지 단백질을 너무 많이 섭취해서 염증이 생겼다는 사실을 깨달았다. 하지만 생채식을 한 지 2, 3개월쯤 지났을 무렵부터 건강이 안 좋아지는 듯해서 다시 단백질 섭취를 늘리기로 했다. 다만 이번에는 양을 중간 정도로 제한하고 질 좋은 단백질을 섭취하는 데 주력했다.

내가 진정한 성공을 향해 한걸음 내디딘 시기는 바로 이때였다. 만일 그렇게까지 단백질을 제한하지 않았더라면 지나친 단백질 섭취가 염증의 원인인 줄은 몰랐을 터였다. 조사해 보고 나서야 과학자들도 '단백질은 다른 주요 영양소보다 소화하기 어려워서 과잉 섭취하면 염증을 일으킬 수 있다'는 사실을 발견했음을 알게 되었다.

건강한 지방과 비교하면 단백질을 포도당으로 전환해 에너지를 얻기는 힘들다. 왜냐하면 단백질을 효율적으로 가공하려면 간에 연료가 필요한데, 그 연료는 지방이나 포도당에서 얻어야 하기 때문이다. 이것이 저지방·무가당·고단백질 식사를 한 직후에는 만족하더라도 나중에 단 음식이 당기는 이유 가운데 하나다.

몸에 글리코겐(당원)과 지방이 부족할 때 단백질을 완전히 분해하려면 당이 필요하다. 지난 30년 동안 고단백질 다이어트는 당과 지방 섭취량이 적다는 이유로 건강의 대명사처럼 여겨졌다. 그러나 사실 고단백질·저지방 다이어트는 고탄수화물 다이어트보다야 낫겠지만 적당한 양의 단백질과 충분한 양의 좋은 지방을 섭취하는 다이어트야말로 최선의 결과를 가져온다.

가금류는
'질이 낮은 단백질'이므로 자제하자

완전무결 다이어트에서는 적당한 양의 질 좋은 단백질을 섭취하는 데 집중한다. 지방이 종류에 따라 몸에 다른 영향을 주듯이 단백질 역시 종류에 따라 면역계, 염증, 근육 증가에 각기 다른 영향을 미친다.

'단백질은 건강에 좋다'는 극단적인 단순화 탓에 가공식품 제조회사는 글루텐이나 콩 등의 질 낮은 단백질을 제품에 끼워 넣게 되었다. 하지만 완전무결 다이어트는 염증을 덜 일으키고 몸이 처리하기 쉬우며 생체 이용률[음식이나 약물 등이 체내에 흡수되어 생체 기능에 이용되는 비율]이 더 높은 단백질에 초점을 맞추므로 양질의 원료와 더 많은 에너지를 얻을 수 있다.

물론 당신이 운동선수이거나 근육을 늘리는 게 목표라면 보통 사람보다 단백질을 많이 섭취해야 한다. 하지만 대부분의 사람은 하루 칼로리의 20%를 수은 함량이 낮은 생선, 목초를 먹인 소고기나 양고기, 방목한 닭이 낳은 달걀, 콜라겐, 젤라틴, 깨끗한 유청단백질 같은 완전무결한 단백질원에서 섭취해야 한다. 가금류는 다소 질이 낮은 단백질이므로 자제하는 게 좋다.

단백질은 근육량이나 골밀도를 유지하여 생존하는 데 꼭 필요한 요소이므로 몸과 뇌는 지나치게 많거나 적게 먹지 않도록 강력한 피드백 구조를 갖고 있다. 그러니 단백질이 당긴다면 망설이지 말고 먹도록 하자. 반면, 달걀을 하나 더 먹는다는 생각만으로도 기분이 나빠진다면 먹지 않아도 된다.

단백질을 하루 칼로리의 20%보다 많이 섭취하는 게 도움이 되는 사람도 있다. 예컨대 큰 폭으로 감량하고 싶은데 걸핏하면 렙틴 및 인슐린 저항성이 생기는 사람, 스트레스를 받는 사람(고강도 운동을 하거나 수면이 부족한 사람 등), 노화로 근육이 줄어든 사람이 그에 해당한다.

매일 먹어야 하는 단백질의 정확한 양은 성별, 나이, 근육과 지방의 비율에 따라 크게 달라진다. 지극히 일반적인 원칙은 체중 1kg당 단백질 섭취량을 0.72~1.65g 범위에서 직접 시험해 보는 것이다. 이 정도가 대략 하루 섭취 칼로리의 20%에 해당하며, 이는 위에서 예로 든 사람들을 제외한 대부분이 제지방체중[LBM, 체중에서 체지방량을 뺀 무게]과 호르몬 균형, 질소 농도를 바람직하게 유지할 수 있는 적정량이다.[2]

단백질은
어떻게 선택하는 게 좋을까?

슈퍼마켓에서 파는 식품의 영양 성분 표시는 대부분 오해의 소지가 있어 어떤 단백질이 가장 건강에 좋은지 판단하기 힘들다. 그래서 간단히 정리해 보았다.

유기농 목초를 먹인 고기는 곡물이나 일반 사료를 먹인 고기보다 영양이 풍부하고 독소가 적으며 다른 어떤 식품보다도 항산화물, 오메가3지방산, 미량 무기질, 비타민이 많다. 목초를 먹인 고기의 섭취는 질병을 예방하고 뇌 기능을 개선하고 체중을 감량하여 완전무결해질 수 있는 가장 좋은 방법 중 하나다.

2006년, 한 연구에서 도축하기 전 80일 동안만 곡물을 먹인 소, 곡물과 목화씨 단백질의 혼합물을 섞은 '부산물 사료'를 먹인 소, 100% 목초만 먹인 소의 지방산 성분비를 측정했다.[3]

목초를 먹인 소는 건강한 오메가3지방산과 공액리놀레산 함량이 매우 높았다. 공액리놀레산은 천연 트랜스 지방산의 일종으로 뇌 기능을 높이고 체중을 줄이며 암에 걸릴 위험을 낮춘다. 80일 동안만 곡물을 먹여도 소고기에 든 오메가3와 공액리놀레산이 파괴되었으며 곡물을 오래 먹일수록 고기의 질은 떨어졌다. 곡물을 먹인 소는 오메가3 함량이 매우 낮아서 좋은 공급원으로 보기 힘들었던 반면, 목초를 먹인 소는 오메가3가 풍부해서 훌륭한 공급원으로 보기에 충분했다.

올바른 과학은 재현이 가능하다. 2008년, 목초를 먹인 소와 곡물을 먹인 소에 든 다양한 영양소를 비교하는 또 다른 연구가 이루어졌다.[4] 목초를 먹인 소는 지방이 노란빛을 띠게 하는 색소인 카로티노이드의 농도가 높았다. 보통 카로티노이드가 많이 함유된 물질일수록 영양분이 풍부하다. 목초를 먹인 소의 우유로 만든 버터처럼 노란 지방은 영양가가 높다는 증거다. 목초를 먹인 소고기를 조리하면 지방 색깔이 노르스름하다. 카로티노이드가 많다는 것은 항산화물과 영양소와 풍미가 가득하다는 의미다!

또한 목초를 먹인 소는 곡물을 먹인 소보다 지방량이 조금 적었으나 함유한 지방의 종류가 크게 달랐다. 목초를 먹인 소가 포화 지방, 오메가3지방산, 공액리놀레산, 박센산(공액리놀레산과 비슷하게 기능한다) 함량이 더 높았다. 그리고 오메가6지방산, 다가 불포화 지방, 콜레스테롤의 양은 양쪽 모두 비슷했다. 요컨대 목초를 먹인 소고기가 오메가6와 오메가3의 함유 비율이 적절했고, 전반적으로 건강한 지방이 더 풍부했다.

유기농 곡물을 먹인 고기는 목초를 먹인 고기와 똑같이 몸에 좋다고 생각하는 사람도 있지만, 위의 연구에서도 확인할 수 있듯 고기의 지방 성분비는 목초와 곡물 중 어떤 사료를 먹이는지와 관련이 깊다.

영양가 없는 사료를 먹고 자란 가축은 영양가 있는 음식이 될 수 없다. 고무처럼 질긴 오래된 곰 고기(가끔 사육장 먹이에 섞는다)가 마법처럼 비타민, 미네랄, 건강한 지방으로 변하지는 않는다. 소에게 정크푸드를 주면 소는 정크푸드가 된다. 반추 동물은 풀을 먹어야 한다.

엄마는 옳았다 :
채소는 아무리 먹어도 과하지 않다

완전무결 다이어트에서는 영양이 풍부한 채소를 많이 먹는다. 앞 문장을 자세히 읽기 바란다. '채소와 과일'이 아니다. Chapter 2에서 설명했듯이 과일에는 성능을 떨어뜨리는 과당이 잔뜩 들어 있어서 조금만 먹어야 한다. 하지만 채소는 건강에 대단히 좋으므로 가능한 한 많이 먹자.

채소에 관한 한 과식이란 없다. 내가 권장하는 하루 채소 섭취량은 미국 식품의약국FDA이 정한 1인분을 기준으로 환산하면 6~11인분에 해당한다. 앞에서 설명한 지방과 단백질에 더해 이렇게나 많이 채소를 먹기에는 양이 과하다 싶다면 그 생각은 그 생각대로 괜찮다! 먹는 양을 줄이고 싶다는 생각은 매우 바람직하다. 가이드라인을 억지로 지킬 필요는 없다.

모든 권장량을 폭넓게 잡는 데는 이유가 있다. 예컨대 하루 칼로리의 70%를 지방으로 섭취하는 사람은 지방을 50%만 섭취하는 사람보다 단백질 필요량이 좀 더 적기 때문이다.

완전무결 다이어트 식단에서는 채소를 다른 어떤 식품군보다 많이 먹지만, 워낙에 칼로리가 낮은 터라 하루 칼로리 섭취량으로 따지면 20%밖에 안 된다.

물론 채소라고 모두 똑같지는 않다. 완전무결 다이어트에서는 채소 섭취량이 아주 많기 때문에 영양분이 가장 풍부하고 항영양소가 가장 적은 채소를 중심으로 한다. 이렇게 하면 동물성 식품에서 섭취할 수 없는 미량 영양소의 필요량이 충족되므로 당이나 정제된 탄수화물로 가득한 음식을 섭취할 필요는 거의 사라진다.

그리고 걱정할 필요 없다. 만일 당신이 채소를 싫어하더라도 바다 소금이나 목초를 먹은 소의 우유로 만든 맛있는 버터를 곁들이면 된다!

탄수화물을 줄이면
잠을 제대로 자지 못한다

완전무결 다이어트에서 과일과 녹말은 하루 칼로리의 5%만 섭취하는데, 체중 감량이 최우선 목표라면 '2주 프로그램'에서 설명하는 대로 거의 매일 과일과 녹말을 멀리해야 한다.

질 좋은 단백질, 지방, 채소에서 미량 영양소를 충분히 섭취하면 백미처럼 완전무결한 녹말이나 고구마, 참마, 당근, 호박처럼 녹말이 많은 채소를 섭취할 필요는 크게 줄어든다(그러나 완전히 배제할 수는 없다).

며칠씩 연달아 탄수화물을 전혀 먹지 않으면 체내 탄수화물이 지나치게 줄어들어서 기본적인 생리 과정에 필요한 당조차 부족해질 위험이 있다. 이 점은 몇 개월간 탄수화물을 거의 먹지 않으며 다이어트를 하는 사람들을 포함한 '케톤 식사법' 지지자들 사이에서도 논쟁거리다.

탄수화물을 오랫동안 거의 먹지 않았을 때 가장 먼저 생기는 증상 중 하나는 극심한 안구건조증이다. 체내 탄수화물이 부족하면 수면의 질도 떨어진다. 그렇게까지 탄수화물을 줄일 필요는 없다. 오랜 기간 탄수화물을 전혀 먹지 않으면 갑상선에 손상이 생길 우려도 있다.[5] 나도 저탄수화물 다이어트를 오래 했던 탓에 각종 갑상선 문제에 시달렸다.

다이어트 유지기나 격한 운동을 한 후에 하루 1~2인분의 탄수화물을 섭취하면 지나친 탄수화물 부족을 피하면서도 저탄수화물 다이어트의 이점을 누릴 수 있다. 큰 폭으로 감량하고 싶다면 탄수화물을 조금 더 줄이는 편이 효과적이다.

'찬밥'이
유익균을 늘린다

'저항성 녹말'이라는 독특한 녹말은 장내 세균총을 급격히 변화시키고 부티르산이라는 유익한 지방산을 생성한다. 어쩌면 몇몇 독자는 저항성 녹말에 관한 매우 놀라운 글을 이미 읽었는지도 모르겠다.

저항성 녹말은 녹말이라기보다는 식이섬유나 프리바이오틱스처럼 작용한다. 프로바이오틱스란 장내 세균 그 자체를 가리키고 프리바이오틱스란 장내 세균의 먹이를 뜻한다.

'저항성 녹말'이라는 이름은 소화가 잘 안 된다는 특징에서 유래한다. 이 녹말은 흥미롭게도 체내에서 분해되지 않아서 섭취한 후에도 인슐린 수치가 올라가지 않고, 결과적으로 혈당에 문제가 생기지 않는다. 누구나 다 그렇지는 않지만 저항성 녹말이 장내 유익균의 먹이가 되는 사람도 있다.

저항성 녹말은 위에서 소화되지 않으므로 그대로 결장에 도달한다. 여러 연구에 따르면[6] 결장 내의 유익균은 저항성 녹말을 먹은 후에 소화하는 과정에서 부티르산이라는 단쇄 지방산을 생성한다. 부티르산은 소화기관과 뇌를 건강하게 하는 데 꼭 필요한 물질이다. 버터가 매우 완전무결한 까닭은 부티르산이 풍부하기 때문이기도 하다!

2주간의 완전무결 프로그램을 진행하는 중에 저항성 녹말을 실험하는 방법은 추천하지 않는다. 예측할 수 없는 다양한 영향이 생기거나, 식사에 적응하는 데 6주 이상이 걸릴 가능성이 있기 때문이다. 만약 위장에서 저항성 녹말을 처리하지 못하면 장내 세균의 균형이 무너질 수 있다는 최신 이론도 있다. 이런 일은 평소에 가공육을 먹거나 지난 1년 이내에 항생제를 복용한 사람에게 일어날 수 있다.

문제에 대처하려면 위장 병원균 검출 패널을 입수하거나 장내 세균의 유전체 배열을 분석할 수도 있다(나는 둘 다 했다!). 이 바이오해킹은 공들일 가치가 충분하지만 제대로 시행하려면 이 책의 범위를 넘어서는 노력과 특정한 프로바이오틱스(유익균)가 필요하다.

그렇지만 일부 사람은 저항성 녹말을 섭취하면 장내 세균총을 해킹하여 전반적인 건강을 개선할 수 있다. 저항성 녹말을 밤에 섭취하면 혈당을 안정시키고 세로토닌 분비를 유도해 숙면을 도와준다는 장점도 있다.

저항성 녹말은 주로 감자 녹말이나 식힌 흰 쌀밥, 옥수수 녹말, 녹색 바나나 등에 들어 있다. 사람에 따라 반응이 나타나는 정도가 다르므로 시도해 보면서 자기에게 효과가 있는지 확인해 보는 게 좋다.

'젤라틴'이
기량을 높여 준다

대부분의 사람은 장내 세균총이 저항성 녹말을 잘 처리하지 못하므로 이 방법은 완전무결 다이어트의 2주 프로그램에 포함되지 않는다. 2주간의 다이어트만으로도 장내 세균총은 개선되지만 유지기에 들어간 다음에 이 방법을 추가하면 더 좋아질 수 있다. 저항성 녹말에 대한 연구는 막 시작된 터라 관련 논문은 시간이 지남에 따라 잇달아 발표될 것으로 기대된다. 하지만 당신이 스스로 바이오해커가 되어 어떤 저항성 녹말이 자신에게 효과적인지 확인해 본다면 지금 바로 혜택을 누릴 수 있다.

설령 2주 프로그램을 마친 후에 저항성 녹말을 시험해 보았으나 복부 팽만감과 불쾌감이 사라지지 않는 결과가 나오더라도 부디 실망하지 않길 바란다. 급진적인 바이오해킹 실험을 하고 전문가와 상담까지 한 나 역시 저항성 녹말은 거의 전멸이었으니 말이다.

서양식 식단에서는 널리 쓰이지 않지만 장내에 유익균을 키워서 부티르산을 생성하는 방법이 1가지 더 있다. 고기의 젤라틴, 콜라겐, 결합 조직(등갈비를 떠올려 보라!)을 섭취하는 것이다. 나 같은 경우는 저항성 녹말보다는 이런 음식을 섭취하는 편이 더 효과적이었지만 개인의 유전자, 장내 세균총, 소화관의 물리적 구조까지도 영향을 끼치는 듯하다.

자, 이제 바이오해커가 되어 자신에게는 저항성 녹말과 젤라틴 중 어느 쪽이 효과가 있는지 확인해 보기 바란다. 그리고 어떤 방법이 잘 맞든 젤라틴이나 콜라겐은 매우 중요한 단백질원이므로 꾸준히 섭취하자!

당신이 먹는 음식이 2주 프로그램의 완전무결 녹말이든 저항성 녹말이든 콜라겐이든, 핵심은 장내 세균에게 먹이를 주는 것이다.

나는 완전무결 다이어트를 개발하던 중에 일부 에스키모족은 탄수화물을 전혀 먹지 않고 살아간다는 말을 듣고는 그것이 건강과 기량에 어떤 영향을 미치는지 직접 시험해 보기로 했다. 실험 결과 장내 세균이 말 그대로 굶어죽었고 체내에 장 내벽을 효율적으로 유지할 만큼의 탄수화물이 부족했던 탓에 새로운 음식 알레르기가 늘어나고 말았다.

대부분의 사람은 완전무결 다이어트에서 1~2일 간격으로 녹말이 많은 채소 1~2인분에 저항성 녹말과 젤라틴을 함께 섭취하는 편이 좋다. 안타깝게도 스테이크와 버터만 먹는 다이어트는 한 번에 며칠쯤이라면 효과가 크지만 장기간 이어지지는 않는다.

과일이
'집중력과 에너지'를 좀먹는다

완전무결 다이어트에는 먹지 말아야 할 위험천만 식품군이 있다. 그 음식들은 당신을 살찌게 하고 나른하게 하며 허약하게 하는 한편, 거의 또는 완전히 건강에 해롭다. 멀리해야 하는 음식은 뒤에서 자세히 살펴보기로 하고, 우선은 내가 위험도가 높다고 생각하는 식품의 주된 유형에 관해 이야기하겠다. 맛있는 지방과 질 좋은 단백질, 충분한 채소, 적당량의 탄수화물을 섭취하면서도 이 식품군을 꼭 함께 기억해 두기 바란다.

과당이 어떻게 당신을 살찌게 하고 중성 지방을 늘리며 조직을 노화시키고 의지력을 떨어뜨리는지는 이미 설명했다. 보통 설탕에는 과당과 포도당이 반반씩 섞여 있다. 즉 설탕은 순수 과당이나 더 달게 만들려고 포도당을 과당으로 바꾸는 공정을 거친 액상과당보다는 그나마 덜 해롭다.

과당은 일반 설탕보다 중성 지방 수치를 큰 폭으로 올려서 결과적으로 대사 장애를 더 많이 일으키지만 설탕의 문제는 과당과는 달리 코카인처럼 뇌의 보상 중추를 자극한다는 점이다. 그런데 설탕은 합법적이라서 어디서든 구할 수 있다. 당을 과다 섭취하면 뇌의 도파민 수용체 수가 감소해서 체내에 도파민이 생성됐을 때 얻을 수 있는 에너지나 쾌감을 느끼기 어려워진다는 연구도 있다.[7] 이를 '도파민 저항성'이라고 하는데 마약 중독자에게도 똑같은 증상이 나타난다! 게다가 당류는 포만감을 조금도 주지 않으므로 잔뜩 먹고 돌아서도 금방 배가 고파진다.

당을 먹으면 피곤해지고, 뇌와 호르몬의 기능에 문제가 생겨 비만이 촉진된다. 대부분의 사람은 '슈거 크래시sugar crash(당을 섭취한 뒤에 급격하게 떨어진 혈당이 원상 복귀할 때까지 오는 극심한 무력감)'라는 말은 들어 봤어도 이 말의 유래는 잘 모를 것이다. 당을 먹은 후에는 집중력과 에너지만 급격하게 떨어지는 게 아니라 실제 혈당치도 급락한다.

인슐린은 췌장에서 분비되어 혈당을 조절하는 호르몬인데, 당을 섭취하면 혈당이 상승하므로 췌장에서 인슐린이 분비된다. 그런데 췌장은 인슐린을 얼마나 방출해야 하는지를 잘 계산하지 못해서 대개는 지나치게 많이 분비하여 혈당을 급격하게 떨어뜨린다. 멍한 머리와 무력감과 강력한 식욕을 초래하는 '크래시(충돌)'가 일어나는 것이다.

이런 일이 발생하면 머릿속의 래브라도는 몸이 굶주렸다고 판단하고 인간 뇌에게 보내는 에너지를 줄인다. 그 결과 무슨 일이 벌어질까? 정신을 차렸을 때는 절대로 먹지 않겠다고 맹세했던 쿠키를 게걸스럽게 해치우고 있을 것이다.

당이나 탄수화물을 과도하게 먹어서 인슐린 수치가 높아지면 몸은 지방을 태우는 게 아니라 '지방을 비축하라'는 신호를 받는다. 간세포는 여분의 포도당을 재료로 지방을 합성하는데 이때 인슐린이 합성신호로 작용한다. 완전무결 다이어트를 실행해서 인슐린 수치가 낮게 유지되면 몸에서 쓸 수 있는 유일한 연료인 지방은 계속해서 효율적으로 연소한다.

당과 탄수화물의 과다 섭취는 비만이 만연하는 주된 요인이고, 당질을 멀리하는 것은 당신이 건강과 체중, 전반적인 성능을 개선하기 위해 할 수 있는 최선의 일이다.

'다이어트 탄산음료'가
혈당치를 출렁이게 한다

인공 감미료는 가공식품, 특히 '무설탕' 간식류에 많이 첨가된다. '아스파탐'은 수많은 부작용을 일으키는 원흉 가운데 하나다. 나는 이것이 얼마나 위험한지 깨닫기 전까지는 늘 입에 달고 살았다. 일반 탄산음료 대신에 아스파탐이 든 다이어트 탄산음료를 마시는 것이 나를 위하는 일이라 여기며 달콤한 맛을 만끽했다.

하지만 모두 내 착각이었다. 아스파탐은 혈당을 요동치게 했고 정상수치로 되돌아오기까지는 몇 년의 세월이 걸렸다. 진짜 당도 칼로리도 없는 아스파탐이 혈당치를 출렁이게 하는 원인이라고는 특정하기 어려웠기 때문이다. 하지만 원인을 알고 나서는 아스파탐이 든 무설탕 껌 하나가 기량에 미치는 영향에 아연실색했다!

아스파탐은 단백질의 기본 단위인 아미노산 2개로 이루어져 있다. 아미노산 2개 중 하나인 페닐알라닌이 화학적으로 변형되지 않으면 해롭지 않다(여기에서 잠시 옆길로 새서 생화학 이야기를 하니 양해 바란다). 페닐알라닌이 메틸 에스테르와 결합하면 단맛이 나지만, 메탄올을 생성하기 쉬워진다는 부작용이 있다. 메탄올은 채소나 과일에도 들어 있지만 그 경우에는 펙틴과 결합해서 몸에 해를 끼치지 않는다. 하지만 결합이 끊어져 분리된 메탄올은 간에서 포름알데히드로 변환된다.[8] 이름에서 느껴지는 분위기대로 몸에 아주 해롭다.

아스파탐은 장기간에 걸쳐 손상을 입히므로 상쾌한 기분을 유지하고 싶거나 오래 살고 싶거나 최대의 기량을 발휘하고 싶다면 입에 대지 말아야 한다.

그 밖에도 백해무익한 인공 감미료는 몇 가지 더 있다. 예를 들면 '아세설팜칼륨', '사카린', '수크랄로스', '타가토스' 등이다.

하지만 완전무결 다이어트를 하며 질 좋은 지방, 단백질, 채소 위주로 식단을 구성하면 가공식품 포장지에 적힌 원재료 표시를 읽느라 시간을 낭비할 필요 없이 유해한 성분을 피할 수 있다.

그리고 걱정하지 않아도 좋다. 완전무결 다이어트에서 사용할 수 있는 안전한 감미료도 있으며, 이 책의 뒷부분에 맛있고 달콤하면서 만족감까지 선사하는 완전무결 디저트 레시피를 준비해 두었으니 말이다.

유전자 조작은
무엇이 문제일까?

사람들은 보통 '유전자 조작GMO 원재료'를 가공식품이라고 생각하지 않지만, '가공'을 화학적으로 변형한 것이라고 정의하면 유전자 조작 원재료는 분명 다른 '프랑켄슈타인 식품Frankenfood[유전자 조작 식품을 프랑켄슈타인에 빗대 비판적으로 표현한 말]'과 마찬가지로 가공식품이다. '유전자 조작'이라는 말은 특정한 목적을 위해 농작물이나 동물의 유전자를 개조했음을 의미한다.

안타깝게도 미국에서는 특히 캐놀라, 옥수수, 목화씨, 사탕수수, 감자, 콩 등의 농작물에서 유전자 조작이 많이 이루어지고 있다. 이론이 분분하지만 나는 식물성 기름이나 액상과당처럼 유전자 조작 원재료로 만든 음식을 위험천만 식품으로 분류한다.

유전자 조작 식품은 안전성이 입증되지 않아서 생산을 금지하는 국가도 있고, 대부분의 국가에서는 유전자 조작 식품 표시제를 시행하고 있다. 하지만 미국은 유전자 조작 농작물 생산을 허용할 뿐만 아니라 유전자 조작 성분이 포함되었는지 아닌지를 표기하는 법률조차 없다.

유전자 조작 식품이 보급된 지난 30년 사이에 알레르기는 400%, 천식은 300%, 주의력결핍 과잉행동 장애ADHD는 400%, 자폐 스펙트럼 장애는 1,500%나 증가했다.[9] 과학은 유전자 조작 식품과 건강상의 문제 사이에 연관성이 있는지 확실하게 결론 내리지 못했지만, 나는 안전하다고 입증될 때까지 이런 식품을 피하도록 권한다.

미국에서는 찬반양론이 있지만 세계 각국에서는 유전자 조작 식품의 위험성을 인식하고 있다. 생식상의 문제나 면역 기능 저하 외에도 수많은 문제를 일으키는 원인이라고 여긴다. 그밖에 다양한 건강상의 위험성을 차치하더라도 유전자 조작 식품이 비非유전자 조작 식품에 비해 영양분이 훨씬 적은 것만은 틀림없다. 최고의 기량을 발휘하고 싶다면 그런 음식을 먹어야 할 이유는 눈곱만큼도 없다.

'식물성 기름'은
건강에 해롭다

완전무결 다이어트의 핵심은 지방이지만 섭취하는 지방의 종류가 중요하다. 앞에서 설명했듯이 가장 안정적인 지방은 포화 지방이며, 가장 불안정하고 산화하기 쉬워서 염증을 일으키는 지방은 다가 불포화 지방이다. 다가 불포화 지방을 과다하게 먹으면 건강, 수명, 기량이 개선되기는커녕 암이나 신진대사 문제를 일으키는 원인이 될 가능성이 높다.

피해야 할 가장 일반적인 다가 불포화 지방은 캐놀라유, 옥수수유, 면실유, 땅콩기름, 홍화유, 콩기름, 해바라기유 등의 식물성 기름이다. 이런 기름은 매우 불안정한데, 주된 문제는 대부분 유전자 조작 원재료로 만들며 제조과정에서 유해한 용제를 사용한다는 점이다. 옥수수 같은 작물에서 기름을 추출하기란 쉬운 일이 아니므로 생산량을 극대화하려고 용제를 사용하고 그로 인해 염증이 생긴다.

반대로 목초를 먹인 동물의 지방, 코코넛 오일, MCT [중쇄 지방산] 오일,

버터, 올리브유와 같은 건강하고 완전무결한 지방은 염증을 줄여 준다.

위험천만한 식물성 기름은 몸에 해로울 정도로 많은 양의 오메가6 다가 불포화 지방을 공급하기도 한다. 몸에는 분명 오메가6가 필요하지만 표준적인 서양식 식단에는 매우 많이 포함되므로 부족할 일은 없다. 오메가6 섭취량은 오메가3의 4배 이하가 이상적이지만 현대인은 대체로 20~50배나 많이 먹는다.

오메가6는 염증을 유발하고 통상치의 오메가3는 염증을 억제하는 효과가 있는데, 두 지방산의 불균형은 염증을 일으키는 매우 유력한 요인이 되므로 균형 있게 섭취해야 한다.

만일 당신이 대부분의 레스토랑이나 가공식품 제조회사에서 사용하는 기름을 먹는다면 리놀레산이라는 염증성 오메가6지방산을 과거 인류보다 훨씬 더 대량으로 섭취하게 된다.

리놀레산 등의 오메가6 기름은 세포막에 흡수되어 체지방으로 축적된다. 이 기름은 불안정하므로 조리 중에는 물론이거니와 체내에서도 산화한다. 산화한 오메가6지방산은 DNA에 손상을 입히고, 심장 조직에 염증을 일으키며, 유방암을 비롯한 각종 암에 걸릴 위험을 높인다.

하지만 무엇보다도 나쁜 점은 뇌에 악영향을 미친다는 것이다. 산화한 오메가6는 뇌의 원활한 대사를 저해한다.[10] 온몸에 염증을 늘리는 물질은 두뇌의 성능을 개선하는 데 도움이 되지 않는다. 지나치게 많은 오메가6지방산 역시 예외는 아니다.

이런 기름이 마가린 등의 가공식품에 사용될 때는 대개 슈퍼마켓에 오래 진열할 수 있도록 수소화라는 과정을 거친다. 이 과정은 그렇지 않아도 건강에 안 좋은 지방을 더욱 해로운 인공 트랜스 지방으로 바꿔 버려서 수많은 건강 문제와 비만을 일으키는 주된 요인이 된다. 미국 정부는 수소화 과정을 거친 경화유를 줄이려고 노력했지만 완전히 없애지는 않았다. 인공 트랜스 지방을 먹으면 몸은 그 지방을 이용해 세포를 만들려고 하지만, 그렇게 만들어진 세포벽은 제대로 기능하지 못한다.

인공 트랜스 지방과 화학적으로 완전히 다른 천연 트랜스 지방이 딱하나 있다. 공액리놀레산이라고 불리는 것인데, 목초를 먹인 소의 우유로 만든 버터 등에 들어 있다. 인공 트랜스 지방은 건강과 기량에 해를 끼치지만 공액리놀레산은 건강에 아주 이롭다. 절대로 마가린과 똑같지 않다.

빵을 '한 조각' 먹으면
시간차를 두고 악영향이 나타난다

밀은 특히 피해야 할 요주의 곡물이다. 왜냐하면 밀 등의 곡물에 든 단백질인 글루텐은 부작용이 많기 때문이다.

앞에서 이야기했듯 내가 처음으로 20kg이 넘는 감량에 성공했던 것은 일반적인 저탄수화물 다이어트에 집중했을 때였다. 체중 감량에 더해 성격까지 백팔십도 바뀌었다. 자랑할 일은 아니지만 솔직히 털어놓자면 애송이 뚱보였던 시절에는 운전 중에 걸핏하면 욱했던 탓에 중지의 근육이 비정상적으로 발달했을 정도였다.

그런데 저탄수화물 다이어트를 시작하면서 글루텐과 이별한 후에는 전보다 화내는 일이 줄어들었다. 다른 운전자에게 가운뎃손가락을 마구 추켜세우고 싶어 하던 래브라도 뇌의 욕구가 마법처럼 사라졌다. 머릿속의 안개가 말끔히 걷힌 기분이었다.

먹은 음식 중 무언가가 내 성격을 급격하게 변화시킨 것만은 틀림없었다. 각종 탄수화물을 식단에 되돌리는 실험을 해 보니 글루텐이 범인이었음이 금세 밝혀졌다.

완전무결 다이어트의 형태가 갖춰지기 시작했을 무렵, 나는 일주일에 하루를 '치팅데이[다이어트 중에 먹고 싶은 음식을 먹는 날]'로 정해 두고 종종 글루텐을 먹었다.

내 에너지와 기분, 식욕을 추적해 보니 글루텐을 먹은 다음 날에는 아무렇지도 않았지만 2, 3일 후에는 신경이 예민해지고 머리가 멍해졌다. 드물긴 하지만 식품을 섭취하고 10일이 넘어 반응이 나타나는 사람도 있다. 염증이 전신을 돌아 뇌에 도달하기까지 시간이 걸리기 때문인 듯하다. 내 경우는 토요일 밤에 글루텐을 먹으면 월요일 아침에는 머릿속이 몽롱하고 뿌옜다.

글루텐이 든 곡물은 중독성이 있다. 글루텐은 장에서 글루테오모르핀으로 분해되는데 이 화합물은 헤로인 같은 마약과 똑같이 뇌의 수용체를 자극한다. 만일 래브라도 뇌가 곡물을 소화하면서 생성된 마약에 '중독'되면 인간 뇌는 마지막으로 곡물을 먹은 후 며칠간은 끝없는 공복감과 맹렬한 식욕을 경험하게 된다. 빵 한 조각이라도 눈에 띄면 항복하고 입에 넣을 때까지 의지력을 앗아가는 유혹의 덫에 걸려드는 것이다.

나는 이 문제와 몇 년씩이나 씨름했다. 글루텐과 곡물을 완전히 끊지 못하고 치팅데이에 '딱 한 조각만' 먹는 식으로 조절했는데, 그러면 다음 날 래브라도 뇌가 '딱 한 조각만 더' 하며 꾀어 댔다.

나는 머지않아 글루텐이 유발하는 체중 증가와 멍한 머리라는 위험한 비탈길로 곤두박질쳤다. 마약 중독자가 '딱 한 번만'으로 끊지 못하듯 글루텐이 든 곡물은 딱 한 조각도 먹지 말아야 한다.

비결은 '완전히 끊는' 것이다. 그러면 당신의 잠재력을 발휘하는 능력이 극적으로 향상되어 몸과 뇌가 달라졌음을 즉각적으로 느낄 수 있다.

'밀'을 먹기 시작하면
평균 신장이 낮아진다

글루텐을 먹으면 건강에 악영향이 생긴다는 연구 결과는 수도 없이 많다. 글루텐은 염증과 위장 장애를 일으키고, 자가면역 질환 등 많은 문제를 야기하는 원인이다. 글루텐은 장 세포 사이의 간격을 조절하는 단백질인 조눌린을 지나치게 많이 방출하게 한다. 글루텐을 먹은 탓에 장 세포 사이에 빈틈이 생기면 세균, 소화되지 않은 음식, 곰팡이 독소가 혈류로 흘러들어 간다. 그러면 뇌를 포함한 전신에 염증이 생긴다.

게다가 글루텐은 뇌로 가는 혈류량을 감소시키고 갑상선 기능에 지장을 준다.[11] 한 연구에서는 밀을 먹은 건강한 실험 참가자들의 몸에 비축되었던 비타민 D가 바닥났다.[12] 가장 최악인 것은 글루텐이 면역계에 미치는 악영향이 길게는 6개월씩이나 이어진다는 점이다. 남들보다 극단적인 반응을 보이는 사람도 있기는 하지만, 이런 현상은 글루텐에 민감한 사람뿐 아니라 누구에게나 일어난다.

식량 부족처럼 다른 음식이 없을 때 인류를 살아남게 한다는 점에서 곡물은 분명 우수한 식품이다. 기근 내내 굶주리기보다는 곡물을 먹는 편이 훨씬 낫다. 하지만 곡물, 그중에서도 밀을 재배하기 시작한 사회에서는 턱이나 척추 등의 골격에 변형이 일어났고 여러 세대에 걸쳐 평균 신장이 작아졌다. [13]

곡물을 대체로 멀리해야 하는 이유는 그 밖에도 아주 많다. 앞에서 설명했듯 항영양소, 특히 곰팡이 독소, 렉틴, 피트산은 대부분의 곡류, 콩류, 씨앗류에서 흔히 발견된다. 옥수수는 때때로 곰팡이 독소가 발견되는 데다가(재배기에 흙 속에 있던 푸사륨이라는 곰팡이에 감염된다) 미국에서는 유전자 조작을 하는 경우도 많아서 위험이 배가된다.

옥수수에는 간접적인 문제가 하나 더 있다. 요즘 농가에서는 저렴하고 편하다는 이유로 가축에게 음식 찌꺼기나 영양가 없는 음식과 함께 옥수수를 대량으로 먹이는 경우가 많다. 옥수수를 먹은 가축을 섭취하면 직접 옥수수를 먹는 것보다 해로울 수 있다. 먹이에 든 독소가 동물의 지방에 농축되기 때문이다. 옥수수와 옥수수에서 파생된 식품은 위험도가 높으며 거의 모든 가공식품에 들어간다. 그런 음식은 당신을 굶주림에서 벗어나게는 하겠지만 튼튼하게 만들진 않는다.

왜 '유제품'은
대부분 안 좋을까?

완전무결 다이어트에서 피해야 하는 마지막 식품군은 일반 유제품이다. 여기에는 우유와 치즈, 요구르트, 크림, 버터밀크, 아이스크림 등 우유로 만든 제품 대부분이 포함된다. 다만 버터와 버터보다 더 순수한 유제품인 기 버터Ghee[인도 요리에 사용되는 정제 버터의 일종]는 예외다.

버터가 원재료인 우유보다 건강에 훨씬 더 좋은 이유는 카세인이나 카소모르핀 등의 유해한 우유 단백질이 거의 들어 있지 않기 때문이다. 발효 버터에 조금 남는 우유 단백질은 발효 과정에서 효소가 변성하므로 대부분의 사람에게는 문제가 되지 않는다.

거의 모든 사람은 양질의 버터를 충분히 먹으면 완전무결해졌다는 감각을 맛볼 수 있지만, 카세인이나 유당에 조금이라도 알레르기가 있는 사람은 어느 쪽도 들어 있지 않은 기 버터로 바꾸면 된다. 사실 나도 우유 단백질 알레르기가 있지만 버터는 아무 문제 없이 맛있게 듬뿍 먹는다. 버터는 곰팡이 독소도 적다. 질이 조금 떨어지는 제품도 마이코톡신에 오염된 비율이 2% 이하다.[14] 마이코톡신을 농축시키는 성분은 우유 단백질인 카세인이기 때문이다.

버터를 몸에 매우 좋은 음식으로 만드는 비밀의 재료는 저항성 녹말을 먹었을 때 장내 세균이 생성하는 화합물인 부티르산이다. 부티르산은 단쇄 지방산인데 살찐 쥐에게 먹이자 지대한 효과가 나타났다. 혈중 콜레스테롤 수치가 25% 낮아지고 중성 지방이 줄어들고 인슐린 감수성이

300%나 높아진 것이다. 또한 비만을 방지하고, 체온을 상승시켰으며, 미토콘드리아의 기능을 개선하는 데 큰 영향을 끼쳤다.

물론 버터에 든 부티르산의 효과는 쥐에게 나타난 것이었다. 그런데 나에게도 똑같은 효과가 있는 듯했다. 사람을 대상으로 한 연구에서는 뇌의 염증을 줄여준다고 입증되었으며[15] 독소가 장내에 침입하지 못하게 막는 기능도 했다.

2014년 한 연구에서는 부티르산 섭취와 장내 유익균 증가의 연관성이 확인되었다.[16] 결장에서 발효될 때 생성되는 부티르산과 음식으로 섭취한 부티르산은 똑같다고 여겨져 왔지만, 이 연구로 인해 버터에 든 부티르산은 하부 소화관의 건강에 조금 다른 방식으로 영향을 미친다는 사실이 밝혀졌다. 다시 말해 이 영양소는 체내에서 만드는 것만으로도, 음식으로 섭취하는 것만으로도 충분하지 않다. 최상의 결과를 얻으려면 양쪽이 다 필요하다.

하지만 모든 버터의 성분이 다 똑같지는 않다. 건강상의 이점을 최대한 누리려면 목초를 먹인 소의 우유로 만든 버터를 먹어야 한다. 이 버터 1큰술에는 비타민 A 500IU(국제단위), 당근보다 많은 카로틴, 다량의 비타민 K2, D, E가 함유되어 있다.

우유의 '살균'은
건강 문제의 원흉이다

일반 유제품은 버터나 기 버터와는 놀라울 정도로 공통점이 적다. 유제품이 유해한 주된 원인은 살균 처리 과정 때문이다. 이 과정은 우유가 오염될 위험성을 줄이지만 동시에 유익한 장내 세균을 모두 죽이고 우유 단백질을 변성시켜서 결국 우유를 영양 공급원에서 수많은 건강 문제의 원흉으로 돌변시킨다.

살균은 우유의 비타민 함량을 떨어뜨리는 데다가 유당(락토오스)을 체내 흡수가 빠른 β락토오스로 변화시켜 혈당을 급격하게 높인다. 게다가 우유에 든 칼슘을 인체가 흡수할 수 없게 변형시키고[17] 주된 우유 단백질인 카세인도 제대로 소화할 수 없게 변성시킨다.

놀랍게도 의학계에서는 살균법의 유해성을 1930년대부터 알고 있었다. 당시 살균되지 않은 생우유를 마신 아이는 살균 우유를 마신 아이보다 충치가 적었던 것이다.[18]

그러나 유해한 우유 가공법은 살균만이 아니다. 균질화도 마찬가지다. 생우유는 크림층이 다른 부분과 분리되어 자연스럽게 표면에 떠오른다. 그래서 매장 진열대에 두고 안정적으로 판매할 수 있도록 크림이 분리되지 않게 억제하는 공정이 균질화다.

이 관행 역시 악영향을 미친다. 우유는 원래 크산틴 산화효소[xo]라는 잠재적으로 유해한 효소를 갖고 있지만 균질화하지 않은 우유를 마시면 몸이 효율적으로 분해하므로 혈류로 흘러 들어가지 않는다. 하지만 균질화한 우유는 작은 지방 덩어리가 크산틴 산화효소를 에워싸서 체내에서 분해할 수 없게 되는데 원인이 무엇인지는 아직 밝혀지지 않았다.

치즈의 40%에서
곰팡이 독소가 발견된다

치즈는 우유를 가공하는 과정에서 독소가 축적되는 탓에 문제가 더욱 크다. 치즈는 모두 효모균이나 다른 균류, 박테리아 등을 조합해서 만드는데 이때 생기는 독소는 인간에게 다양한 해를 끼친다. 미국에서는 일반적인 방식으로 제조하는 치즈의 40% 이상에서 곰팡이 독소가 발견되었다. [19]

치즈에 든 카세인도 가축이 먹은 사료에 있던 곰팡이 독소를 농축한다. 치즈를 살균하는 공정은 살균 우유와 동일한 문제를 일으키고, 특히 대량의 카세인을 변성시킨다(소화하기 어려워지고 손상된다).

완전무결 다이어트에서 권장하는 유제품은 양질의 버터와 기 버터 이외에는 지방을 제거하지 않은 유기농 생우유, 케피어(티베트버섯), 목초를 먹인 소의 우유로 만든 요구르트 등 당신에게 맞을지 안 맞을지 불분명한 경계경보 식품뿐이다. 시도해 보고 몸에 잘 받는다면 식단을 구성할 때 크게 도움이 될 것이다.

다만 다행스럽게도 완전무결 다이어트에서는 우유 단백질을 섭취할 필요가 없다. 위험은 없고 맛은 좋은 완전무결 식품으로 건강상의 이점을 똑같이 얻을 수 있기 때문이다.

'칼로리 계산'은
의미가 없다

연구에 따르면 뇌가 활발히 활동할 때는 모세혈관에서 그 부위로 혈액을 더 많이 보내고[20] 혈액 속의 에너지는 신경세포가 사용한다.[21] 학계에서는 여전히 의견이 분분한 문제이지만, 요컨대 칼로리 섭취를 제한하면 신체 기능뿐 아니라 두뇌 기능에도 부정적인 영향을 끼칠 수 있고 반대로 칼로리를 늘리면 뇌 기능도 높아지는 듯하다. 곰곰이 생각해 보면 지극히 당연한 일을 과학적으로 설명했을 따름이다. 배가 고픈데 머리가 잘 돌아갈 리가 없지 않은가!

칼로리가 부족하면 몸에 스트레스 요인으로 작용하고 비생산적인 스트레스는 뇌 기능을 떨어뜨린다. 열량을 충분히 섭취하지 않으면 뇌도 최적의 상태를 오래 유지할 수 없으므로 완전무결 다이어트에서는 몸이 요구하는 만큼 칼로리를 섭취하는 것을 대단히 중시한다.

자신의 공복감에 귀 기울이며 올바른 영양 공급원에서 열량을 얻는 한, 점점 더 많은 칼로리가 신진대사와 뇌에 사용된다.

완전무결 다이어트에서 하루에 섭취해야 하는 열량을 엄밀하게 정해 두지 않은 까닭은 위험천만 식품을 섭취하지 않으면 몸이 자연스럽게 얼마만큼 먹고 싶은지를 조정하기 때문이다. 나는 보통 하루에 약 2,500~3,000kcal를 섭취하면서 키 193cm의 근육질 몸매를 유지하고 있다. 전반적인 식사 계획에 따라 완전무결 식품을 먹으면 칼로리를 계산하는 데 목을 맬 필요가 없다.

만일 당신이 전형적인 다이어트를 하거나 체중을 줄이려고 칼로리를 계산하는 습관이 몸에 뱄다면 중단하기가 두려울지도 모른다. 하지만 그런 식으로 음식을 섭취하면 건강이 나빠질 뿐 아니라 자기가 배가 고픈지 부른지도 판단할 수 없어져서 언제 얼마만큼 먹을지를 칼로리 계산과 포장 판매되는 음식에 의존하게 되고 만다.

하지만 적정한 양의 질 좋은 지방과 충분한 단백질을 먹고 몸의 자연스러운 식욕 조절 기능을 망가뜨리는 쓰레기 음식을 멀리하면 에너지와 공복감 조절 시스템은 되살아난다. 언제 배가 고프고 언제 만족감을 느끼는지 알 수 있게 된다. 더 이상 슈거 크래시를 겪는 일도, 식욕을 억누를 필요도 없어진다.

다이어트는 많은 이의 자신감을 앗아갔다. 완전무결 다이어트를 하면 너무 많이 먹어서 체중이 늘까 봐 걱정될지도 모르지만 이 다이어트의 가장 우수한 점은 과식하지 않도록 설계되었다는 것이다.

양질의 지방은 몸에 충분히 만족감을 주므로 과식하고 싶어지지 않는다. 만일 완전무결 다이어트를 해서 체중이 늘어난다면(설마 싶긴 하지만 가능성이 없지는 않다) 아마도 탄수화물을 너무 많이 먹었거나 진단이 필요한 호르몬 문제가 있어서일 것이다. 탄수화물을 멀리하고 질 좋은 지방과 단백질, 채소로 중심을 옮기면 살도 쉽게 빠지고 삶도 훨씬 편해질 것이다.

Chapter 4

같은 음식도 '먹는 시간'에 따라 독이 된다

왜 아침에 요구르트를 먹으면 살이 찔까?

탄수화물을 밤에 먹어야 하는 데는 몇 가지 이유가 있다. 우선 몸의 긴장을 완화하고 수면을 유도하는 신경전달물질인 세로토닌을 생성하려면 녹말과 당이 필요하다. 탄수화물이 몸의 긴장을 완화하고 에너지 수준을 저하한다면, 최고의 기량과 고도의 집중력이 필요할 때보다는 자고 싶을 때 섭취하는 편이 좋다. 래브라도 뇌가 에너지가 바닥났다고 생각해서 당을 더 달라고 졸라대기 전에 잠들어 버리는 것도 좋은 방법이다.

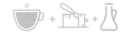

　안티에이징을 연구하면서 몸에는 나트륨과 칼륨을 요구하는 리듬이 존재한다는 흥미로운 사실을 알게 되었다. 아침에는 혈압을 높여야 해서 칼륨보다는 나트륨이 필요한데, 칼륨이 많이 든 과일을 먹으면 혈압이 내려간다. 아침부터 혈압이 낮으면 기운이 없으니 하루를 맞이할 준비를 할 수 없다.

　나는 하루의 정해진 시간대에 특정 식품을 먹거나 피하면 몸에 바람직한 반응을 일으킬 수 있다는 사실을 처음으로 깨달았다.

　탄수화물을 극도로 제한하는 에스키모 다이어트를 하던 3개월 동안, 아침식사로 과일을 먹지는 않았지만 매일 찌뿌둥한 상태로 눈을 떴다. 수면 추적 애플리케이션(뒤에서 상세히 설명)으로 확인해 보니 하룻밤에 9번이나 잠에서 깼다. 나는 수면의 최적화를 특히 중요하게 여겨서 자세히 조사해 보았다. 그러자 잠자는 동안 뇌가 효율적으로 쉬려면 포도당이 필요한데 저탄수화물 다이어트를 지속하면 포도당이 부족해서 수면에 악영향이 생긴다는 걸 알아냈다.

　2011년에는 자가 측정Quantified Self[스마트폰 등의 기기로 건강 및 감정 상태를 측정하고 분석하는 활동]이나 바이오해킹에 관심이 있는 사람들이 모여 아이디어를 교환하는 회의에서 이제는 고인이 된 세스 로버츠를 만났다. 세스는 자가 측정의 선구자로서 버터에 관한 훌륭한 연구 업적을 남겼고 수면의 질을 높이려면 저녁에 조금이라도 탄수화물을 먹어야 한다는 설득력 있는 주장을 했다.

단순히 '먹는 시간대'를 바꾼다

그렇다면 왜 이렇게 많은 사람이 아침식사로 시리얼과 과일을 먹을까? 식품 제조회사가 그렇게 하라고 선전하기 때문이다. 그러나 과학은 '그런 음식을 먹기에 가장 적합한 시간대는 일반 상식과 다르다'고 말한다. 똑같은 음식도 먹는 시간대에 따라 다르게 반응한다는 주장은 살을 빼려면 칼로리 계산이 필수라는 생각과 정면으로 대립한다.

정말이지 고개가 갸우뚱해지는 이야기지만 수 세기 전부터 이것을 알고 있었던 문화도 있다. 이슬람교도들은 이슬람력의 9번째 달에 해당하는 라마단 기간 동안 낮에는 단식하고 밤에 먹고 싶은 만큼 먹는다. 고대 인도의 전통 의학인 아유르베다 요법에서는 수천 년 전부터 한나절 단식의 효능을 인정했다.

나는 이런 전통 관습과 몸의 일주기 리듬을 직접 연구하고 실험한 끝에 체형, 기분, 수면, 기량을 극적으로 개선할 수 있는 몇몇 간단한 방법을 해킹해냈다. 모든 것은 하루의 가장 중요한 음식(내 경우에는 음료), 바로 '아침식사'에서 시작된다.

성능을 최대화하는
'최강의 아침식사'란?

내가 처음으로 버터의 힘을 알게 된 때는 카일라스 산 해발 5,580m 고지에 있는 티베트의 외딴 지역을 방문한 2004년이었다. 영하 23℃의 희박한 공기에 꽁꽁 얼어붙은 몸을 이끌고 비틀거리며 게스트하우스에 들어갔다가 체구가 자그마한 여성이 건넨 크림처럼 진하고 부드러운 전통 야크버터차 1잔을 마시고는 되살아난 기분이 들었다.

마시고 마셔도 질리지 않았다. 내 안의 바이오해커가 물었다. "이 차를 마시면 어떻게 이런 공기가 희박한 곳에서 활력이 생기지? 천막생활을 해서 짐을 가볍게 해야 하는 유목 민족이 굳이 무거운 믹서와 수동 버터 제조기를 실어 나르는 이유는 뭘까?" 이 의문은 '방탄커피'의 레시피가 탄생하는 기원이 되었다.

귀국한 후에 홍차를 끓여서 버터와 함께 믹서에 넣고 돌려 봤지만 기름이 동동 떠다니는 홍차가 완성됐을 뿐이었다. 티베트에서 마신 차와는 달라도 너무 달랐다. 동네에 있는 중국 소매점에 가서 최고급 차를 사 왔지만 내가 기억하는 마법의 효과는 얻을 수 없었다. 그래서 버터가 중요한 변수인지 아닌지 확인하려고 가까운 고급 유기농 마켓을 돌며 전세계의 브랜드 버터를 닥치는 대로 사 모았다.

예상이 들어맞았다. 하나하나 시도해 본 결과, 비결은 목초를 먹고 자란 소의 우유로 만든 무염 버터를 사용하는 것이었다. 운 좋게 현지 농가에서 구할 수 있는 사람도 있겠지만 그렇지 않다면 '케리골드 퓨어 아이리시 버터[미국과 유럽연합]'나 뉴질랜드산 '앵커 버터[아시아 대부분과 호주]' 등이 적합하다[케리골드 버터는 1년에 312일간 방목하고 겨울에는 곡물 사료를 먹인 소의 우유로 만드는데 곡물 사료의 최대 3%가 유전자 조작 원재료일 가능성이 있다. 앵커 버터는 100% 목초만 먹인 소의 우유로 만든다. 이 버터를 구할 수 없는 경우에는 AOP 인증을 받은 에쉬레, 이즈니 버터 등 사료를 엄격히 관리하며 목초 사료 비율이 높은 제품이 좋다. 한국에서 구할 수 있는 버터에는 에쉬레, 이즈니가 있는데, 에쉬레는 100%이지만 이즈니는 100%가 아닐 수 있다].

나는 안티에이징 연구를 통해 코코넛 오일이 건강에 매우 좋다는 사실을 알고 있었던 터라 홍차에 코코넛 밀크와 코코넛 오일을 추가하는 실험을 해 보았다. 그러자 홍차의 풍미가 사라졌다. 이번에는 홍차를 내가 정말 좋아하는 커피로 바꿔 보았다. 홍차보다는 커피가 코코넛 오일의 풍미와 잘 어울렸다.

그리고 최종적으로는 커피에 MCT 오일(코코넛에서 추출한 중쇄 지방산 오일) 1~2작은술과 양질의 무염 버터나 기 버터 1~2큰술을 넣는 레시피에 다다랐다. 재료를 믹서로 섞었더니 지금까지 맛본 것 중에서 가장 부드럽고 맛있으면서도 기량을 극대화해 주는 커피가 완성되었다. 이것이 바로 완전무결 커피, 즉 '방탄커피'다.

나는 벌써 7년 넘게 매일 방탄커피 1잔으로 하루를 시작하고 있으며, 이 커피가 가져다주는 에너지와 두뇌 능력을 이용해 몸을 해킹하는 한편 직업을 포함한 인생의 모든 부분에서 성공 가도를 달리고 있다.

방탄커피는 나의 뇌를 부활시키고 음식을 향한 갈망에서 해방시켜 주었다. 그리고 똑같은 일이 몇 만 명의 사람에게도 일어나고 있다.

카페인이
뇌를 보호한다

방탄커피는 운동도 하지 않으며 하루 4,000kcal 이상을 지방으로 섭취했을 때조차 살이 빠진 상태를 유지해 주었다. 나는 어떻게 그런 일이 가능한지 철저히 밝혀내기로 했다.

커피의 첫 번째 유익한 성분은 카페인이다. 카페인은 어떤 공급원에서 섭취하든 에너지를 높여 주는 이상의 역할을 한다. 뇌에 염증이 생기지 않도록 예방하여 인지 능력 저하를 완화하고 알츠하이머병에 걸릴 위험을 낮춰 준다.[1]

일리노이 대학 의학 박사인 그레고리 프로인드에 따르면 퇴행성 신경 질환의 두뇌 염증을 활성화하는 새로운 신호가 발견되었는데 카페인이 그 활동성을 저해하는 것으로 보인다.[2] 게다가 카페인은 건강한 사람의 인슐린 감수성을 높여 주는데[3][4], 이것은 감량을 지속하는 데 대단히 중요한 요소다.

어떤 커피를 마시든 뇌에 단기적, 장기적으로 영향을 미친다. 단기적으로는 기분을 좋게 하는 신경 전달 물질인 세로토닌과 도파민 분비를 증가시키는 기능을 하고 장기적으로는 산화 및 염증을 감소시키는 기능과 관련이 있는 듯하다.[5][6][7]

커피를 내리는 방법도 건강과 기량에 영향을 미친다. 카와웰과 카페스톨 같은 몇몇 커피 오일은 산화 스트레스와 DNA 손상을 막아 주는 독특하고 강력한 항염증성 물질이다.[8] 프렌치프레스나 골드필터, 에스프레소 머신처럼 금속 필터로 커피를 내리면 이런 귀중한 커피 오일이 걸러지지 않으므로 체내에서 제 기능을 할 수 있다.[9]

또한 커피에 넣는 버터와 오일은 단순히 젓는 게 아니라 골고루 섞는 게 중요하다. 왜냐하면 버터와 오일을 충분히 섞어 주면 미셀이라는 상태로 분해되어 지방이 에너지로 변환되기 때문이다. 미셀은 쓸개즙에서도 생성되지만 많으면 많을수록 지방을 태우기 쉬워진다. 다시 말해 버터를 혼합한 커피는 몸이 지방을 에너지원으로 사용하도록 도와준다.

버터의 포장지를 벗겨 초콜릿 바처럼 베어 먹으면서 커피를 마시면 동일한 결과를 얻을 수 없다. 내 말을 믿어도 좋다. 몸소 실험했으니까!

'장내 세균'을 굶기면
지방이 연소된다

당신이 해커라고 가정해 보자. 새로운 컴퓨터에 침입하는 데는 성공했지만 그곳은 이미 다른 해커가 점령한 상태다. 당신은 자신의 제어프로그램을 설치하여 상대 해커가 시스템을 파괴하지 못하도록 조처하고 싶다. 여기서 상대 해커란 장내 세균을 말한다. 장내 세균은 시스템을 점령하여 끊임없이 식욕을 일으키고, 부자연스러울 정도로 많은 지방을 몸에 쌓아 두게 한다.

인간의 몸은 지방의 연소와 저장을 정교하게 조절하는 시스템이다.[10]

간은 FIAF라는 단백질을 생성하고, FIAF는 몸에 지방을 저장시키는 리포단백질 리파아제라는 효소의 활동을 저해하는 역할을 한다. 간은 필요에 따라 적정량의 FIAF를 생성하고 FIAF 농도가 높을 때 여분의 체지방이 연소된다.

문제는 장내 세균도 FIAF를 만들어 자기 목적에 맞게 조종한다는 점이다. 공교롭게도 장내 세균은 고지방, 고당분 음식을 섭취했을 때 FIAF 생성을 억제하여 몸이 지방을 태우기보다는 오히려 저장하도록 만든다. 물론 장내 세균이 모두 유해균이라는 말은 아니다. 적합한 종류가 제대로 기능하면 몸에 이롭지만 너무 많거나 부적합한 종류가 있으면 비만으로 이어질 수 있다.

다행히도 이 상대 해커를 '따돌릴' 방법은 있다. 장내 세균은 당이나 녹말에 '굶주리면' 배가 고파지고, 허기진 세균은 FIAF를 생성해 체지방을 태운다. 하지만 당이나 녹말이 공급되면 FIAF 생성을 중단하면서 지방을 저장하기 시작한다.[11]

체내의 '날씬균'에게
먹이를 준다

MCT 오일, 그중에서도 탄소 수가 가장 적은 카프릴산[C8]은 장내 세균총을 압박하여 특히 단식 중에 섭취하면 장내 세균이 지방을 저장하지 못하도록 방해한다. 커피에 든 폴리페놀 역시 날씬한 사람의 장 속에 많이 있는 박테로이데테스 문 세균을 위한 프리바이오틱스 역할을 한다(Chapter1 참조). 이 세균은 보충제로는 늘릴 수 없으므로 먹이를 줘야만 한다.

커피와 지방을 섭취하여 일시적으로 모든 장내 세균을 억제한 후에 '날씬하게 해 주는 세균'에게 먹이를 주면 빠르게 증식시킬 수 있다. 이것은 내 장을 분석한 결과와 완전무결 다이어트 실천자들이 공유해 준 유바이옴[대변 샘플을 보내면 미생물을 분석해 주는 회사]의 대변 검사 결과에서 실제로 확인되었다. 나와 그들은 살이 빠짐에 따라 체내에 박테로이데테스 문 세균이 평균 이상으로 늘어났고 비만과 관련 있는 페르미쿠테스 문 세균은 줄어들었다. 최적의 건강 상태를 유지하려면 양쪽 세균이 모두 필요하지만 비율의 변화가 에너지 수준과 체중 관리 능력에 큰 영향을 미친다.

실험용 쥐를 대상으로 한 연구에서 커피와 고지방식(몸에 해로운 지방도 포함해서)을 조합하자 체중, 체지방, 간 중성 지방, 식사량이 줄어들었다.[12] 커피는 또한 체성분을 바람직하게 조절해 주고, 페르미쿠테스 문 세균과 박테로이데테스 문 세균의 비율을 최적화하는 데도 도움이 된다. 난쇄 지방산의 순환도 개선해 주는데 이것 역시 장에 유익하다. 이 연구에서 쥐에게 인슐린 저항성이 생겼는데, 오랫동안 탄수화물을 극도로 제한하는 다이어트를 하는 사람에게도 같은 증상이 나타난다(완전무결 다이어트에서는 적어도 1주일에 1회는 적정량의 탄수화물을 섭취하여 이 문제에 대처한다).

커피에 우유 대신 버터를 넣으면 여러 면에서 몸에 좋다. 커피에 든 클로로겐산은 폴리페놀의 일종으로 산화를 억제하는 기능을 하는데, 우유나 크림 등을 넣어 우유 단백질인 카세인을 추가하면 클로로겐산의 생체이용률이 3.4배나 감소한다.[13]

카세인은 발효 버터에는 아주 조금 들어 있고 기 버터에는 전혀 들어 있지 않다. 즉 우유나 크림을 버터로 바꿔 주면 당신의 커피에 든 항산화물은 3.4배나 늘어난다! 게다가 이미 다들 알다시피 버터에는 부티르산도 들어 있어서 장을 깨끗하게 하고 뇌의 염증을 즉각적으로 줄여 준다.[14]

방탄커피에 코코넛 추출물이나 MCT 오일을 추가하면 특별한 효과를 누릴 수 있지만 MCT 오일은 상황을 지켜보면서 천천히 늘려야 한다. 너무 성급하게 양을 늘리면 배가 부글부글 끓어서 완전무결 다이어트 실천자들이 흔히 말하는 '처참한 팬티'를 경험할 수 있기 때문이다[MCT 오일은 1~2작은술로 시작해 1~2큰술까지 서서히 양을 늘려 간다].

좋은 커피를 선택하는
기본 원칙

곰팡이 독소가 없는 커피는 완전무결 홈페이지(http://www.bulletproof.com)에서 구매할 수 있지만, 가까이에서 구할 수 있는 원두로 방탄커피를 만들고 싶다는 목소리도 많다. 그래서 품질은 최고급이면서 독소는 적은 원두를 찾는 기본 원칙을 정리했다.

우선 근처에 있는 가장 비싼 커피숍에 가자. 직접 로스팅하는 기계가 있는 곳이 바람직하다. 그런 커피숍이 어디에 있는지 모르겠다면 인터넷으로 로스터기를 갖춘 가게를 검색하자. 홈페이지에 방문해서 자기가 판매하는 상품에 정통한 커피 애호가가 운영하는 가게인지(이런 곳으로 가라!), 아니면 따분한 표정을 한 아르바이트생에게 맡겨 놓은 가게인지(이런 곳은 피하라!)를 파악하자.

덧붙여 말하자면, 조금 기이하게 들리겠지만 내가 출장길에 방문한 수백여 도시의 가장 좋은 커피숍은 이상하리만큼 타투와 피어싱 비율이 높았다[커피 말고 점원 말이다]. 그러니 원두 볶는 향이 나고 개성 있는 외모의 점원이 있는 커피숍을 찾으면 되겠다.

시간과 정성을 들여 맛있는 커피를 엄선하는 가게라면 적어도 하나쯤은 당신의 성능을 개선해 주면서 맛까지 좋은 원두를 찾을 수 있겠지만, 어떤 원두가 가장 안전한지 아는 점원은 없을 것이다. 물어보면 어떤 원두에도 곰팡이 독소는 없다고 대답할 게 분명하다.

하지만 10억분의 1ppb 단위로 측정되기 때문에 눈으로만 봐서는 아무도 알 수 없다(그래서 나는 전문가에게 검사를 의뢰한다!). 여러 산지의 원두를 혼합한 커피보다는 단일 산지의 원두를 고집하는 편이 곰팡이 독소의 양을 줄일 수 있다. 또한 중앙아메리카산 커피는 다른 지역산보다 독성이 낮은 경향이 있다[한국에서는 단일 품종으로 만든 고품질 커피인 '스페셜티 커피'를 판매하는 매장이 점차 늘고 있다].

간헐적 '단식'으로
집중력을 높인다

짧게든 길게든 단식하겠다고 결심하면 조금 무서운 게 당연하다. 왜냐하면 래브라도 뇌는 사람이 식사를 중단하면 세상의 종말이 다가오고 있다고 생각하도록 훈련되었기 때문이다. 비록 고작 18시간이어도 말이다.

하지만 단기간의 단식은 신진대사를 활발하게 하거나 집중력을 높이는 등의 장점이 있음은 분명하다. 6~8시간의 단시간 내에 하루에 먹어야 할 모든 음식을 먹는 일반적인 '간헐적 단식'은 바이오해커, 역도 선수, 팔레오 다이어트를 하는 사람들 사이에서 인기가 높다. 왜냐하면 감량을 돕고 암을 예방하며 근육을 늘리고 회복력을 높이는 데 매우 효과적이기 때문이다. 이 방법은 영양을 충분히 섭취할 수 있는 데다가, 뒤에서 자세히 설명할 특수한 메커니즘을 통해 몸에 근육을 늘림과 동시에 지방을 태우도록 명령할 수 있다.

간헐적 단식은 연구가 많이 이루어져서 '체중 감소'와 '집중력 향상' 외에도 건강에 좋은 점이 적잖이 밝혀졌다. 간헐적 단식의 한 형태인 '격일 단식'은 8주라는 짧은 기간 만에 만성 질환을 예방하고 중성 지방을 줄이며 LDL 콜레스테롤 수치 등의 지표를 현저하게 개선해 준다고 판명되었다.[15] 아마도 가장 중요한 것은 간헐적 단식이 신경 가소성과 신경세포 형성을 촉진한다는 점, 즉 뇌의 성장과 발달을 쉽게 해 준다는 점이다.[16]

하지만 이 단식에는 한 가지 큰 문제가 있다. 일반적인 간헐적 단식에서는 아침을 거르고 오후 2시쯤까지 점심을 먹지 말아야 한다. 원시인이라면 모를까, 나처럼 직장에 다니는 현대인이라면 근무시간이 절반쯤지났을 무렵에는 에너지가 고갈되었다고 느낀다. 막 집중해서 일하려할 즈음에 단식이 장해가 되는 것이다. 나는 이 문제로 래브라도 뇌를 겁에 질리지 않게 하면서도 간헐적 단식의 이점을 누릴 만한 방법은 없을지 골똘히 생각해 보았다.

배고픔 없이
'군살'을 제거한다

간헐적 단식의 또 한 가지 문제는 비만한 사람일수록 음식을 먹지않는 시간이 일반인보다 더더욱 힘겹다는 점이다. 나는 간헐적 단식을실험했을 때 아침나절 즈음이면 기분이 나빠지고 오한이 나는 일이 잦았다. 단식 중에는 보통 체온이 내려가기 때문이다. 나는 이 프로세스를해킹할 방법을 고심했다.

버터와 MCT 오일은 단백질을 함유하지 않으므로 몸은 단백질이나 당을 소화할 필요 없이 이 지방들을 이용해 곧바로 케톤을 생성한다. 그래서 아침에 방탄커피 1잔을 마시며 간헐적 단식을 해 보니 아주 놀라운 결과가 나왔다. 일반적인 간헐적 단식을 할 때보다 빨리 살이 빠지고 근육이 붙었으며 배고픔도 피곤도 전혀 느껴지지 않았다. 커피에 넣은 지방이 몸을 완벽히 만족시켜 주어서 점심이나 저녁 시간까지 계속 집중해서일할 수 있었고 몸은 여전히 단식 중일 때와 똑같이 기능했다.

나는 이 새로운 기법을 '완전무결 간헐적 단식'이라고 부른다. 이 단순한 해킹으로 간헐적 단식의 모든 이익을 부작용 없이 누릴 수 있다. 음식에 눈길 한 번 주지 않고도 기량을 최대화하는 데 필요한 성분을 몸에 제공하고, 래브라도 뇌에게 만사가 형통하다고 알려 주며, 단식이 신진대사에 가져다주는 모든 이득을 얻을 수 있는 것이다. 정체기 없이 빠르게 군살을 제거하고 건강을 개선하고 싶다면 완전무결 간헐적 단식을 능가하는 방법은 없다.

운동 없이도
'단단한 몸매'가 될 수 있다

완전무결 간헐적 단식이 음식을 전혀 먹지 않는 일반 간헐적 단식보다 효과적인 이유는 몇 가지 더 있다. 우선 첫째로 체내에서 엠토르 mTOR라는 효소를 평소보다 3배 더 억제해 주므로 근육 속의 단백질 합성을 촉진하여 근육을 늘릴 수 있다. 엠토르가 억제되면 억제될수록 반동작용이 강해져서 근육 형성이 활성화된다. 운동하는 동안에는 엠토르가 억제되므로 운동을 마치고 엠토르가 재활성화한 후에 근육이 만들어진다.

근육을 늘리기 위해 엠토르를 억제하는 다른 방법 2가지는 간헐적 단식과 커피다. 엠토르는 단식 후에 식사했을 때 증가하고 근육을 더 많이 형성한다. 커피를 마신 후에도 동일한 일이 일어난다. 엠토르를 억제하는 3가지 방법(운동, 단식, 커피)을 모두 사용하지 않아도 매우 경이로운 결과를 얻을 수 있다. 나는 하루에 4,000kcal 이상을 섭취하면서 운동은 전혀 하지 않았지만, 정기적으로 완전무결 간헐적 단식을 해서 식스팩이 점점 더 선명해졌다.

완전무결 간헐적 단식이 효과적인 또 하나의 이유는 방탄커피에 넣는 MCT 오일이 비록 전날 밤에 탄수화물을 먹었더라도 몸을 '케토시스(케톤 상승)' 상태로 이끌어 주기 때문이다.

케토시스는 몸이 당 대신 지방을 태워서 에너지로 쓰는 유익한 상태다. 인간의 몸은 보통 탄수화물을 연료로 하고, 탄수화물이 바닥나면 지방을 글리세롤로 전환해서 에너지를 얻는다. 이렇게 지방을 분해하는 과정 중에 간에서는 케톤이라는 부산물이 생성된다. 케토시스란 혈중에 케톤의 양이 증가해서 여분의 지방을 태우는 몸 상태를 말한다.

탄수화물 제한은 케토시스 상태를 만드는 효과적인 방법이지만 MCT 오일 역시 극단적으로 탄수화물을 제한하지 않아도 체내에 유용한 양의 케톤을 빨리 얻도록 도와준다.

케토시스는 지방을 태워 살이 빠지게 하는 데다가 체력도 높여 준다. 뇌가 케톤을 에너지로 쓰는 동안에는 집중력이 높아지고 혈당이 안정되므로 고탄수화물 식사를 했을 때처럼 에너지 수준이 급격하게 떨어지지 않는다. 게다가 신진대사를 이렇게 지방 연소 모드로 전환하면 갑작스럽게 에너지가 바닥나거나 머리가 멍해지는 일에서도 자유로워진다. 약한 케토시스 상태일 때조차 인지력에 즉각 영향을 미치므로 뇌가 달라졌음을 가장 먼저 느낄 것이다.

케톤 식사법은 새로운 방식이 아니지만 완전무결 간헐적 단식은 이 확립된 식사법을 해킹하여 케토시스 상태의 부작용이나 건강상의 위험 없이 이점을 취할 수 있게 고안한 방법이다. 케토시스 상태가 너무 길어지면 변비, 저체온, 입 냄새, 부신 피로, 혈중 히스타민 축적 등의 문제가 생길 수 있다.

완전무결 간헐적 단식을 실천하면 케토시스 상태를 넘나든다. 그래서 케토시스 상태가 완만하게 유지되면서 몸의 전반적인 신진대사가 활발해진다. 이 무적의 조합은 당신을 '생애 최고의 나'로 안내해 줄 것이다.

식욕을 부르는 식단, 식욕을 누르는 식단

완전무결 간헐적 단식은 6시간 동안 먹고 18시간 동안 단식하는 게 가장 이상적이지만 완전무결 다이어트를 할 때 꼭 지켜야 할 규칙으로 정해 두지는 않는다. 이것은 당신이 바이오해커가 되어 직접 실험하면서 자신에게 가장 잘 맞는 방법을 확인할 기회다.

가령 16시간을 단식한다면 18시간 단식과 똑같지는 않겠지만 일부 이점은 누릴 수 있다. 몸이 단식에 적응하려면 오랜 시간이 걸리므로 15시간 이하로 단축되면 단식의 이점은 대부분 사라진다. 그러니 15~18시간 사이에서 어느 정도가 최상의 효과와 결과를 가져다주는지 여러 차례 시도해 보기 바란다.

또한 단식의 시간 간격을 이용하면 다음 날에 점심 약속이 있을 때 전날 저녁을 빨리 먹는 식으로 조정할 수 있다. 예를 들어 다음 날 12시에 점심 약속이 있는데 15시간 동안 단식하고 싶다면 전날 밤 9시부터 식사를 중단하면 된다.

완전무결 다이어트를 처음 시작한 2주 동안에는 아침식사로 부드럽고 맛있는 버터와 MCT 오일(코코넛 오일로 대신해도 되지만 효과는 MCT 오일의 15%밖에 안 된다)을 넣은 방탄커피만 먹는다.

하지만 배가 고파질 걱정은 없다. 이 지방들은 당신에게 만족감을 주고, 래브라도 뇌에게 만사가 형통하다고 알려 줄 것이다! 지방을 먹어도 단백질이나 탄수화물, 당과 함께 먹지 않으면 몸이 식사로 인식하지 않으므로 아침식사 대신 방탄커피를 마시면 공복감 없이 단식 모드가 유지되어 다양한 혜택을 얻을 수 있다.

2주일이 지나 '유지기'에 들어간 후, 아침식사로 방탄커피 외에 무언가를 더 먹고 싶다면 수란, 훈제 연어와 아보카도처럼 단백질과 지방의 조합이 가장 좋다. 지방 없이 단백질만 먹는 게 과일이나 탄수화물을 먹는 것보다는 낫지만 그래도 조금은 식욕을 불러일으킨다.

아침으로 단백질 또는 당질 등의 탄수화물을 먹으면 몸의 소화 과정이 시작되면서 잠자는 동안 이어졌던 '단식'이 종료된다. 그러면 간이 단백질의 분해를 도와줄 대사 연료를 요구하기 시작하므로 2~3시간 후에는 음식을 향한 갈망에 사로잡힌다. 단백질과 함께 지방을 먹으면 단백질을 아미노산으로 분해하기 위한 에너지가 주어지므로 식욕을 방지할 수 있고 만족감도 얻을 수 있다.

특히 당신이 여성이거나 근육이 두툼한 운동선수이거나 체중을 큰 폭으로 감량하는 중이라면 처음 60일 동안에는 아침식사로 방탄커피 외에 단백질을 조금 섭취하는 편이 좋다. 그렇게 하면 렙틴 감수성이 재설정된다.[17]

아침에 요구르트를 먹으면
살이 찐다

아침에 탄수화물을 먹으면 에너지가 급격하게 치솟았다가 떨어지고 온종일 식욕에 시달리게 된다. 직접 실험해 보면 확실히 알 수 있다.

평소 먹는 아침식사 대신 방탄커피만 마셔 보고 몇 시간 후에 음식이 당기는지 시험해 보자. 대부분은 짧아도 5~6시간은 식욕을 느끼지 않는다.

다음에는 아침식사로 방탄커피와 함께 단백질을 섭취해 보자. 보통 4~5시간쯤은 배가 부르지만 지방만 먹었을 때만큼 오래가지는 않는다.

그다음에는 채소를 곁들이든 아니든 상관없으니 고단백질, 저지방 식단으로 아침식사를 해 보자. 배는 부르겠지만 포만감이 이어지는 시간은 더욱 짧아진다.

마지막으로 저지방 마가린을 바른 베이글이나 무지방 우유를 부은 시리얼을 아침식사로 시험해 보자. 2~3시간만 지나면 무언가 먹고 싶다는 욕구가 맹렬하게 솟아나면서 아마도 도넛 같은 간식이 당길 것이다. 오트밀은 베이글보다 조금은 '든든'하겠지만 단백질이나 지방에는 결코 미치지 못한다.

탄수화물 아침식사는 당신의 배를 채워 주지 않을 뿐 아니라 케토시스 상태에서 벗어나게 해서 뇌를 풀가동하려면 적어도 몇 시간은 걸린다. 이런 이유로 몇몇 다이어트에서는 탄수화물을 거의 완전히 먹지 말라고 권장하는데 그것은 그것대로 여러 가지 다른 문제를 일으킨다.

사실 탄수화물은 먹는 시간대가 중요하다. 그 이유 중 하나는 장내 유해균에게 아침부터 밤까지 계속 먹이를 주는 일을 피하기 위해서다. 앞에서도 설명했듯이 장내 세균이 배가 고프면 지방을 태우는 FIAF(절식 유도 지방 인자)를 생성한다. 몸에 당이나 녹말이 들어가면 FIAF 생성을 중단하고 지방을 축적하기 시작한다.[18] 장내 세균에게 진종일 녹말이나 당을 주다니, 얼토당토않은 생각이다. 왜냐하면 지방을 태우기는커녕 몸에 축적시키기 때문이다. 이것은 유산균이 풍부한 요구르트가 아침식사로 바람직하지 않은 이유이기도 하다.

바이오해커로서 나는 이 실험을 할 의무가 있었다. 1주일 동안 방탄커피에 장내 세균이 매우 좋아하는 프리바이오틱스 식이섬유의 강력한 공급원인 돼지감자즙을 추가했다. 위산에 강한 캡슐형 프로바이오틱스도 사다가 함께 먹었다.

그 결과……, 1주일 만에 5kg이 쪄서 바지가 안 들어갔다. 정말 끔찍했다. 이제 '뚱보용 바지'는 갖고 있지 않았고 살 마음은 털끝만큼도 없었다! 일반적인 완전무결 식사법으로 5kg을 줄이는 데 또 1주일이 걸렸다.

탄수화물은 '밤'에 먹는 게
유일한 정답

완전무결 다이어트에서는 적정량의 완전무결 탄수화물(약 30g, 뒤에서 상세히 설명)을 채소와 함께 먹지만 저녁식사나 그 직후로 제한한다. 그리고 1주일에 1~2회는 100~150g을 먹는다. 정확한 양은 당신의 공복 정도나 스트레스 수준, 원하는 감량 속도에 따라 달라진다(탄수화물 양을 줄이면 감량 속도가 빨라진다).

탄수화물을 밤에 먹어야 하는 데는 몇 가지 이유가 있다. 우선 몸의 긴장을 완화하고 수면을 유도하는 신경전달물질인 세로토닌을 생성하려면 녹말과 당이 필요하다. 탄수화물이 몸의 긴장을 완화하고 에너지 수준을 저하한다면, 최고의 기량과 고도의 집중력이 필요할 때보다는 자고 싶을 때 섭취하는 편이 좋다. 래브라도 뇌가 에너지가 바닥났다고 생각해서 당을 더 달라고 졸라대기 전에 잠들어 버리는 것도 좋은 방법이다.

또한 밤에 탄수화물을 섭취해서 상승한 혈당은 당신이 잠든 사이에 뇌가 제 할 일을 하도록 도와준다. 적정량의 케톤을 생성하고 눈물이나 점액을 형성하는 원료를 제공하여 수면의 질을 극적으로 개선해 준다. 눈물과 점액의 원료는 탄수화물인데 단백질을 포도당으로 전환하는 것만으로는 눈물이 충분히 형성되지 않는 사람도 있다.

이 방법은 장기간에 걸친 저탄수화물 다이어트에 꼬리표처럼 따라다니는 문제점 없이 혜택만을 마음껏 누릴 수 있는 1급 비결이다. 탄수화물을 먹는 시간대야말로 완전무결 다이어트만의 키포인트다. 다른 어떤 고지방·중단백질·저탄수화물 장기 다이어트로도 절대 동일한 결과를 얻을 수 없다.

'자가포식 작용'으로
몸의 세포를 깨끗이 한다

나는 안티에이징 비영리 단체에서 연구 활동을 하면서 '자가포식 autophagy'이라는 체내의 자연스러운 청소 공정에 관한 흥미로운 정보를 발견했다. 우리 몸은 세포 속에 있는 쓰레기를 재활용해서 에너지로 전환한다. 즉 잡동사니를 모닥불에 태워 몸을 녹이는 방식의 '세포 버전'이다.

세포는 시간이 경과함에 따라 죽은 세포소기관이나 손상된 단백질, 산화한 입자가 쌓여서 기능이 저하되고 노화가 빨라진다. 자가포식이란 세포가 이런 쓰레기를 청소해서 젊음을 유지하게 해 주는 작용이다. 최상의 몸매, 컨디션, 기량을 이끌어 내려면 세포가 부지런히 자가포식을 해 줘야 한다.

자가포식 작용은 근육량을 유지하고 성인의 근육 약화를 억제한다.[19] 나는 석은 운동만으로 젊음을 유지하고 근육을 늘리는 데 관심이 많아서 (당신도 그렇지 않은가?) 자가포식 작용을 해킹하기로 했다.

그래서 우선 몸의 자가포식을 작동시키는 주요 스위치 2개에 주목했다. 첫 번째는 단식이다. 자가포식 작용을 조사하기 시작하면서 완전무결 간헐적 단식이 어떻게 그런 대단한 결과를 가져오는지 이해하게 되었지만, 더 깊이 연구하면서 자가포식을 작동시키는 더 좋은 방법을 찾아냈다. 바로 일시적인 단백질 제한이다. 단백질이 부족해지면 세포는 단백질을 재활용할 방법을 찾아 헤맨다. 그 과정에서 세포는 세포질에 숨어 있던 독소를 찾아서 배출시킨다. 말하자면 세차장에서 자동차를 구석구석 꼼꼼히 닦아내는 것과 비슷하다.

연구에 따르면 단백질 결핍 상태는 단식과 비슷한 이점이 몇 가지 더 있다. 먼저 단백질이 부족하면 인슐린 수치와 엠토르 수치가 낮아진다. 엠토르는 분비가 바닥을 치면 오히려 급반등한다. 이것이 근육을 늘리는 열쇠라는 점을 기억해 두기 바란다.

나는 1년 가까이 생채식 다이어트를 하는 동안 자연스럽게 단백질을 제한했는데, 그로 인해 수많은 건강 문제가 생겼다. 사실 만성적인 단백질 결핍은 뇌와 몸에 매우 해롭다. 어디까지나 일시적으로 단백질이 부족해지는 방법을 찾아내는 게 중요하다. 가장 간단한 방법은 전통적인 단식법대로 24시간 이상 굶는 것이다. 나는 정통 방식으로 실험해 보기로 했다.

2008년, 애리조나 주 세드나에서 약 30km 떨어진 국유림으로 떠났다. 침낭과 물, 칼, 비상연락용 휴대전화만 가지고 사람들에게 거의 알려지지 않은 동굴로 들어갔다. 4일간 명상하며 7kg 정도를 감량했다. 음식을 입에 대지 않았으므로 자가포식 작용의 덕을 봤음은 분명했지만, 단식으로 인해 장내 세균이 FIAF를 생성해서 체지방을 태운 덕분이기도 했다(아무것도 안 먹었기 때문임은 두말할 필요도 없다).

주 1일, 단백질을
'중단' 한다

문명사회로 돌아온 후, 이런 요란한 짓을 하지 않고도 자가포식의 혜택을 누리고 싶었지만 일도 하고 친구도 만나야 하니 24~48시간 동안 아무것도 먹지 않기란 쉽지 않았다. 이 문제를 극복하고자 고안한 방법이 '완전무결 단백질 단식'이었다.

나는 1주일에 하루는 단백질 섭취를 25g 이하로 제한하기 시작했다. 양을 바꿔 가며 실험하던 중에 친한 친구이자 바이오해커 동료인 조시 휘튼이 내 계산에 엄밀히 맞추려면 25g이 아니라 15g 이하를 목표로 해야 한다고 조언해 주었다.

영양성분 표시에 1회 제공량당 단백질 함량이 0g이라고 적힌 식품이라도 대량으로 먹으면 얼마간의 단백질을 섭취하게 된다는 사실을 간과했던 것이다. 코코넛 크림이 좋은 예다. 영양성분 표시에는 1회 제공량(2큰술)에 포함된 단백질은 0g이라고 적혀 있다. 하지만 내가 단백질 단식을 하는 날에 이 맛있는 크림을 1/4컵(약 60㎖) 먹으면 1g의 단백질이 숨어 있었다. 실제로 단백질을 하루 15g으로 엄격히 제한하니 지대한 효과가 나타났다. 복부의 염증과 '바지 위로 툭 튀어나온 옆구리 살'이 눈에 띄게 줄어든 것이다.

그래서 나는 이제 1주일에 하루는 완전무결 단백질 단식을 한다. 기본적으로 단백질은 15g 이하로 제한하고 완전무결한 채소를 중심으로 약간의 완전무결한 탄수화물과 충분한 지방을 섭취한다. 단백질 단식일에 참고할 만한 구체적인 식단은 뒤에서 소개하겠다.

다만 이날이 치팅데이가 아니라는 점을 잊지 말자. 패스트푸드점을 줄줄이 돌며 케이크를 통째로 먹어치우는 일을 스스로 용납해서는 안 된다! 완전무결 단백질 단식은 오로지 염증을 더 많이 줄여서 더욱 완전무결한 결과로 이끌기 위한 방법이다.

완전무결 간헐적 단식과 마찬가지로 단백질 단식 역시 반드시 지켜야 하는 기본 규칙은 아니다. 만일 하루 동안 단백질 단식을 했을 때 근육 감소 등의 바람직하지 않은 부작용이 생긴다면 몇 끼니 연달아 단백질을 제한하는 방식은 그만둬도 좋다. 그리고 단백질 단식일에 먹는 단백질의 총량을 조절하는 실험을 해 보자. 최선의 결과를 얻기 위해 자기 자신의 바이오해커가 될 절호의 기회니 말이다.

나는 저녁때만 단백질을 먹는 실험을 해 보았는데 감량 효과가 거의 없었다. 그래서 단백질 단식은 하루 단백질 섭취량을 15g 이하로 제한하는 '정통 방식'으로 하거나 아예 하지 않는다.

완전무결 기본 다이어트

군살을 제거하고 두뇌를 활성화하며 질병을 예방한다

배가 고플 때 먹고 배가 부르면 그만 먹는다. 간식은 먹지 않는다. 전체 칼로리 섭취 비율은 건강한 지방 50~70%, 단백질 20%, 채소 20%, 과일이나 녹말 5%를 준수한다. 최적의 결과를 얻으려면 완전무결한 식품을 먹고, 중성 지방 수치가 높아지지 않도록 과일이나 녹말은 저녁때 1~2인분으로 제한한다.

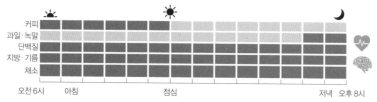

완전무결 간헐적 단식

공복감 없이 체중을 감량하고 집중력을 높인다

방탄커피로 하루를 시작한다. 건강한 지방이 안정적으로 에너지를 공급하고 커피가 뇌 기능과 지방 연소를 최대화한다. 최고의 결과를 얻으려면 완전무결한 식품 위주로 섭취한다.

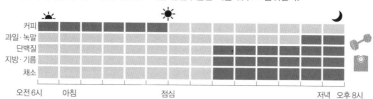

완전무결 단백질 단식

염증을 더 많이 줄이는 비결

주 1~2일은 단백질 섭취량을 15~25g으로 제한하여 근육 손실 없이 몸의 세포를 청소한다. 포만감과 에너지를 유지하려면 아침에 방탄커피를 마시고 저녁때까지 고지방, 중탄수화물식을 섭취한다. 최고의 결과를 얻으려면 완전무결한 식품 위주로 식단을 구성하고 오전에는 탄수화물 섭취를 제한한다.

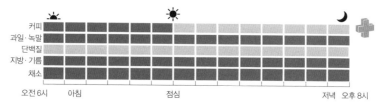

Chapter 5

수면을 해킹하여
잠자는 동안
살을 뺀다

쓸 수 있는 시간이 '16년' 늘어나는 수면법

해킹하지 않은 수면은 길게 이어진다. 알람시계를 사용하지 않고 몸의 리듬에 맡겨 두면 사람은 인생의 약 34%를 자면서 보내게 된다.

완전무결한 수면법으로 수면 시간을 20%로 줄이면 하루에 5시간 정도다. 80세까지 산다고 가정하면 깨어 있는 시간이 16년이나 더 늘어나는 것이다. 이렇게 덤으로 얻은 시간에 할 수 있는 일을 떠올려 보기 바란다. 석사학위를 5개 취득하거나 새로운 사업을 시작하거나 성생활을 더 즐기거나 아이와 놀아줄 수 있다. 원한다면 빙고 게임을 즐겨도 좋다. 당신의 시간이다. 마음대로 쓰자.

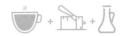

대부분의 사람은 수면 상태가 형편없다. 잠들기까지 오랜 시간이 걸리고 몸과 뇌를 충분히 충전할 수 없는 얕은 잠을 몇 시간씩이나 지속한다. 나 역시 다르지 않았다. 그날 있었던 일을 되새기고 다음 날의 일정을 생각하느라 한 시간쯤은 뒤척이다가 잠이 들었다. 그리고 매일 아침 피곤이 풀리지 않은 채로 눈을 떴다.

잠자는 시간이 낭비처럼 여겨지기도 했다. 늘 더 재미있는 일, 더 하고 싶은 일이 있었다. 내가 지금까지 각종 수면 실험을 했던 이유도 잠자는 시간을 줄여 인생 경험에 쓰고 싶었기 때문이다.

고등학생 때는 3~4시간(새벽 3~6시)만 자고 등교해서 거의 모든 수업 시간에 꾸벅꾸벅 졸기로 명성이 자자했다. 즉 6교시에 걸쳐 15분씩 쪼개서 1시간 30분을 더 잤던 것이다(반에서 2등이라 선생님들도 눈감아 주었다). 금요일과 토요일 밤에는 10~12시간씩 몰아 자서 하루 평균 수면 시간을 6~7시간으로 끌어올렸다.

그렇지만 효율성이 떨어졌고 건강에도 좋지 않았다. 20세 미만의 청소년에게는 충분한 수면이 필요하다는 과학적 증거도 있다. 게다가 내 경우에는 수업 시간에 졸지 않고 말짱한 정신을 유지하기 위해 탄산음료에 의존했다.

대학생 때는 강의 시간표를 직접 짤 수 있어서 내 몸의 자연스러운 일주기 리듬에 따르기로 했다. 수업이 늦게 있는 날이면 으레 새벽 6시쯤 자서 낮 11~12시에 일어났다. 하지만 이 수면 방식은 전혀 시간을 절약해 주지 않았고 머리를 맑게 하지도 않았다.

갓 사회인이 됐을 무렵, 나는 두 학기분의 컴퓨터 정보 시스템 수업을 한 학기 만에 수료하기로 결심했다. 매일 2~3시간(아침 5~7시)만 자고 일어나 반쯤 졸면서 차를 몰아 학교에 갔고, 수업 전에 1리터가 넘는 커피를 들이켰다. 3시간 정도는 컨디션이 최상이었지만 그 후에는 연료가 바닥나서 버티기에 급급했다. 체력을 키우려고 1주일에 며칠은 근력 운동을 했다. 돌이켜 생각해 보면 나는 이 실험을 통해 스스로 부신 피로로 몰고 가서 갑상선 기능을 손상했던 듯하다. 격한 운동과 수면 부족이 몸에 과도한 스트레스를 주었던 것이다.

그 후에는 어딘가에서 4시간마다 20분씩 자는 '분할 수면'에 관한 내용을 읽고 잠깐 시도해 보기도 했다. 수면 시간을 조금은 절약할 수 있었지만 너무 부자유스럽고 일정을 맞추기가 까다로워 효율성이 떨어졌다.

수면의 질을 높여
'수명'을 연장한다

오랜 세월 수면 실험을 한 덕택에 수면의 질에 관해 다양한 지식을 쌓았다. 수면의 질은 얼마나 빨리 잠드는지, 렘수면과 델타수면(몸을 회복시키는 깊은 잠) 시간이 얼마나 긴지로 좌우된다.

나는 자가 실험과 바이오해킹을 반복한 끝에 마침내 수면의 질과 회복력을 최적화하는 방법을 터득했다. 그 덕에 또래보다 더 많은 경험을 할 수 있었다. 10억 달러 규모의 기업 2곳에서 전략을 담당했고, 회사 3곳을 운영했고, 벤처캐피털 회사에서 근무했고, 캘리포니아 대학에서 5년간 강의를 했고, 수십 개 신생 기업의 고문을 맡았고, 비영리 안티에이징 단체를 운영했고, 미국 전역에 방송되는 라디오 프로그램을 진행했고, 블릿프루프 이그제큐티브Bulletproof Executive를 설립했으며, 수백만 명이 듣는 건강 부문 1위 팟캐스트를 진행했다.

하지만 직업적 성취가 인생의 전부는 아니다. 개인적인 삶도 그에 못지않게 중요하다. 나는 사랑스러운 아내 라나와 두 아이와도 많은 시간을 함께한다. 지난 3년 동안은 여가를 이용해 보통 몇 년은 명상을 해야 얻을 수 있는 새로운 두뇌 능력을 몇 주 만에 습득하게 해 주는 '40년간의 선禪'이라는 프로그램을 수료했다. 이것은 내가 관리직 고객을 대상으로 진행하는 집중 프로그램으로 스트레스를 빠르게 제어하고 기량을 증진할 수 있도록 도와주는데, 1주일 동안 몸에 뇌파 측정 장비를 연결하여 숙련된 선 수련자의 뇌처럼 완벽히 몰입할 수 있는 뇌로 만들어 준다.

이 모든 일을 해낼 수 있었던 이유 중 하나는 남보다 덜 자도록 스스로 훈련했기 때문이다. 미국인의 평균 수면 시간을 기준으로 봤을 때, 나는 인생의 전반기 동안 남보다 대략 8년을 덜 잔 꼴이지만 피곤을 느끼지 않는다. 뇌를 단련하면 수면의 질을 개선할 수 있고 건강한 사람은 원래 회복이 빨라서 필요한 수면시간 자체가 짧다.

　수면은 완전무결 다이어트에서 중요한 부분을 차지한다. 왜냐하면 식사와 수면은 직접적인 상관이 있기 때문이다. 먹은 음식은 수면의 질과 직결되고, 수면의 질은 감량(또는 증량)과 기량에 커다란 영향을 미친다. 양질의 수면은 뇌 기능, 수명, 기량 등 인생의 모든 국면을 개선하는 데 매우 중요한 요인이다.

　인생은 짧다. 피곤이 풀리지 않은 채 잠에서 깰 때가 아니다!

하룻밤에 6.5시간 이상
자야 할 이유는 없다

　많은 사람이 여전히 좋은 잠이란 '8시간 동안 연속으로 자는 것'이라고 생각하지만, 캘리포니아 대학 샌디에이고 캠퍼스의 수면에 관한 연구 논문과 110만 명의 노화에 관한 자료를 살펴보면 '하룻밤에 6.5시간보다 길게 자야 하는 통계학적인 이유는 없다'고 결론지을 수 있다. 오히려 6.5시간 자는 사람이 8시간 자는 사람보다 장수했다.[1]

　오해하지는 말기 바란다. 8시간씩 자면 빨리 죽는다는 말이 아니라 만일 9~10시간은 자야 정신이 맑아진다면 6.5시간만으로 기력을 회복하는 사람보다 덜 건강하다는 소리다.

　다시 말해 더 건강해지면 수면에 필요한 시간은 단축된다. 수면이 부족해도 문제없다는 말이 아니라 단백질을 많이 먹는다고 무조건 좋지는 않듯 많이 잔다고 무조건 좋진 않다는 뜻이다. 포인트는 당신에게 적합한 수면의 질과 양을 확보하는 것이다!

요컨대 수면은 양보다 질이 훨씬 중요하다. 수면의 질이 낮으면 비만이나 심장병, 암에 걸리기 쉬워져서 사망 위험이 상당히 높아지는 데 반해 수면의 질이 높으면 심신에 많은 이점이 있다. 잠을 푹 자면 그렇지 않은 경우에 비해 새로운 운동 기능을 실행할 때 '정확도가 떨어지는 일 없이' 운동 속도가 20% 향상된다.[2] 또 양질의 수면은 인지 과제에 대한 새로운 통찰력을 50%나 높여준다.[3] 그에 더해 피부 건강과 젊음을 유지하게 하고[4] 인슐린 분비를 알맞게 조절해 주며[5] 세포 분열을 촉진하고[6] 운동 능력을 향상시킨다.[7]

쓸 수 있는 시간이
'16년'이나 늘어난다

그렇다면 어떻게 해야 수면의 질을 높일 수 있을까? 완전무결 다이어트로 신진대사를 높이고 수면을 해킹하면 한층 더 푹 잘 수 있다. 이제 건강과 뇌 기능, 에너지를 유지하거나 증진하면서 말 그대로 하루를 더 길게 쓸 수 있는 것이다.

해킹하지 않은 수면은 길게 이어진다. 알람시계를 사용하지 않고 몸의 리듬에 맡겨 두면 사람은 인생의 약 34%를 자면서 보내게 된다.

완전무결한 수면법으로 수면 시간을 20%로 줄이면 하루에 5시간 정도다. 80세까지 산다고 가정하면 깨어 있는 시간이 16년이나 더 늘어나는 것이다.

이렇게 덤으로 얻은 시간에 할 수 있는 일을 떠올려 보기 바란다. 석사학위를 5개 취득하거나 새로운 사업을 시작하거나 성생활을 더 즐기거나 아이와 놀아줄 수 있다. 원한다면 빙고 게임을 즐겨도 좋다. 당신의 시간이다. 마음대로 쓰자.

다시 말하지만 완전무결한 수면이란 수면 시간을 6시간 미만으로 줄이는 것이 아니다. 내가 애용하는 수면 추적 프로그램 중 하나에 따르면, 이 책을 집필하는 시점을 기준으로 과거 456일간의 내 평균 수면 시간도 정확히 6시간 1분이다(그 전에는 2년간 5시간보다 적게 잤지만).

당신이 8시간 이상 자는 습관을 바꿀 생각이 없다고 해도 수면의 질을 개선하면 이득이 많다. 게다가 완전무결 다이어트와 수면 해킹을 조합하면 수면 부족의 부작용 없이 자연스럽게 수면 시간이 줄어든다. 하지만 비만하거나 만성 질환이 있는 사람은 반드시 그 문제를 수습한 다음에 수면을 해킹하기 바란다.

당신이 만일 쉽게 잠들지 못한다면 이유는 주로 3가지 중 하나다. 피곤하지 않아서, 마음이 뒤숭숭해서, 수면 무호흡증이나 호르몬 이상 같은 생물학적 문제(해커 식으로 말하자면 '하드웨어 오류')가 있어서다.

앞의 2가지 문제는 쉽게 제어할 수 있다. 고성능 상태를 계속 유지하려면 수면은 자연스러운 현상이 아니라 의식적인 행위여야 한다. 피곤할 때 확실하게 잘 수 있도록 구체적인 방법을 활용하자. 예를 들면 올바른 음식을 알맞은 시간대에 먹거나 과학기술을 활용할 수도 있다.

음식으로
'뇌를 강화하는 수면'을 만든다

2012년, 연구자들이 '글림프 시스템'이라는 뇌의 새로운 정비 시스템을 발견했다. 세포 속의 미토콘드리아를 이용해 뇌의 노폐물을 제거하는 글림프 시스템은 특히 수면 중에 활발해진다.[8] 다시 말해 잠을 자는 동안 미토콘드리아가 뇌세포의 쓰레기를 청소해 주는 것이다. 수면 중의 미토콘드리아 기능을 개선하면 뇌의 정비 시스템 속도가 현격히 빨라져서 단시간에 더 깨끗이 청소할 수 있다. 그래서 완전무결 다이어트에서는 미토콘드리아의 기능 개선을 중시한다.

2013년, 또 다른 연구팀이 뇌세포의 미토콘드리아를 활성화하는 데 자가포식 작용이 필요하다는 사실을 밝혀냈다.[9] 자가포식 작용을 늘리는 방법이 무엇이었는지 기억나는가? 그렇다. '완전무결 간헐적 단식'과 '완전무결 단백질 단식'이다. MCT 오일도 미토콘드리아의 연료 역할을 하는 케톤을 제공한다. 완전무결 다이어트를 하면 수면 중에 노폐물을 제거하는 능력이 이미 개선되는 것이다.

대부분 완전무결 다이어트만으로도 수면의 질이 높아지기는 하지만 약간의 팁을 더하면 더욱 좋아질 수 있다. 당신이 최고의 기량을 얻고 싶은 사람이라면 수면 중에 뇌세포의 에너지를 높이기 위해 무슨 수든 쓰고 싶을 것이다.

기본적인 완전무결 다이어트 방식 외에도 음식을 활용해 수면을 개선하는 방법이 몇 가지쯤 있지만 효과는 사람에 따라 천차만별이다. 여러 방법을 한꺼번에 적용하면 반작용이 생길 수 있으니 한 번에 하나씩 시험하면서 자기에게 가장 효과적인 방법을 찾아 최상의 수면 계획을 완성해 나가자.

MCT 오일로 '자면서' 살을 뺀다

지방은 뇌와 몸이 연소하는 데 시간이 오래 걸리는 연료여서 저녁때 순수한 지방을 먹으면 꾸준히 에너지를 공급할 수 있다. 양질의 버터나 동물성 지방, 코코넛 오일도 좋지만 나는 MCT 오일을 가장 선호한다. MCT 오일은 뇌의 연료로 쓰이는 케톤으로 즉시 전환되는데다가 수면 중에 체지방이 연소 되도록 도와준다.

나는 저녁식사 때나 잠자리에 들기 전에 MCT 오일 1~2큰술을 섭취하면 다음 날 아침에는 두뇌 회전이 더 빠르고 명확해진다는 사실을 깨달았다. 취침주 대신에 MCT 오일을 넣은 논커피 바닐라라테[부록 레시피 참조]를 마셔 보기 바란다. 이 음료는 방탄커피와 마찬가지로 단백질이 함유되지 않아서 단식 상태를 유지해 준다.

경고하건대 MCT 오일에 익숙하지 않는 사람은 서서히 시작하고 반드시 바닐라라테 등 무언가에 섞어 먹어서 위장의 부담을 덜어 줘야 한다. 앞에서도 말했듯이 MCT 오일을 너무 많이 먹으면 설사가 일어날 수 있다. 그러면 숙면이고 뭐고 다 물 건너간 이야기다!

생선 오일이 '행복 물질'을 만들고 근육을 성장시킨다

오메가3지방산 중 하나인 DHA는 효능이 많다. 과당이 뇌 기능에 미치는 부정적인 영향을 차단하고, 기분을 좋게 하여 불안이나 우울감을 경감하고, 인슐린 감수성을 개선하며, 근육 성장을 촉진한다. 또한 연구에 따르면 DHA가 함유된 생선 오일은 행복한 감정을 느끼게 하는 신경전달물질인 세로토닌의 분비를 촉진하여 수면을 방해하는 스트레스 호르몬의 수치를 낮춰 준다.[10]

나는 다양한 생선 오일과 거의 모든 오메가3지방산 보충제를 하나하나 실험했는데 최고의 수면을 가져다준 것은 '크릴 오일'이었다. 사실 눈에 띄는 효과가 나타난 것은 크릴 오일뿐이었다. 저녁식사 때나 잠자리에 들기 전에 생선 오일이나 크릴 오일 1g을 섭취하는 방법을 추천한다. 아마씨유와 대마유는 오메가6 비율이 높고 오메가3 비율이 낮으니 피하도록 하자.

생꿀로 '빠르고 깊게' 잠든다

뇌는 잠자는 동안에도 에너지를 많이 소비한다. 뇌의 효율적인 에너지원은 간에 저장된 당질인 간 글리코겐이다. 근육에 저장된 당질인 근 글리코겐보다는 간 글리코겐을 먼저 사용하므로 자기 전에 소량의 탄수화물을 섭취하면 자는 동안 뇌 기능이 좋아지는 데 도움이 된다.

생꿀은 간 글리코겐으로 먼저 저장되므로 뇌 기능에 가장 우선적으로 도움이 되며, 간 글리코겐으로 저장되는 양이 식료품점에서 판매하는 꽃가루를 제거한 후 가열 처리한 꿀보다 22%나 더 많다.[11] 자기 전에 소량(최대 1큰술)을 섭취하면 잠자는 동안 혈당이 상승하여 빠르고 깊게 잠들 수 있다.

앞에서도 언급했듯 고故 세스 로버츠는 잠자기 전에 먹는 탄수화물의 효과를 시간대별로 확인하며 자가 실험을 했는데, 당시 나와 수면 해킹에 관해 대화를 나눴다. 세스도 나처럼 꿀이 수면을 개선해 준다는 점을 알아냈는데 그에 더해 체력과 회복력을 향상시킨다는 사실도 밝혀냈다.[12] 그는 자신을 실험 대상으로 삼아 꿀의 효능을 입증하는 놀라운 수준의 데이터를 수집했다. 나다니엘 앨트먼의 저서 《벌꿀 처방전The Honey Prescription》에도 심신을 강화하는 꿀의 효능이 자세히 쓰여 있다.

이 방법은 특히 완전무결 간헐적 단식 중에 더 깊이 잘 수 있도록 도와준다. 처음에 나는 생꿀을 먹으면 지방 연소 모드에서 빠져나올 것이라 생각했지만 생꿀과 함께 MCT 오일을 먹는 한 완만한 지방 연소 모드를 유지하기에 충분한 양의 케톤을 생성했다.

과학의 힘으로
수면을 자유자재로 조절한다

지금부터 설명할 도구는 기본적인 완전무결 다이어트에 포함되지는 않지만 수면의 질을 한층 더 개선하도록 도와주는 강력한 수단이다. 조금 지나치다고 생각하는 사람도 있겠지만 완벽한 수면을 추구하는 사람에게는—나처럼 단순한 기계광에게도—수면 개선 실험에 즐거움을 더해 주는 매우 효과적인 장난감이다.

만일 당신이 스트레스를 심하게 받거나 시차가 있는 곳을 자주 여행한다면 이 도구들은 정말 과하다 싶을 만큼 큰 이득을 가져다줄 것이다.

수면 애플리케이션으로 '얕은 잠'을 잘 때 일어난다

내가 아주 좋아하는 수면 애플리케이션인 '슬립 사이클Sleep Cycle alarm clock'은 알람을 맞추고 스마트폰을 침대 시트 밑에 두면 마이크를 통해 수면 패턴과 질을 추적한다. 적어도 1주일은 사용해서 평소 수면의 질을 파악해 두는 게 좋다. 일단 추적을 시작하면 수면을 해킹하는 데 필요한 데이터는 모두 얻을 수 있다.

이 애플리케이션을 활용하면 수면의 질을 높이려고 시도한 방법이 효과가 있는지 확인할 수 있고, 아침에 일어났을 때의 컨디션과 수치 데이터를 비교하면서 조정해 나갈 수도 있다.

스마트폰을 비행기 모드로 설정해 두고 애플리케이션을 사용하면 수면의 질에 지장을 주는 전자파를 큰 폭으로 줄일 수 있다.

슬립 사이클의 또 다른 장점은 알람 기능이다. 깊은 잠에 빠졌을 때 알람을 울려 억지로 깨우는 게 아니라 가장 얕은 잠을 자는 사이에 깨워 준다. 그래서 하루를 상쾌하고 활기차게 시작할 수 있다.

'호박색 전구'라면 잠이 깨지 않는다

일반 전구는 수면 호르몬인 멜라토닌의 분비를 방해해서 수면의 질을 떨어뜨린다. 하지만 호박색이나 적색 빛에서는 어둠에서와 똑같이 반응한다.

한밤중에 화장실에 가거나 우는 아이를 달래느라 잠이 깨더라도 호박색 전구만 켜면 훨씬 빨리 잠들 수 있다. 수면의 질을 유지하는 데 도움이 되는 호박색 수면등은 온라인 쇼핑몰 등에서 구매할 수 있다.

땅에 접촉해 전기를 '어싱'한다

2005년, 나는 다달이 미국 서해안에서 영국 케임브리지까지 날아갔다. 그곳을 거점으로 하는 신생 기업의 임원이었기 때문이다. 버진 항공의 나무랄 데 없는 좌석을 이용해도 동쪽으로 향하는 비행의 시차 증후군은 괴롭기 짝이 없었다. 잔디밭을 몇 분간 맨발로 걸으면 시차로 인한 피로를 해소할 수 있다는 말을 들은 적은 있었으나, 합리적인 엔지니어로서 나는 그 아이디어에 코웃음을 쳤다. 하지만 아침에 운동하여 체온을 높이면 일주기 리듬을 재설정하는 데 효과적이라는 사실은 알고 있었기에 호텔 옆 공원에서 맨발로 요가를 해 보았다.

그런데 엄청난 효과가 나타났다! 시차로 인한 악영향이 사라진 것이다. 나는 요가 덕분이라고 생각하고 그다음 출장 때는 실내에서 같은 시간대에 같은 동작들을 해 보았지만 동일한 효과는 나지 않았다. 내 안의 바이오해커가 호기심이 발동했다.

수차례의 출장 후 땅바닥에 직접 닿았던 것이 효과적이었다는 사실을 몸소 확인했다. 그로부터 몇 개월 후에 케이블 TV 업계 사업가에서 바이오해커로 돌아선 사람이 자기 몸의 전하를 땅과 연결했더니 일주기 리듬과 염증에 수많은 긍정적 효과가 나타났다는 책을 읽었다(《어싱: 땅과의 접촉이 치유한다》참조). 그는 어싱earthing 즉, 맨땅요법이 몸의 회복속도를 늘리고 염증을 줄이며 코르티솔 수치를 정상으로 만들어서 자연치유력을 높인다고 입증하는 몇몇 소규모 연구에 자금을 지원하고 있었다.[13)]

이론적으로는 몸이 지표면에 닿으면 인체가 지닌 전기를 서서히 내보낼 수 있는데, 대부분의 시간에 지표면과 전기적인 연결이 끊어져 있다보니 시간이 지남에 따라 전기가 쌓여 에너지가 고갈되고 염증과 질병이촉진된다는 것이다.

이제 나는 여행할 때면 호텔 방에서 수면 중에 시차 증후군을 치유하는 데 도움을 주는 어싱 밴드(어싱용 콘센트에 접속해서 사용)를 휴대한다. 이 밴드를 사용하면 머리도 맑아진다.

지압의 힘으로 '가장 깊은 수면'에 들어간다

지압 매트는 지압점의 힘을 이용해 근육을 이완해 준다. 수면용으로고안된 지압 매트는 근육의 결림이나 쑤심을 완화해서 빠르고 깊게 잠들도록 도와준다. 무독성 마나 유기농 면 소재에 크고 강력한 돌기가 붙은매트를 찾자.

지압 매트를 사용하려면 래브라도 뇌를 훈련해야 한다. 돌기에 처음몸을 눕혔을 때 래브라도 뇌는 생명에 치명적인 사태가 발생했다고 확신한다. 투쟁도피 반응이 온몸을 지배하면서 불쾌감의 파도가 밀려올 것이다. 인간 뇌에게 주도권을 넘겨 주고 계속 누워 있으면 교감신경계의 긴장이 풀리면서 1분 전에 느꼈던 엄청난 불쾌감이 더없는 편안함으로 바뀐다.

매트에 고작 몇 분만 누워 있어도 행복 호르몬인 엔도르핀이 솟아나고 근육이 이완되어, 슬립 사이클 애플리케이션으로 수면을 추적하다 보면 종종 대단히 깊은 잠에 빠질 수 있다는 것을 알 수 있다.

과학기술의 힘으로 '호흡'을 안정시킨다

잠자리에 들기 전에 호흡이나 명상만 해도 수면을 개선할 수 있지만 투쟁도피 반응의 스위치를 꺼 주는 과학기술을 활용하면 한결 나은 결과를 얻을 수 있다.

머릿속이 복잡하면 좀처럼 잠들지 못하고, 래브라도 뇌가 호랑이는 없는지 경계하고 있거나 먹이를 찾아 이리저리 헤매고 있을 때는 잠들기까지 시간을 많이 허비하기 십상이다.

내가 발견한 투쟁도피 반응을 차단하는 가장 좋은 방법 중 하나는 심박 변동 훈련이다. 투쟁이냐 도피냐의 상태에 빠지면 심장 박동 간격은 매우 균일해진다.[14] 이는 동물이 스트레스에 노출됐을 때 나타나는 징후다. 래브라도 뇌가 평온할 때는 심장 박동 사이의 간격이 수시로 변동한다. 물론 투쟁도피 반응에서 벗어나야 더 나은 수면을 얻을 수 있다.

심박 수 변동은 쌍방향으로 기능하는데, 심장 박동을 일부러 변동시키면 차분해지고 자연스럽게 가라앉히려고 하면 변동이 심해진다.

센서를 귓불에 부착하여 얻은 심박 데이터를 컴퓨터나 스마트폰으로 확인할 수 있는 스트레스 관리 프로그램 '하트매스 이너 밸런스'는 호흡 훈련을 통해 투쟁도피 반응을 신속하게 차단하는 방법을 가르쳐 준다. 화면을 보면서 호흡을 연습하면 제대로 하고 있는지 간단히 확인할 수 있다. 이렇게 과학기술을 이용해 얻은 피드백에 따라 천천히 호흡하면 혼자서도 평온한 상태에 들어설 수 있다. 나는 이 기술을 이용해 3분 안에 확실히 잠들게 되었다.

심박 변동 훈련의 가장 큰 장점은 언제 어디서든 가능하며 얼마만큼 개선되었는지를 객관적인 데이터로 확인할 수 있다는 것이다. 수면에 문제가 있다면 잠자리에 들기 전에 몇 분 동안 하트매스 등의 기기를 이용해 심박 변동 훈련을 해 보기 바란다. 정신적인 피로가 잔뜩 쌓인 경영자도 잠들기까지 5분이면 충분하다. 나는 이 간단한 기술을 이용해 고객들의 기량과 수면을 개선해 준다.

질 높은 수면을 얻기 위해
'하지 말아야 할' 일

잠자리에 들기 전에는 수면에 이로운 일을 하는 것만큼 해로운 일을 하지 않는 것도 중요하다. 가장 질 좋은 수면을 얻기 위해 저녁 시간에 하지 말아야 할 가장 중요한 사항은 다음과 같다.

백색광을 5분만 쐬어도 잠들기 힘들어진다

잠자리에 들기 최소 30분 전에는 밝은 빛을 피하자. 잠들기 직전까지 꼭 해야 할 일이 있다면 사무실 조명을 어둡게 하고 건강에 해로운 형광등은 꺼야 한다. 해가 지면 자동으로 컴퓨터 화면을 어둡게 하는 무료 소프트웨어 '에프럭스F.lux'를 설치해도 좋다. 나는 10년 가까이 이 소프트웨어를 사용해서 효과를 톡톡히 보고 있다. 텔레비전이나 휴대전화, 태블릿도 블루라이트를 줄이지 않은 화면은 피해야 한다.

화면에서 나오는 백색광을 5분만 쐬어도 멜라토닌이 몇 시간 동안이나 생성되지 않고 수면의 질을 망가뜨릴 수 있으므로 야간에는 화면을 완전히 보지 않는 게 가장 좋다.

시각으로 뇌를 흥분시키지 않는다

텔레비전의 폭력적인 장면을 보면 래브라도 뇌가 위험 징후를 살피려고 하여 투쟁도피 모드를 벗어나기 힘들어지므로 잠들기도, 잠든 상태를 유지하기도 어렵다. 불가피하게 폭력적인 장면을 보았다면 투쟁도피 모드에서 벗어날 수 있도록 하트매스 이너 밸런스를 이용해 몸의 긴장을 풀어 준 다음 잠자리에 들자.

운동이 수면을 방해한다

잠자기 최소 2시간 전부터는 몸을 이완해 주는 요가 동작이나 호흡 훈련 이외의 운동은 피해야 한다. 운동은 활력을 높이고 코르티솔 분비를 늘려서 수면을 방해한다. 운동을 해서 깊이 잠들겠다는 생각은 고이 접어 두자!

카페인은 잠자기 8시간 전에 먹는다

방탄커피를 마시면 뇌의 생산성과 성능이 감탄스러울 정도로 높아지지만 고출력 성능을 발휘한 후에는 뇌를 쉬게 해 줘야 한다.

대략 오후 2시 이후, 혹은 잠자리에 들기 8시간 전부터는 커피를 마시지 말자. 그렇게 하면 수면을 희생하는 일 없이 카페인이 인지 능력에 주는 혜택을 마음껏 누릴 수 있다. 최적의 수면을 얻으려면 8시간 이상 카페인을 먹지 말아야 하는 사람도 있다. 수면 패턴을 추적하면서 카페인 섭취가 수면에 어떤 영향을 미치는지 확인하자.

수면의 질이 높아지는 시간대를 택한다

22시 45분에서 23시 사이에 자연스럽게 피곤해지는 시간대가 있다. 이 시간은 계절에 따라 조금씩 달라진다. 이때 자지 않고 깨어 있기로 마음먹으면 코르티솔이 '원기 회복'을 주도하므로 오전 2시까지 깨어 있을 수 있다. 23시 이전에 자면 똑같은 시간 동안 자도 늦게 잤을 때보다 수면의 질이 높아서 푹 잤다는 느낌으로 눈뜰 수 있다.

미리 말해두자면 나는 23시보다 빨리 자지는 않는다. 하지만 코르티솔의 기능을 파악해 두면 이 시간대를 피할지 활용할지 선택할 수 있다. 내가 부신 기능을 유지하려고 노력하던 18개월 동안에는 줄곧 오후 10시부터 오전 5시까지 잤다. 그런데 23시 이후에 연구나 프로그래밍, 집필 등에 집중이 잘 돼서 요즘에는 오전 2시 이후에 잠자리에 들어 더 적은 시간 동안 효율적으로 자는 쪽을 선택한다.

호흡법으로 스트레스를 억제한다

동기를 부여하거나 긍정적인 변화를 불러일으키는 스트레스는 삶에 도움이 된다. 그러나 불필요한 스트레스는 대단히 파괴적이다. 면역 기능을 저하하고 수명을 단축하며 성 기능을 약화할 뿐 아니라 수면의 질을 훼손한다. 당신이 잠들지 못하는 가장 보편적인 이유는 어떻게 해야 머리가 맑아지고 걱정을 멈출 수 있는지 방법을 모르기 때문이다.

아트 오브 리빙이나 프라나야마 요가 같은 심호흡 훈련이나 명상을 하면 뇌가 휴식하고 회복하게 만들어 최고의 기량을 낼 수 있는 새로운 하루를 준비하는 데 놀랄 만한 효과를 가져다준다.

Chapter 6

운동을 줄이면
근육이 더 붙는다

주 1회 '단 15분'의 운동으로 근육질 몸매를 만든다

체형이나 기분을 결정하는 중요한 요인은 운동이 아니라 음식이다. 운동은 더 강해지기 위한 수단에 불과하다. 운동선수가 아니라면 한 주는 근력 운동 1회, 그다음 주에는 고강도 인터벌 운동 1회, 이렇게 반복하기를 추천한다. 즉 1개월에 4회만 운동하는 것이다.

운동한 날 밤에는 주로 앉아 있었던 날보다 훨씬 많이 자야 한다. 왜냐하면 근육 조직은 한창 깊은 잠에 빠졌을 때 회복되기 때문이다.

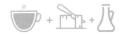

　나도 예전에는 운동을 많이 하는 것이 원하는 몸매를 얻는 지름길이라 굳게 믿었다. 하루에 90분씩, 주 6일간 운동하는 계획을 짜 놓고는 꼬박꼬박 실천하는 나는 정말 대단한 사람이라며 스스로 도닥이곤 했다. 옳은 방법이라는 확신은 있었지만 군살은 원하는 만큼 빠지지 않았다. 더 강해지고 날렵해지긴 했지만 '날씬'해지지는 않았다.

　한 번 상상해 보기 바란다. 몇 년씩이나 열심히 운동한 뒤에 지금까지 해 온 운동이 양도 횟수도 시간도 너무 과해서 다 헛수고였다는 사실을 깨달았을 때 내가 느낀 경악을!

　상쾌한 기분과 자유로운 에너지로 가득한 최적의 상태를 만드는 게 목적이라면 운동에 터무니없이 긴 시간을 들이는 것은 의지력 낭비인 데다 몸에 과도한 스트레스만 줄 뿐 아무런 의미도 없다. 또한 장수나 건강에도 하등 도움 되지 않는다.

　게다가 운동은 체형을 결정하는 가장 중요한 요소조차 아니다. 체형의 80~90%는 음식이 좌우하므로 대부분의 사람은 사실상 거의 운동하지 않아도 군살 없이 탄탄한 근육형 몸매를 손에 넣을 수 있다. 그저 몇 가지 간단한 해킹만이 필요할 뿐이다.

체형의 9할 가량은
'음식'이 좌우한다

오해는 하지 말기 바란다. 올바른 운동은 대단히 유익하다. 운동은 BDNF^{brain-derived neurotrophic factor}[뇌신경 성장 인자]라는 호르몬과 상호 작용하는 단백질을 방출해서 뇌의 지적 능력을 올리고, 인슐린 감수성을 높이며, 심장 질환의 위험을 낮추고, 스트레스를 줄인다.[1] 하지만 안타깝게도 대부분의 사람은 잘못된 방법으로 지나치게 오래 운동하고 근육이 회복할 시간을 주지 않는다.

앞에서 이야기한 대로 몸의 구성 성분을 결정하는 주된 요인은 칼로리 섭취량이 아니다. 오히려 호르몬(과 장내 세균)이 체형을 결정한다. 따라서 운동은 수면이나 식사처럼 '호르몬을 조정하는 또 다른 도구'쯤으로 여기는 게 타당하다. 우리는 이미 바이오해킹을 이용하면 짧은 시간 안에 훨씬 많은 혜택을 누릴 수 있다는 사실을 알게 되었다. 운동 역시 다르지 않다.

과도한 운동과 부족한 회복 기간은 내 주요 고객인 기업 간부들의 공동적인 문제다. '회사를 경영하고 싶다'는 욕구는 철인 3종 경기를 완주하고 싶다는 욕구와 기조가 같기 때문이다.

하지만 스트레스를 많이 받는 일을 하면서 운동까지 무리하게 하면 코르티솔 수치가 껑충 뛰어오른다. 그러면 체중 증가, 근육 손실, 테스토스테론 분비 저하, 번아웃 증후군[의욕적으로 일하던 사람이 극도의 피로감으로 무기력해지는 현상]을 일으킨다. 이는 연구로 증명된 사실일 뿐 아니라 내가 직접 경험했던 일이기도 하다. 나는 30세 때 50대 남성 못지않은 테스토스테론 수치와 중년 여성에 버금가는 에스트로겐 수치를 나타냈고, 스트레스 호르몬 수치는 번아웃 증후군을 일으키는 수준보다 10배나 높았다.

적당하고 올바른 운동은 골밀도, 기분, 혈중 지질 농도를 바로잡고 인슐린 감수성을 높이며 근육량을 늘린다. 그에 더해 염증을 줄여 주고 잠자기 2시간 이상 전에 운동하는 한 숙면에도 도움이 된다.

군살 없이 탄탄한 몸매만으로는 만족할 수 없고 보디빌더처럼 근육이 울룩불룩해지고 싶다면 좀 더 많이 운동하고 좀 더 충분히 회복하는 시간을 가지면 된다. 하지만 좋아하는 일을 하고 사랑하는 사람들과 함께하는 것이 목표라면 완전무결 다이어트를 하면서 적당히 운동을 즐기면 된다. 다시 말해 최소의 노력과 시간을 들여 최대의 효과를 볼 수 있는 기법을 적극적으로 활용하는 것이다.

당신이 어떤 체형을 꿈꾸든 이 기법을 적용할 수 있다. 참고로 이 책에서 소개한 바이오해킹 방법은 조각 같은 외모의 영화배우나 할리우드 스타, 세계를 제패한 운동선수, 종합격투기 선수, 철인 3종 경기 선수에게 실제로 효과를 가져다주었다.

마라톤은
'운동'이 아니다

우선 내가 말하는 '운동'을 정의하겠다. 나의 친구이자 의사, 운동 생리학자, 유능한 바이오해커이자 《과학으로 만든 몸Body By Science》의 저자인 더그 맥거프의 말을 인용하자면, '운동이란 체력을 키우고 건강을 증진하여 긍정적인 생리적 적응을 일으키는 특정 활동을 말한다. 그러나 체력을 다지는 과정에서 건강을 해치지 않는 것'이어야 한다. 요컨대 운동은 건강한 몸과 활력적인 삶을 만들기 위한 도구로 써야 한다는 말이다. 그러려면 강렬하면서도 안전하고 목적이 뚜렷한 운동을 가끔씩 해야 한다.

이런 기준을 충족하지 않는다면 운동이 아니다. 마라톤, 철인 3종 경기, 장거리 조깅 같은 혹독한 운동은 체력은 키워 줄지 몰라도 건강을 최적화시키지 못한다는 단순한 사실에서 내 기준엔 '운동'이 아니다. 즉 대단히 도전적이며 뛰어난 체력과 강한 정신력이 필요한 활동이지만 건강을 증진해 준다고는 단정할 수 없다. 마라톤 후에 일시적으로 심장이 손상되는 사례에서 보더라도[2] 근육이 탄탄하거나 특정 스포츠에 강하다고 해서 반드시 건강한 것은 아니다.

2010년, 이따금 마라톤 중에 심장 마비로 급사하는 사람이 생기는 원인을 밝히려고 한 소규모 연구에서 장기간에 걸친 강도 높은 유산소 운동은 심장에 부담을 주고 심장 근육에 손상을 입힌다는 증거를 내놓았다.[3] 건강을 개선하기 위한 운동이라면 오히려 심혈관계 질환의 위험을 줄여 줘야 마땅하다.

혹독한 운동의 정반대 영역에는 엘리베이터 대신 계단 이용하기, 점심시간에 산책하기, 여가 때 자전거 타기 등이 있는데, 이런 활동도 강도가 부족하고 직접 생리적 적응을 일으키지 않으므로 운동이라고는 할 수 없다. 그냥 '움직임'일 뿐이다.

이러한 활동으로는 실제 운동을 통해 얻을 수 있는 호르몬 변화는 나타나지 않지만 좋은 효과가 있기는 있다. 몸을 움직이면 대사 증후군[4]이나 유방암[5], 심혈관계 질환[6], 혈관성 치매[7]에 걸릴 위험이 줄어든다. 또한 거의 모든 질병의 원인 중 하나이자 기량을 떨어뜨리는 전신 염증을 완화하고[8] 상기도감염을 경감하며[9] 우울한 기분을 개선하는[10] 듯하다.

건강한 사람이 가볍게 움직이면 2시간 후까지 좋은 기분이 유지된다.[11] 미토콘드리아의 기능도 활성화하므로[12] 뇌 기능도 향상된다. 그러니 산책하러 나가자. 다만 산책을 운동이라고 착각하지는 말자!

매일 달리는 것보다
'주 1회 달리기'가 효과적이다

근력 운동은 가장 완전무결하다. 왜냐하면 적절한 운동에 필요한 조건을 충족하고, 근육량을 늘리고, 인슐린 감수성과 신진대사량을 며칠 동안 높게 유지하며, 테스토스테론과 성장호르몬 수치를(여성에게도 적절한 수준까지) 높이기 때문이다. 근육이 늘어나면 피로나 질병, 병원균, 독소에 대한 저항력이 높아져서 건강에 좋을 뿐 아니라 매일 자신감과 자부심을 느끼며 생활할 수 있다. 적당한 근육 증가는 남성과 여성 모두에게 건강을 선사한다.

여성이 근육 운동을 하면 '우락부락해진다'는 생각은 쓸데없는 걱정이다! 체지방을 줄이고 근육을 늘리고 싶다면 근력 운동을 추천한다.

또한 심폐 기능을 증진하려면 기존의 유산소 운동이 필요하다는 말에 넘어가지 말기 바란다. 칼로리를 태우기 위해서 라는 둥 잘못된 이유로 오랜 시간 유산소 운동을 하면 심장과 몸에 스트레스를 줄 뿐 운동이 가져오는 유익한 변화는 일어나지 않는다. 오히려 많은 경우에 해가 된다.

몸의 어느 한 면만(예컨대 심혈관계, 근육계, 호흡계 등)을 분리하기란 불가능한 일이다. 그런데 많은 사람이 유산소 운동으로 심혈관계만 단련할 수 있다고 믿는다. 조깅이나 사이클링 같은 전형적인 유산소 운동은 건강을 증진한다고 여겨지지만 대부분 그리 효과적이지 않다.

다행히도 바이오해킹을 이용해 심폐 기능을 강화하는 운동법이 있다. 최소한의 시간으로 유산소 운동의 주된 이점을 얻을 수 있는 '고강도 인터벌 운동'이다. 이 운동은 수백 미터를 달릴 공간만 있으면 할 수 있다. 우리 머릿속의 래브라도를 뒤쫓는 호랑이처럼 전속력으로 달리기만 하면 된다.

30초 달리고 90초 쉰 다음, 다시 30초 달리고 90초 쉰다. 이런 식으로 15분 동안 날리고 쉬고를 반복하는 것이다. 이 운동이 익숙하지 않은 사람은 처음에는 대개 15분을 채우지 못한다. 그래도 상관없다. 계속 노력하다 보면 가능해진다.

이 운동의 이점은 무엇일까? 기량이 높아지고 젊음을 유지해 주는 성장 호르몬HGH이 더 많이 생성된다. 한 연구에 따르면 고강도 운동을 최소 10분간 하면 성장 호르몬 분비가 최대화한다고 한다. 또 다른 연구에

서는 운동 강도가 높을수록 성장 호르몬의 분비가 늘어난다는 결과가 나왔다.[14]

그러니 이제 무언가에 쫓기듯 달려 보자. 심폐 기능이 좋아지고 수명이 늘어날 것이다. 무엇보다도 주 1회 딱 15분만 하면, 매일 1시간씩 조깅하는 것보다 심폐 기능이 향상된다!

'배가 텅 비었을 때' 운동한다

나는 어떤 시간대에 운동하면 좋은지, 운동 전후에 무엇을 먹으면 최고의 결과를 가져오는지를 찾아내는 실험을 했다. 1주일에 6일을 1시간 30분씩 운동하던 때는 시간에 여유가 생기는 오후 9시나 10시에 주로 했다. 하지만 내가 기대한 결과가 나지는 않았다.

평일에도 할 수 있어서 선호도가 높은 아침 운동도 시도해 보았다. 하지만 아침에는 자연스럽게 코르티솔 수치가 급격하게 상승하므로 이 시간대에 운동하면(운동 역시 코르티솔 수치를 상승시킨다) 코르티솔 수치가 전문가가 권장하는 수준보다 높아질 수 있다는 사실을 알게 되었다.

마침내 찾아낸 답은 엠토르, 그리고 엠토르를 억제한 후에 반동을 일으켜 근육을 만드는 3가지 요소인 커피, 단식, 운동이었다. 최고의 결과를 얻으려면 어떻게든 엠토르를 억제하여 반동을 가능한 한 많이 준 후 최대한 근육을 늘려야 한다. 따라서 '완전무결 간헐적 단식'을 끝낸 직후에 운동하는 게 가장 좋다.

저녁을 먹은 후 잠자리에 들고, 아침에 일어나면 밥 대신 방탄커피를 마신다. 오후 1시나 2시 무렵에 운동한 후에 풍성한 채소와 함께 고단백질·고지방식 점심을 먹는다. 그리고 그날 저녁에는 탄수화물을 섭취하는 것이다.

2010년 벨기에의 한 연구에서는 고칼로리·고지방식을 실천하면서 위가 텅 빈 상태(단식 상태)로 운동하면 근육이 가장 많이 늘고 포도당 내성[포도당을 섭취했을 때 혈당을 일정하게 유지하는 능력]이 개선되며 인슐린 감수성이 향상된다는 사실을 입증했다.[15]

'20분 이상' 운동하면
오히려 해롭다

근력 운동은 1주일에 1~3회가 가장 적당하다. 충분히 잘 시간과 회복할 시간이 있고 시차 증후군이 없다는 조건하에 '최대 주 3회'로 제한해야 한다. 운동이 버겁다면 무리하지 말고 횟수를 줄이는 게 좋다.

운동은 일정 수준을 넘어서면 성과가 없다는 점을 기억하자. 꼭 많이 해야 좋은 것이 아니며 지나친 운동은 오히려 해가 된다.

운동은 20분 넘게 지속하지 말아야 한다. 10~15분이면 충분하다. 다만 강도는 아주 높게 유지하고 각 세트는 무게를 더 이상 들어 올릴 수 없는 상태까지 해야 한다. 트레이너에게 운동을 배운 일이 없거나 프리웨이트 운동[바벨이나 덤벨 등을 이용한 근력 운동]을 해 본 적이 없다면 헬스클럽에 있는 기구를 이용한 운동부터 시작하는 편이 좋다. 프리웨이트 운동으로 근육에 피로를 주면 부상 위험이 커지기 때문이다.

기구를 이용한 가장 효과적인 복합 운동 5가지는 시티드 로우, 체스트 프레스, 랫 풀다운, 오버헤드 프레스, 레그 프레스다.

무게는 1.5~2분 이상 반복해서 들 수 없는 정도가 좋다. 한 번 들어 올릴 수 있는 최대 무게의 약 80% 수준이 가장 적당하다. 세트 사이의 휴식은 되도록 짧은 편이 좋으며 길어도 2분을 넘기지 말아야 한다.

준비 운동을 어느 정도 해야 하는지는 전문가 사이에서도 의견이 나뉘는데, 스트레칭은 좋지만 달리기나 팔 벌려 뛰기까지 할 필요는 없다.

운동 순서는 본인이 하고 싶은 대로 해도 좋다. 운동별로 1.5~2분간 —더 이상은 못 하겠다 싶은 정도까지—실시한다. 이런 운동을 해 본 일이 없더라도 아무 문제없다. 헬스클럽의 트레이너에게 부탁해서 사용법을 배우면 된다. 모두 간단한 운동이다. 운동한 후에는 근육통이 오겠지만 주 1회부터 시작하면 다음번 운동 때까지 몸을 회복하고 근육을 만들기에 시간은 충분하다.

가장 좋은 운동 횟수는
'월 4회'

적절한 회복은 매우 중요하다. 근력 운동도 고강도 인터벌 운동도 다음 번 운동까지 2~10일 정도 간격을 둬야 한다. 4~7일 간격이 가장 적당하다.

운동한 날 '저녁'에 완전무결한 탄수화물을 적절히 섭취하면 회복이 빨라진다. 탄수화물을 섭취하는 시간대에 유의하면 최고의 결과를 얻을 수 있다. 실제로 보디빌더들은 수십 년 동안 운동 후에 탄수화물을 섭취했다. 탄수화물은 인슐린을 늘린다. 인슐린은 단백질과 지방을 근육으로 운반하는 역할을 한다. 따라서 운동으로 근육을 자극했을 때는 인슐린을 보충해야 한다. 다만 지나치게 많이 먹지 않도록 주의하자.

체형이나 기분을 결정하는 중요한 요인은 운동이 아니라 음식이다. 운동은 더 강해지기 위한 수단에 불과하다. 운동선수가 아니라면 한 주는 근력 운동 1회, 그다음 주에는 고강도 인터벌 운동 1회, 이렇게 반복하기를 추천한다. 즉 1개월에 4회만 운동하는 것이다.

운동한 날 밤에는 주로 앉아 있었던 날보다 훨씬 많이 자야 한다. 왜냐하면 근육 조직은 한창 깊은 잠에 빠졌을 때 회복되기 때문이다. 20분 운동하면 3시간 더 자야 한다.

1주일에 2회 이상 운동한다면 필요한 만큼 충분히 몸을 쉬게 해 주자. 수면 시간에 제한이 있을 때는 주 1회 이상 운동하지 말아야 하고, 시차 증후군이 있을 때는 고강도 운동을 피해야 한다. 당신의 과제는 '운동 기계'가 아니라 '회복 기계'가 되는 것이다. 회복하는 동안에 몸에 근육이 만들어진다는 점을 잊지 말자!

Chapter 7

고성능 모드의
스위치를 켜다

우리 가족이 '가장 건강해지는' 식사법

일반적으로 독소나 당, 글루텐처럼 위험천만한 식품을 적게 먹는 아이가 그렇지 않은 아이보다 얌전하다. 위험천만한 식품을 많이 먹는 아이보다 덜 칭얼거리고 더 오래 집중력을 유지한다. 또한 아이에게는 탄수화물이 꼭 필요하다. 단식도 금물이다. 다만 식사에 완전무결 다이어트의 원칙 몇몇을 도입하면 건강하게 자라는 데 도움이 되며, 당신이 떼쓰는 아이를 어르고 달래느라 낭비하는 에너지를 절약하게 해 줄 것이다.

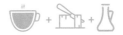

최고의 기량은 남성만의 목표가 아니다. 늘씬하고 탄탄하며 건강하고 강한 몸을 갖고 싶은 여성의 목표이기도 하다. 그런 여성은 자신의 왕국에서 가족의 건강을 지키며, 음식으로 인해 가족의 기량을 떨어뜨리는 일은 결코 허락지 않는다. 나는 운 좋게도 완전무결한 여성이자 의사인 라나와 결혼했다.

결혼 당시 라나는 다낭성 난소 증후군이어서 임신할 수 없다는 선고를 받았지만, 우리는 바이오해킹 기술을 이용해 생식 능력을 회복하고 건강한 가족을 얻었다. 라나는 자연 임신과 불임 전문 컨설턴트로서 완전무결 기법을 활용해 왔는데, 그 경험이 여성을 위한 완전무결 다이어트 권장 사항을 발전시키는 데 도움이 되었다.

'칼로리가 부족'하면
임신할 수 없다

남자와 여자는 호르몬 수치도 신체 구조도 달라서 결과적으로 음식에도 대단히 다르게 반응한다. 남녀 모두 완전무결 다이어트로 효과를 볼 수 있지만 더 좋은 결과를 얻으려면 여성에겐 미세한 조정이 필요하다.

일반적으로 남성 대부분은 완전무결 간헐적 단식을 실천하는 데 아무런 문제가 없고, 아침에 마시는 방탄커피를 제외하고는 어떤 방식의 간헐적 단식도 대체로 가능하다(물론 아무도 썩 내키지는 않겠지만). 하지만 내 홈페이지의 게시판에 올라온 다양한 사례에 비추어 보자면 상당수의 여성은 일반적인 단식을 할 때 호르몬 조절 불능이나 불면증, 불안감, 부신 피로, 생리 불순을 겪는다.

이 부분은 진화론적인 관점에서 이해할 수 있다. 여성은 임신하고 출산하도록 진화했다. 아기를 낳는 데 관심이 없는 사람도 건강한 아이를 가질 수 있다는 것은 생물학적 성능을 확인하는 가장 중요한 지표 중 하나이므로 생식 능력에 신경 써야 한다. 완전무결 다이어트는 성능 향상을 목적으로 고안되었기 때문에 남녀 모두의 생식 능력을 높이고 보호하는 데 각별히 주의를 기울인다.

잘못된 다이어트가 여성의 생식 능력과 기량에 크게 해를 끼치는 이유는 단순하다. 남성이든 여성이든 칼로리나 건강한 지방 섭취를 제한하면 유전자가 발현하는 방식에 영향을 줄 수 있는 신호가 몸에 전송된다. 이런 구조를 연구하는 과학을 후성 유전학이라고 부르는데, 이는 유전자 발현에 변화를 일으키는 외부 요인을 밝히는 학문이다. 후성 유전학에 따르면 단 1가지 영향만으로도 생식 능력이 변화하는 일이 있다고 한다.

후성 유전학적 관점에서 보면 단식이나 저지방 식단은 우리 몸에 "기근이다! 식량이 부족해! 당장 번식을 멈춰!" 하고 알려 주는 것과 진배없다. 여성의 몸은 이런 신호에 지극히 당연한 이유로 남성보다 훨씬 격렬하게 반응한다. 물론 기근은 남성에게도 생식에 적합한 환경이 아니지만, 남성은 2인분을 먹을 필요도 없고 배 속의 아기를 데리고 돌아다니지 않아도 된다. 하지만 여성은 기근일 때 임신했거나 모유 수유를 한다면 몸에 부담이 커 목숨을 잃을 확률이 월등히 높아진다.

여성이 칼로리를 너무 적게 섭취하면 몸은 기근 신호에 반응하여 스트레스를 받고, 생식해도 문제가 없을 수준으로 식량이 공급(또는 칼로리 섭취)될 때까지 생식 능력을 중단한다. 그래서 식이 장애가 있는 여성은 보통 생리가 끊긴다. 기근 비상 체제에 돌입한 몸은 생식 능력을 차단함으로써 여성을 임신 스트레스로부터 보호하는 것이다.

이것이 내가 칼로리 제한은 건강한 다이어트법이 아니라고 생각하는 이유이며 매일 격렬하게 운동하지 말라고 권하는 이유다. 여성 운동선수들도 지나친 운동과 저지방·저칼로리 식단의 조합이 몸에 지나치게 스트레스를 주어서 생리가 끊어지는 일이 많다. 세포의 에피게놈[식사나 습관, 환경 등의 요인으로 유전자 발현에 변화를 일으키는 유전정보. 후성 유전체라고도 한다]에게 매일 "호랑이에게 쫓기고 있어. 목숨이 위험해!" 하는 신호가 전송되기 때문이다.

남녀의 몸은 모두 이런 메시지에 탈진, 부신 피로, 호르몬 문제와 같은 반응을 나타내지만 여성은 이런 문제들에 더욱 민감하고 즉각적인 영향을 받는다.

장을
'지방 감소 모드'로 만든다

나는 바이오해킹의 원리를 이용해 일반 간헐적 단식보다 몸에 부담이 덜한 완전무결 간헐적 단식을 고안하여 남녀 모두 건강을 해치는 일 없이 단식의 효과를 볼 수 있도록 했다. 여성 대부분은 일반 단식 대신 완전무결 간헐적 단식을 하면 몸 상태가 좋아진다.

게다가 단순히 끼니를 거를 때보다 빨리 장내 세균총을 지방 감소 모드로 만들어 준다. 왜냐하면 버터와 특히 MCT 오일이 유해균을 억제해 주기 때문이다.

완전무결 간헐적 단식은 스트레스 신호를 보내는 게 아니라 "슬슬 자가포식(세포 청소)을 해서 급속히 체지방을 제거할(케토시스) 때가 왔어" 하고 몸에게 알려 준다. 그리고 장내 세균에게 "녹말이 없으니 FIAF를 통해 조금씩 지방 연소를 시작해 줘" 하고 알려 준다.

완전무결 간헐적 단식은 스트레스 신호를 만들지 않으므로 일반 간헐적 단식보다 부신 기능을 양호하게 유지한다. 지방을 태울 때는 실제로 부신 수질에서 생성되는 지방 연소 호르몬인 아드레날린을 사용하므로[1] 극도의 부신 피로를 일으키는 스트레스 신호를 피하는 일은 정말로 중요하다.

그런데 커피는 부신에 스트레스를 준다고 알려져 있어 문제가 복잡해진다. 하지만 부신 기능 저하는 커피에 든 곰팡이 독소와 관계가 있다. 세계보건기구WHO가 발표한 조사 결과에 따르면 커피에서 흔히 발견되는 곰팡이 독소는 폐를 제외하고는 부신 수질에 가장 빨리 축적된다고 한다.[2][3][4][5] 부신 피로에 시달리고 있지만 만약 커피의 효능을 누리고 싶다면 곰팡이 독소가 적은 고품질 커피를 찾아야 한다.

'나쁜 지방'은 조금만 먹어도
타격이 크다

방탄커피는 몸에 "지금은 식량이 부족하니 생식 능력을 중단하라"는 신호를 보내지 않는다. 맛있는 데다 만족감까지 주는 질 좋은 버터를 먹는데 기근이라니, 몸으로서는 상상도 못 할 일이다. 그 대신에 "이곳은 양질의 지방으로 가득한 풍요로운 나라여서 건강한 아기를 낳을 수 있어. 어서 엄마가 돼!" 하는 메시지를 준다. 그리고 생식 능력이 높아질수록 몸은 더 건강해지고 결과적으로 기량도 높아진다.

완전무결 다이어트는 완전무결 간헐적 단식뿐 아니라 당분이 적고 건강한 지방이 많은 식단을 통해서도 생식 능력을 높여 준다.

임신하고 싶은 여성이든 최고의 기량이 필요할 뿐인 여성이든 당을 되도록 멀리해야 한다. 앞에서 설명했듯 당을 많이 먹으면 체내의 인슐린 농도가 급격히 올라가고 호르몬 수치가 흐트러진다. 적절한 호르몬 수치는 생식 능력의 핵심이다. 당의 과다 섭취는 효모균에게 먹이를 주는 꼴이어서 남녀 모두에게 문제지만 효모성 질염에 걸리기 쉬운 여성에게는 한층 더 큰 문제다.

양질의 버터나 MCT 오일 등의 지방은 임신한 여성에게 필요한 추가

적인 에너지를 제공한다. 건강한 지방은 깨끗한 에너지의 가장 좋은 공급원이며 당이나 탄수화물처럼 체력 고갈이나 음식을 향한 갈망을 일으키지 않는다. 질 좋은 지방을 충분히 섭취하면 기량이 향상하고 호르몬이 제대로 작용하며 장내 유해균이 억제되는데다가 체중도 감량할 수 있다.

그러나 생식 능력을 보호하려면 건강에 이로운 지방을 먹는 것만큼 해로운 지방을 먹지 않는 것이 중요하다. 비만은 불임을 일으키는 위험 요인이며 인공 트랜스 지방은 소량만 먹어도 배란성 불임을 일으킬 수 있다.[6]

또한 완전무결 다이어트는 염증을 줄여 주어 여성의 생식 능력을 높인다. 만성 염증은 수정하기 어렵게 하는데 완전무결 다이어트에서는 곡물, 유제품, 오메가6 함량이 높은 기름 등 염증을 촉진하는 식품을 먹지 않는다. 다만 과거에 이런 식품을 먹었다면 길게는 6개월 동안 영향이 이어질 수 있다. 그래서 나는 임신을 계획하는 여성에게는 임신하기 3~6개월 전부터 완전무결 다이어트를 시작하라고 권한다.

3개월만 완전무결 다이어트를 해도 생식 능력을 높이기에는 충분하지만 6개월간 지속하면 과거에 먹었던 유해한 독소가 말끔히 씻겨 나가서 만성 염증이 사라진다. 이런 식으로 개선하면서 일어난 유전자의 긍정적 변화는 당신의 자식과 손주에게까지 이어진다. 여러 세대에 걸쳐 계속 업그레이드 되는 것이다!

여성을 위한
바이오해킹의 미세 조정

완전무결 다이어트는 지금까지 설명한 모든 이유로 남녀 모두에게 효과적이지만 여성은 몇 가지 사항을 조금만 수정하면 더 좋은 결과를 얻을 수 있다.

'기름진 음식'도 먹고 싶을 때는 먹는다

여성이 스트레스를 받았을 때 기름지고 짭짤한 음식이 당기는 데는 이유가 있다. 부신이 극도로 피로하기 때문이다.

이런 욕구는 공복과 마찬가지로 단순히 무시하거나 의지력으로 극복하려 해서는 안 된다. 부신은 나트륨과 칼륨 수치의 균형을 맞추는 호르몬을 생성한다는 점을 떠올리기 바란다. 이 호르몬은 세포가 제대로 기능하는 데 꼭 필요하다. 스트레스를 받았을 때 소금을 충분히 섭취하면 이미 혹사당하고 있는 부신의 부담을 덜어 준다. 짠맛이 당기는 이유는 이 때문이다.

하지만 여타 사람들처럼 포테이토칩을 먹어치우라는 뜻은 아니다. 기름지고 짠 음식이 당긴다면 버터와 질 좋은 바다 소금을 곁들인 맛있고 완전무결한 단백질이나 채소를 먹자. 이 방법은 좋은 해결책일 뿐만 아니라 건강을 위해서도 꼭 필요하다. 또한 몸도 부신도 생식 능력도 뇌도 손상되는 일 없이 안전하게 완전무결 간헐적 단식을 실행할 수 있게 한다.

아침에 단백질을 먹으면 다이어트 속도가 빨라진다

만일 당신이 40대 이상이거나 체중을 많이 감량하고 싶다면 아침에 단백질을 먹는 편이 장기적으로 도움이 된다. 방탄커피에 생선 콜라겐을 추가해 보자. 그렇게 하면 몸의 소화 과정이 작동하기 시작해 실질적으로 빨리 공복을 느끼게 되지만 렙틴 수치가 재설정되어서 장기적으로는 몸 상태가 좋아지고 체중이 더 빨리 줄어든다.

유지기에 들어가면 아침식사로 목초를 먹인 닭의 달걀이나 유청단백질 등 완전무결한 단백질을 추가하고 몸 상태가 어떻게 달라지는지 관찰하자. 장내 세균에게 몸이 온종일 지방을 축적하고 싶어 한다고 알리고 싶지 않다면 아침에는 탄수화물을 먹지 말아야 한다!

탄수화물은 '추가로' 섭취한다

여성의 몸은 스트레스 신호에 대단히 민감하므로 아침에 지방(때때로 단백질)을 꼭 먹어야 할 뿐만 아니라 탄수화물에 대한 의존도도 남성보다 높다.

완전무결 다이어트에서는 탄수화물을 '탄수화물 추가 섭취일'에 평소보다 많이 먹는 방식으로 보충한다. 탄수화물 추가 섭취일이란 단백질 단식일을 말한다. 1주일에 1회, 단백질 대신 건강하고 완전무결한 탄수화물을 먹는 것이다.

남성 중에는 탄수화물을 적게 먹어도 최고의 기량을 발휘하는 사람이 있다. 하지만 여성은 적어도 1주일에 1회는 단백질 단식일에 탄수화물을 추가로 섭취해야 한다. 유지기에 들어간 다음에는 1주일에 2회 이상 추가 섭취해야 하는 여성도 있다. 이런 여성은 저녁식사 때 소량(30g 이하)의 탄수화물을 섭취하면 놀라운 효과를 얻을 수 있다.

그렇다고 맥도널드에 가서 폭식하라는 말이 아니다! 탄수화물 추가 섭취일에는 고구마, 당근, 백미 등 완전무결한 탄수화물을 최대 300g까지 먹어도 된다. 다음 날에 몸이 조금 무겁게 느껴질지도 모르지만 수분의 무게일 뿐이니 안심해도 좋다. 임신한 여성은 완전무결 다이어트의 기본 원칙을 지키되 매일 저녁 소량의 탄수화물을 섭취해야 한다. 임신 중에 단식은 금물이다! 자궁 속 태아가 적절한 칼로리와 영양을 공급받는 것이 무엇보다도 중요하다.

임신을 계획 중일 때 카페인은 왜 멀리해야 하는가?

만일 당신이 임신했거나 임신할 계획이 있다면 카페인이 든 커피는 피하는 편이 낫다. 카페인은 태반을 통과하므로 카페인에 계속해서 노출된 태아의 심장 박동을 빨라지게 한다. 게다가 태반으로 가는 혈류량을 감소시킨다.[7] 임신한 여성 대부분은 이따금 마시는 커피 1잔 정도는 문제가 없지만 매일 마시지는 않는 게 좋다. 방탄커피를 논커피 바닐라라테[부록 레시피 참조]로 대체하면 태아에게 아무런 위험도 끼치지 않고 같은 결과를 얻을 수 있다.

아이는
탄수화물이 부족하면 안 된다

내가 아내 라나의 생식 능력을 회복하려고 함께 노력하던 과정에서 성인을 강하게 하는 음식은 아이의 성장과 건강에도 동일한 영향을 미친다는 사실을 발견했다.

아이에게 좋은 음식을 먹이는 것은 부모의 책임이다. 나는 아내가 임신했을 때부터 아이가 태어난 몇 년 후까지 식사 준비를 도맡아 했고, 수많은 고객의 아이들이 더 완전무결해지도록 도왔다. 그러면서 아이에게는 완전무결 다이어트 같은 고지방 식단이 가장 좋다는 사실을 알게 되었다.

일반적으로 독소나 당, 글루텐처럼 위험천만한 식품을 적게 먹는 아이가 그렇지 않은 아이보다 얌전하다. 위험천만한 식품을 많이 먹는 아이보다 덜 칭얼거리고 더 오래 집중력을 유지한다.

또한 아이에게는 탄수화물이 꼭 필요하다. 단식도 금물이다. 다만 식사에 완전무결 다이어트의 원칙 몇몇을 도입하면 건강하게 자라는 데 도움이 되며, 당신이 떼쓰는 아이를 어르고 달래느라 낭비하는 에너지를 절약하게 해 줄 것이다. 아이가 글루텐도 주스도 없이 견뎌 낼 리 없다고 걱정하는 부모도 있지만, 내 아이들은 어릴 때부터 완전무결 다이어트의 원칙에 따르고 있고 완전무결한 식품을 매우 좋아한다.

아이들은 대개 손으로 집어 먹을 정도로 버터를 좋아해서 건강한 지방이 들어간 음식을 거부하지 않는다. 우리 집 아이들이 좋아하는 완전무결 메뉴는 고구마구이와 버터를 듬뿍 바른 콜리플라워다.

커피를 줄 경우에는 몸에 이상이 없는지 신중하게 확인하면서 작은 컵 1잔 정도로 제한하자.

콘플레이크는
'성욕 억제'를 위해 만들어졌다

완전무결 다이어트에서는 호르몬 수치의 균형을 맞추는 데 중점을 둔다. 특히 테스토스테론의 분비량을 늘리는 것을 중요하게 여기는데 남성뿐 아니라 여성에게도 해당한다. 테스토스테론은 남성적인 특징과 연결하여 생각하기 쉽지만 실제로는 남녀 모두 테스토스테론을 생성하며 몸이 제대로 기능하려면 꼭 필요한 호르몬이다.

테스토스테론의 주된 역할 2가지는 성욕 및 성 기능을 유지하는 것과 단백질 합성을 도와 근육을 형성하는 것이다. 어떤 여성들은 테스토스테론 수치가 높아지면 보디빌더처럼 '울퉁불퉁한 근육질 몸매'가 될까 봐 걱정하지만 여성이 주사 등의 외부 공급원 없이 그렇게 되기란 불가능하다.

요즘은 오히려 테스토스테론 생성량이 부족해서 체중 증가, 성욕 감퇴 등 다양한 증상을 보이는 여성이 많다. 게다가 뼈를 튼튼하게 하는 데도 테스토스테론이 필요하므로 폐경기를 맞아 골절이나 골다공증에 걸릴 위험이 높은 여성은 특히나 체내에 적정량을 유지하는 게 중요하다.

그렇다면 왜 많은 여성이—심지어 남성조차도—테스토스테론 생성량이 부족할까? 안타깝게도 이 역시 저지방·고독소·고탄수화물 식사의 결과다.

칼로리나 지방, 또는 양쪽 다 제한하면 생식 능력을 차단하는 것과 똑같은 스트레스 신호가 몸에 테스토스테론이 아닌 코르티솔을 생성하는 데 호르몬 성분을 모조리 쏟아 부으라고 지령을 보낸다. 만성적으로 코르티솔 수치가 높으면 인슐린 저항성, 지방 증가, 근육 손실이 발생할 수 있다.

탄수화물은 혈당을 급격하게 올려서 테스토스테론 수치를 떨어뜨린다. 남성을 대상으로 한 조사에 따르면, 포도당 75g을 섭취한 후에 혈당이 급격하게 상승하면 테스토스테론 수치가 25%나 낮아진 상태가 2시간 이상 이어진다.[8] 사실 콘플레이크도 그레이엄 크래커[통밀로 만든 식사대용 간식]도 원래는 성욕을 억제하기 위해 고안된 식품이다. 당시에는 성욕을 '문제'라고 여겼다.

저지방·고탄수화물식을 섭취하면 몸에서 생성되는 테스토스테론이 줄어들므로 완전무결 다이어트 같은 고지방·저당·저탄수화물식이 테스토스테론 수치를 늘리는 것은 당연한 이치다.[9] 사실 연구를 통해 포화지방, 단일 불포화 지방, 콜레스테롤을 많이 먹는 남성 운동선수는 높은 테스토스테론 수치를 보이는[10] 반면 저지방·고섬유질식을 하는 건강한 중년 남성은 테스토스테론 생성량이 더 적다는[11] 사실이 입증되었다.

하지만 지방이라고 해서 모두 테스토스테론 수치를 높여 주지는 않는다.[12] 완전무결 다이어트에서 섭취하지 않는 건강에 해로운 다가 불포화 지방은 포화 지방이나 단일 불포화 지방처럼 테스토스테론 수치를 높여주지 않는다.

완전무결 다이어트에서 목초를 먹인 유기농 동물성 식품 섭취가 대단히 큰 부분을 차지하는 이유 중 하나는 테스토스테론의 중요성 때문이다. 기존 방식으로 사육한 동물성 식품에서 흔히 발견되는 다이옥신은 테스토스테론 생성을 저해한다는 사실이 밝혀졌다.[13] 목초를 먹인 유기농 고기와 유제품은 기존 사육 방식에 비해 다이옥신이 적다.

2주간의 완전무결 다이어트를 마치고 나면 전에 없이 힘과 생기가 넘칠 것이다. 이것은 남성에게든 여성에게든 매우 중요하다. 왜냐하면 이제 당신의 몸에는 성능 향상을 위해 호르몬을 만들 재료가 전부 갖춰졌기 때문이다. 내가 활력적이고 생기 넘치는 아내를 만나 건강하고 똑똑한 아이들을 얻은 것은 모두 완전무결 다이어트 덕택이다!

Chapter 8

완전무결
다이어트 로드맵 1

즐거운 마음으로 향하는 '근사한 지역' 편

위험천만 식품은 '먹이가 아니라고' 래브라도 뇌를 훈련할 수 있고, 또 훈련해야만 한다. 위험천만 식품은 당신의 기량을 떨어뜨리고 체중을 늘리며 노화를 앞당기고 집중력을 잃게 만들 것이다. 앞으로 2주간 지금부터 소개하는 식단에 따라 완전무결 식품을 섭취하면 놀라운 결과를 얻을 수 있다. 활력이 넘치고, 기량이 향상되고, 체중이 줄고, 젊어지고, 전반적으로 건강이 좋아질 것이다.

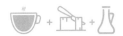

'이로운 음식', '이로운지 해로운지 불확실한 음식', '해로운 음식'의 3종류로 구분하는 것은 언뜻 간단해 보일지 모르지만 사실 식품이란 훨씬 더 복잡하다.

내가 조사한 결과, 모든 음식은 가장 이로운 음식과 가장 해로운 음식을 양 끝단에 둔 범위 안의 어딘가에 해당한다. 어떤 음식은 다른 음식보다 약간 더 영양가가 높고, 어떤 음식은 다른 음식보다 약간 더 염증을 많이 일으킨다.

그래서 준비한 '완전무결 다이어트 로드맵'은 당신의 특별한 몸과 뇌를 위해 더 나은 선택을 하도록 인도해 줄 간단한 식품 일람이다. 이 로드맵이 대단히 많은 완전무결 다이어트 실천자에게 효과를 가져다주는 까닭은 어떤 음식을 먹었는지, 다음 식사 때는 어떤 음식을 먹을 계획인지를 바탕으로 자신이 로드맵의 어디쯤에 있는지 정확히 파악할 수 있기 때문이다. 다음 식사가 올바른 방향인지 아니면 바람직하지 않은 방향인지, 로드맵의 어디로 향해야 하며 그 방향은 자신이 정말 원하는 길로 이어지는지 직접 확인할 수 있는 것이다.

로드맵의 정보를 기억해 두면 음식을 얼핏 보기만 해도 어느 지역에 속하는지 곧바로 알 수 있다. 또한 당신에게 어떤 음식이 잘 맞는지 파악해 두면 앞으로 어떤 방향으로 나아가야 할지도 분명해진다.

잘못된 선택을 하면 이 다이어트에서—다른 어떤 다이어트에서도—체중 감량에 실패하겠지만 로드맵의 어디에 있는 식품을 섭취했는지 알면 금방 복구할 수 있다. 어느 구역에 속한 음식을 먹을지는 당신의 선택에 달려 있다. 이번 장부터 여러 장에 걸쳐 당신이 최선의 결정을 내리는 데 필요한 모든 정보를 제공하겠다.

모든 음식을
3종류로 분류한다

로드맵에서는 모든 식품을 앞 장에서 간략히 설명한 대로 '완전무결', '경계경보', '위험천만'의 3가지 카테고리로 나눈다.

'완전무결' 식품은 가장 염증성이 약하고 독소가 적으며 몸과 뇌에 가장 좋은 영양소를 가득 채워 주는 최상의 선택지다. '경계경보' 식품은 장단점이 공존해서 사람에 따라 미치는 영향이 다르다. '위험천만' 식품은 누구에게든 득보다 실이 훨씬 크다.

위험천만 식품은 '먹이가 아니라고' 래브라도 뇌를 훈련할 수 있고, 또 훈련해야만 한다. 위험천만 식품은 당신의 기량을 떨어뜨리고 체중을 늘리며 노화를 앞당기고 집중력을 잃게 만들 것이다.

앞으로 2주간 지금부터 소개하는 식단에 따라 완전무결 식품을 섭취하면 놀라운 결과를 얻을 수 있다. 활력이 넘치고, 기량이 향상되고, 체중이 줄고, 젊어지고, 전반적으로 건강이 좋아질 것이다. 그런 다음에는 식단에 경계경보 식품을—원한다면 위험천만 식품까지—포함해도(거의) 완전무결한 상태를 유지할 수 있는 비법을 전수하겠다.

여기서는 완전무결 다이어트에서 가장 중요한 식품이자 가장 많이 먹는 음식인 채소와 지방, 단백질에 초점을 맞춘다. 이 식품들이 속한 곳은 분명 되도록 오래 머물고 싶어지는 근사한 1등급 지역이다. 그다음 장부터는 자주 먹지 않는 음식, 맛도 영양도 만점인 완전무결 요리에 곁들일 향신료와 감미료를 안내할 것이다.

각 항목에서 다루는 식품은 가장 완전무결한 식품부터 시작해 절대 위험천만한 식품 순으로 등장한다. 즉 영양상의 이점은 줄어들고 독소와 악영향은 늘어나는 순서다.

무슨 일이 있어도
채소를 먹는다

완전무결 다이어트에서는 채소를 다른 어떤 음식보다 많이 먹는다. 거의 모든 채소는 자연 그대로의 상태라면(통조림이나 튀김, 가공식품이 아닌 한) 건강에 좋다. 그러나 건강상의 이익을 가져다주는 채소도 있는 반면, 유해한 항영양소나 유전자 조작 식품 등이 들어 있어 래브라도 뇌가 당신의 성능을 떨어뜨리게 만드는 채소도 있다. 영양소가 가장 많고 항영양소는 가장 적은 채소부터, 영양소가 가장 적고 위험도는 가장 높은 채소까지 순서대로 살펴보자.

채소

▲ 완 전 무 결	아스파라거스, 아보카도, 청경채*, 브로콜리*, 방울양배추*, 콜리플라워*, 셀러리, 오이, 펜넬, 올리브
	양배추*, 케일*, 양상추, 래디시, 시금치*, 주키니
	당근, 그린빈, 파, 파슬리
	가지, 양파, 완두류, 피망· 파프리카·고추, 샬롯, 토마토
	비트, 버섯류, 호박, 생근대, 생케일, 생시금치
	옥수숫대가 붙은 신선한 옥수수
위 험 천 만 ▼	신선한 옥수수를 제외한 모든 형태의 옥수수, 통조림 채소, 콩류

*가열 조리해서 섭취해야 하는 식품. 뒷
장의 조리법 참조

당신이 몰랐던 완전무결 채소

가장 유익한 음식 중 하나인 아보카도

맛있는 단일 불포화 지방의 식물성 공급원인 아보카도는 엄밀히 따지면 과일이지만 영양 성분은 채소에 훨씬 가깝다. 당신이 먹을 수 있는 가장 완전무결한 식품 가운데 하나다. 아보카도의 유일한 단점은 염증을 일으키는 오메가6지방산이 많다는 것이기 때문에 많이 먹으면 오메가3 섭취량을 늘려야 한다.

다행히도 아보카도에 들어 있는 오메가6는 산화하지도, 화학 용제가 들어 있지도, 손상되지도 않았으므로 체내에서 사용할 수 있다. 지방의 절반 이상을 포화 지방으로 섭취한다면 하루에 2개까지는 먹어도 괜찮다. 다만 가열 조리는 하지 말자!

올리브는 '완전식품'

올리브는 엄밀히 말하면 과일이지만

채소처럼 기능하므로 채소처럼 먹어야 한다. 수 세기 전부터 '완전식품'으로 여겨진 데는 그만한 이유가 있다. 올리브에는 독소가 아주 조금밖에 없어서 매우 안전한 식물성 지방 공급원이다. 다만 해로운 기름에 담그거나 몰래 화학조미료로 맛을 더한 제품도 있으므로 조심하자.

청경채는 반드시 가열한다

청경채는 칼로리도 탄수화물도 거의 없고 맛도 거의 나지 않는다. 맛있는 버터를 곁들이기에 딱 좋은 채소다. 다만 반드시 가열 조리하자.

방울양배추는 항암 작용을 한다

방울양배추에는 DNA 복구를 돕는 강력한 항암 성분이 들어 있다. 칼륨, 엽산, 비타민 C, 칼슘, 식이섬유, 철분도 풍부하다. 탄수화물 함량과 칼로리가 낮고 독소가 적으며 조리하기도 쉽다. 다른 십자화과 채소와 마찬가지로 생식에는 적합하지 않다.

뽀빠이가 시금치를 먹는 것은 옳다

뽀빠이는 영양에 대한 지식이 있었던 모양이다. 게다가 근육도 울퉁불퉁하다! 시금치는 탄수화물 함량과 칼로리가 낮고 카로티노이드, 엽산, 비타민 C, 칼슘, 철분, 비타민 K1이 풍부하다. 가열 조리만 잊지 말자.

십자화과 채소는 가열하면 최강이 된다

브로콜리, 콜리플라워, 양배추, 방울양배추, 청경채 등의 십자화과
채소는 대단히 완전무결한 식품이지만 앞에서 설명한 대로 영양소의
흡수를 방해하는 항영양소인 옥살산염이 많이 들어 있다. 옥살산염은
체내에 들어가면 혈액 속의 칼슘이온과 결합해 작은 결정을 이루어 근
력 저하와 근육통을 유발하고, 뇌에 문제를 야기할 수도 있다. 신장
결석의 80%는 옥살산염으로 인해 발생한다. 옥살산염은 가열 조리하
면 크게 줄어들므로 생식은 피하는 편이 좋다.

케일도 강력한 항암 물질을 함유한다

케일은 베타카로틴, 비타민 K1, 비타민 C, 루테인, 제아크산틴이 풍
부하고 적당량의 칼슘이 들어 있다. 또한 케일에 함유된 설포라판이라
는 강력한 항암 물질이 글루타티온과 결합해 인체의 세포에서 독소를 제
거한다.[1] 옥살산염 함량이 높은 다른 채소와 마찬가지로 생케일로 만든
샐러드는 먹지 말자. 가열 조리가 최선의 섭취법이다.

아스파라거스는 장내 세균의 먹이가 된다

아스파라거스는 탄수화물 함량과 칼로리가 아주 낮지만 영양소는 매
우 풍부하다. 비타민 K1, 철분, 티아민(비타민 B1), 리보플래빈(비타민
B2)이 풍부하고 장내 세균의 먹이가 되는 수용성 섬유질도 적당량 들어
있다.

브로콜리로 바이러스를 이길 수 있다

브로콜리는 비타민 C, 식이섬유, 인, 칼슘, 엽산, 비타민 K1, 카로티노이드가 풍부하고, 디인돌리메탄 같이 건강을 증진하는 진귀한 화합물이 들어 있어 항바이러스, 항암, 항균 효과가 있다.[2] 브로콜리를 자주먹는 남성은 전립선암에 걸릴 위험이 줄어든다.[3]

채 썬 양배추보다는 삶은 양배추가 좋다

양배추는 탄수화물과 항영양소는 적고 칼륨, 칼슘, 비타민 K1은 많다. 다만 농약 성분이 남아 있을 가능성이 높으니 유기농을 구매하는 편이 좋다. 십자화과 채소이므로 생으로 먹는 양을 제한하거나 발효 식품으로 섭취하자. 사우어크라우트[독일식 양배추 절임]는 인기 있는 양배추발효 식품이다.

콜리플라워가 DNA를 복구한다

콜리플라워는 탄수화물 함량과 칼로리가 낮지만 비타민 C, 칼륨, 칼슘, 식이섬유가 풍부하고 비타민 K1이 적정량 들어 있다. 게다가 설포라판, 글루코시놀레이트, 카로티노이드, 인돌3카비놀(DNA 복구와 항암효과가 있는 화합물)이 함유되어 있다.

셀러리는 유기농으로

셀러리는 칼슘, 칼륨, 엽산, 베타카로틴, 나트륨이 소량 들어 있고 식이섬유도 적당량 들어 있지만 칼로리는 거의 없다. 맛도 순해서 어떤 요리에든 사용할 수 있다. 미국의 비영리 환경 단체인 EWGEnvironmental Working Group가 실시한 검사에서 13종이나 되는 농약 성분이 검출되었으므로[4] 유기농을 구매하는 편이 좋다.

오이로 식이섬유를 보충한다

오이는 칼륨, 인, 식이섬유가 풍부하지만 다른 성분은 별로 없다. 맛과 영양을 더하려면 과카몰레[아보카도를 으깨 양파, 토마토 등을 섞어 만든 소스]에 찍어 먹거나 드레싱을 뿌리면 좋다. 원하는 대로 양껏 먹어도 걱정 없다!

루콜라는 곰팡이가 생기기 쉽다

루콜라나 엔다이브 등의 진녹색 샐러드용 채소는 칼륨, 카로티노이드, 비타민 K1, 철분, 식이섬유가 풍부하지만 쉽게 상하고 곰팡이도 잘 슨다. 가능하면 유기농으로 구매하고 신선할 때 먹자.

래디시는 독소가 적다

래디시는 비타민 C, 엽산, 식이섬유, 칼슘이 풍부하다. 땅속에서 자라기 때문에 다른 채소보다 독소가 적고 농약의 영향을 덜 받는다.

주키니는 생으로 먹어도 좋고 데쳐 먹어도 좋다

주키니는 생으로 먹어도 조리해서 먹어도 맛있다. 칼륨, 인, 식이섬유가 매우 풍부하고 탄수화물이 적다. 안타깝게도 미국에서는 유전자 조작 작물이 널리 유통되므로 주의해야 한다.

🍇 당신이 몰랐던 경계경보 채소
생그린빈은 소화 기관에 부담을 준다

그린빈은 칼슘, 철, 칼륨, 식이섬유, 카로티노이드가 풍부하다. 항영양소가 아주 적고 대부분 유전자 조작을 하지 않지만 렉틴이 함유되어 소화불량을 일으키는 사람도 있으므로 경계경보 식품에 속한다. 생으로 먹으면 소화 기관에 부담을 준다.

가지는 알레르기만 없다면 즐겨 먹어도 좋다

가지는 독소가 적고 칼륨, 인, 식이섬유가 많다. 가짓과 식물에 알레르기 반응을 보이지만 않는다면 다른 어떤 식품보다 버터를 잘 흡수하므로 맛있게 먹을 수 있다.

피망은 오렌지보다 비타민 C가 많다

피망, 파프리카, 고추는 오렌지보다 비타민 C가 풍부하고 칼륨, 인, 엽산, 리코펜, 카로틴이 많이 들어 있다. 말린 고추나 신선하지 않은 피망은 곰팡이 독소에 오염되었을 위험성이 특히 높다. 이 채소들은 가짓과 식물이기도 하다.

혹 토마토를 먹으면 피곤해지는가?

토마토는 베타카로틴, 리코펜, 엽산이 많고 인, 칼륨도 풍부하다. 하지만 과당도 약간 들어 있는데다가 가짓과 식물이라 알레르기가 나타날 수도 있다. 또한 히스타민 함량이 상당히 높으므로 토마토를 먹은 후에 공복이 느껴지거나 피곤하거나 짜증이 난다면 주의해야 한다.

마늘을 먹으면 집중하지 못한다

마늘은 장내 유익균의 먹이가 되며 항진균 작용을 한다는 보고도 있다. 하지만 나는 보통 이 풍미가 뛰어난 기적의 허브를 멀리하라고 조언한다. 이것은 내 조언 중에 특히 논란이 많이 되고 평판도 나쁘지만 마늘에는 향정신성 효과가 있기 때문이다.

내가 이 사실을 처음으로 깨달은 것은 상급 단계의 명상 상태를 배우는 '40년간의 선'이라는 프로그램에서 두뇌 훈련을 받을 때였다. 트레이너가 두뇌 훈련에 방해가 되니 마늘을 먹지 말라고 말해 준 것이다. 하지만 나는 그 말을 믿지 않았다. 1주차 훈련이 끝날 무렵, 뇌의 작용에 대해 배운 후에 마늘을 먹고 얼마쯤 있다가 명상을 시도했다. 그런데 뇌가 평소처럼 작동하지 않았다. 집중하기가 몹시 힘들었고 다시 명상 상태에 들어가는 데 4일이나 걸렸다.

간단히 조사해 보니 역사상의 종교 지도자들은 마늘의 부정적인 측면을 알고 있었다. 이슬람교에는 사탄이 에덴동산을 떠났을 때 첫 발자국에서 마늘이, 두 번째 발자국에서 양파가 돋아났다는 전설이 있다. 자이나교(기원전 6세기에 인도에서 시작된 종교로 계율과 고행을 강조한다)에서는 마늘과 양파가 정신을 흐트러트린다며 엄격히 금지한다. 네팔과 티베트의 힌두교와 불교의 가르침에 따르면 마늘은 불안과 공격성을 일으키고 집중력을 떨어뜨리며 높은 차원의 정신세계에 도달하기 어렵게 한다. 이런 내용은 분명 과학적이지는 않지만 내 관찰을 충분히 뒷받침해 준다.

마늘에 관한 가장 흥미로운 정보를 제공한 사람은 뇌파 측정을 통한 뉴로피드백[뇌파 측정 장치를 이용해 본인이 원하는 대로 뇌파를 조절하는 기술]의 선구자인 로버트 C. 베크다. 베크는 분명 논란을 불러일으킨 인물이었고 모든 발명품이 훌륭하지는 않지만, 시대를 앞서갔던 것만은 틀림없다. 베크는 군용기 조종사였던 1950년대에 마늘이 반응 속도를 떨어뜨린다는 점을 알게 된 후 뇌 기능에 미치는 영향을 연구했다. 1970년대에는 뇌파 측정기 제조회사를 운영하면서 마늘을 먹은 후 두뇌 활동이 현격히 떨어지고 뇌파가 흐트러진다는 사실을 발견했다.[7]

다양한 연구에서 마늘을 오래 혹은 많이 먹으면 간에 부담을 주거나 염증을 일으키는 등 여러 건강상의 문제가 있음이 밝혀졌다.[8] 나에게 있어 가장 확실한 증거는 마늘이 명상 상태를 흐트러뜨린다는 점, 명상하기 전에 먹으면 집중하기 어려워진다는 점이다.

오해하지는 말기 바란다. 마늘은 경우에 따라서는 의학적으로 매우 유익하다. 하지만 뇌를 제어하고 싶은 사람이 먹어야 할 필수 식품은 아니다. 몸이 아파서 건강을 회복하고 싶을 때나 집중력이 별로 필요하지 않을 때만 먹는 게 좋다.

양파는 저녁때만 먹는다

양파는 마늘과 같은 과에 속하며 화학적 성질이 유사하다. 만일 두뇌 훈련이나 깊은 명상을 하고 있다면 양파는 완전히 피하는 게 좋지만 마늘만큼 영향이 크지는 않은 듯하다. 당신에게 어떻게 영향을 미치는지 직접 시험해 보자.

나는 때때로 음식의 향미를 더하기 위해 양파를 사용하지만 매일 먹는 음식으로는 권하지 않는다. 당도도 상당히 높으므로 저녁식사로 한정하자. 봄양파spring onion[뿌리 부분이 양파처럼 동그란 파의 일종]는 영향이 훨씬 적어서 나는 주로 이쪽을 사용한다.

완두류도 저녁때만 먹는 편이 좋다

그린빈과 마찬가지로 완두류 대부분에는 소화 불량을 일으키는 항영양소인 렉틴이 들어 있지만 많은 사람이 그린빈보다는 다른 완두류의 악영향이 더 크다고 말한다. 완두류는 녹말 함량이 매우 높으므로 비록 체질에 맞더라도 저녁식사만으로 한정하는 편이 좋다.

꼬박 하루 동안 가짓과 식물을 듬뿍 먹어 보자

가짓과란 식용 작물, 허브, 관목, 교목을 포함하는 식물의 일종이다. 담배나 유독한 열매가 맺히는 벨라도나도 가짓과 식물이고 가지, 감자, 토마토, 피망, 고추처럼 식용으로 널리 쓰이는 채소도 가짓과다. 가짓과 식물은 사람에 따라 위험천만 식품이 될 수 있는 물질을 함유한다.

첫 번째는 알칼로이드라는 성분으로 일부 사람에게는 신경, 근육, 관절, 소화 기능에 영향을 미친다.[5] 가짓과 식물에 든 알칼로이드로 인해 뼛속의 칼슘이 빠져나가 연조직에 들러붙게 할 수 있다는 우려에는 근거가 있다. 가짓과 식물은 비타민 D보다 1,000배나 강력한 호르몬인 칼시트리올을 함유하기 때문이다.[6]

두 번째 문제는 앞에서 설명한 항영양소 렉틴이다. 렉틴은 알칼로이드가 미치는 악영향과 더불어 자가면역 반응을 일으킨다.

가짓과 채소를 먹어도 큰 문제가 없는 사람도 있지만 민감하게 반응하거나 자가면역 반응을 일으키는 사람도 있다. 그래서 가짓과는 모두 경계경보 식품이다. 기억해 둘 것은 가짓과 식물의 알칼로이드 수치는 가열 조리하면 절반 정도로 줄어든다는 점이다. 즉 가짓과 식물에 특별히 민감하지 않더라도 항상 가열 조리해서 먹는 게 가장 안전하다. 만일 알레르기가 있다면 절대 입에 대지 말자.

알레르기가 있는지 없는지 잘 모르겠다면 하루 날을 잡아서 살사, 고추, 피망, 가지, 감자 등의 가짓과 식품을 충분히 먹은 다음 3일간 몸 상태를 확인해 보자. 아마 깜짝 놀랄지도 모른다.

🍇당신이 몰랐던 위험천만 채소

버섯은 '불필요한 약'

이 역시 썩 쓰고 싶지 않은 내용이지만 사실인지라 어쩔 수 없다. 버섯은 약효가 뛰어난 균류이지만 사람들이 흔히 먹는 버섯에 함유된 수천 가지의 화학 물질은 아직 해명되지 않았다.

약용 버섯은 면역계를 강화하며 약효도 있으므로 건강에 좋다는 주장은 뿌리가 깊다. 하지만 동시에 체내 효모균의 성장을 촉진하기도 한다. 양송이버섯에 든 파라히드라지노벤조산은 혈관 세포가 원활하게 증식하게 하며, 혈관 세포는 상처가 난 후에 혈관이 재생하는 데 관여한다. 다만 이는 근육이 손상됐을 때 도움이 되는 작용이지 평상시의 혈관 건강에 좋은 것은 아니다.

버섯은 예부터 즐겨 먹은 맛있는 음식이지만 숨겨진 부정적인 면도 있고 사실 불필요한 약을 먹는 것이나 다름없다. 버섯도 최상급부터 최하급까지 천차만별이므로 2주 프로그램 중에는 섭취를 제한한다. 만일 그 후에 영지버섯 등을 약용으로 먹고 싶다면 한의사와 상담하기 바란다.

통조림 채소보다는 냉동 채소를 선택하자

통조림 채소는 보통 통조림으로 가공하는 공정에서 비스페놀 A에 오염되며 대부분 히스타민 함량이 높다.[9] 비스페놀 A란 플라스틱 합성에 사용되는 물질로 체내에서 호르몬처럼 작용한다. 게다가 대부분 유통기한을 늘리기 위해 방부제 등의 첨가물을 섞고 채소를 고온에서 가열하므로 영양분이 줄어든다. 만일 신선한 채소를 먹을 수 없다면 냉동 채소로 대신해도 좋다. 냉동 채소는 보통 수확 직후에 냉동되고 통조림처럼 쓸데없이 가공하지 않으므로 훨씬 우수하다.

지방과 기름이
사람의 에너지를 좌우한다

완전무결 다이어트가 지방에 중심을 둔다는 점이 일견 거부감을 줄 수 있다. 그러나 몸에 지방이 얼마나 필요한지 생각해 보면 이해하기 쉽다. 건강한 지방을 많이 먹는 편이 다른 어떤 식품을 대량으로 섭취하는 것보다 훨씬 바람직하다.

과도한 당과 단백질은 특히 해롭다. 지난 수십 년 동안 지방을 당으로 대체하는 풍조가 이어졌지만 건강에 매우 나쁘다는 사실이 입증되었다. 그리고 앞에서 서술했듯 탄수화물을 지나치게 많은 단백질로 대체하면 단백질의 아미노산을 모두 분해하느라 간에 부담이 간다. 가장 깨끗하게 연소하고 가장 많이 에너지를 내는 주요 영양소는 지방, 특히 가장 건강하고 완전무결한 지방이다. 가장 영양이 가득한 지방부터 영양이라고는 하나도 없는 위험천만한 지방까지 순서대로 살펴보자.

🥩 당신이 몰랐던 완전무결 지방과 기름

동물성 지방이 뇌를 성장시킨다

골수, 소기름, 양기름, 돼지기름 등 목초를 먹고 자란 동물의 지방은

지방 · 기름

▲ 완전무결

MCT 오일, 고품질 카카오 버터, 방목해 키운 닭의 달걀노른자*, 크릴 오일, 목초를 먹인 소와 돼지의 지방과 골수, 아보카도 오일, 코코넛 오일

생선 오일, 목초를 먹인 소의 우유로 만든 버터와 기 버터

팜유, 팜핵유, 방목해 키운 돼지로 만든 베이컨 지방, 생마카다미아, 엑스트라 버진 올리브유

생아몬드, 헤이즐넛, 호두

오리와 거위의 지방, 곡물을 먹인 소의 우유로 만든 버터와 기 버터

공상식 농장에서 키운 닭의 지방, 홍화유, 해바라기유, 캐놀라유, 땅콩기름, 콩기름, 면실유, 옥수수유, 식물성 기름, 가열한 견과류와 그 기름, 아마씨유

마가린을 비롯한 인공 트랜스지방, 유전자 조작 곡물로 만든 기름, 시판되는 라드

위험천만 ▼

* 달걀 알레르기가 있는지 확인할 것

영양가가 높고 필수 지방산, 단백질, 미네랄, 항산화물, 다른 식품에서는 얻기 힘든 지용성 영양소가 들어 있다. 골수에는 특히 오메가3지방산이 풍부하며, 인간의 뇌가 커질 수 있었던 것은 해체한 동물의 뼈를 쪼개서 골수액을 직접 섭취했기 때문이라고 말하는 연구자도 있다. 목초를 먹인 동물의 지방이야말로 세상에서 가장 완전무결한 지방 공급원이다! 목초를 먹고 자랐다면 소 역시 식물성 식품이라는 점을 기억해 두자.

양질의 버터는 영양분의 보고

목초를 먹인 동물의 우유로 만든 버터는 지용성비타민, 항산화물, 건강한 지방, 비타민 A, E, D, K가 듬뿍 들어 있다. 곡물을 먹여 사육하면 버터의 모든 유익한 화합물이 큰 폭으로 줄어들고 새로운 독소가 흡수되어 오메가6 농도가 높아진다. 목초만 먹인 소의 우

유로 만든 버터를 선택해야 하는 결정적인 이유다.

기 버터는 영양이 더욱 풍부하다

기 버터는 버터에 함유된 미량 영양소와 항산화물이 모두 들어 있지만, 제조 공정을 한 단계 더 거치면서 더욱 완전무결해진다. 기 버터는 짧은 시간 동안 가열해서 수분, 우유 단백질 중 하나인 카세인, 유당을 제거하는 과정을 거친다. 그래서 사람에 따라 불쾌한 증상을 일으키는 카세인과 유당이 함유되지 않은데다가 버터보다 영양이 풍부하다. 특히 유제품에 민감하거나 소화기관이 약한 사람에게 기 버터는 필수품이다.

버진 코코넛 오일로 살도 빼고 머리도 좋아진다

버진 코코넛 오일에는 다른 어떤 식품보다도 포화 지방이 많이 들어 있고 매우 안정적이므로 가열 조리하기에 좋은 선택지다. 이 오일에 포함된 소량의 중쇄 지방산이 뇌 기능을 높이고 케톤체 생성을 늘리며 체지방을 줄이는 역할을 한다. 코코넛 오일의 일종인 코프라유는 곰팡이가 많으므로 주의하자.

코코넛 오일보다 더 뛰어난 MCT 오일

MCT 오일은 거의 순수한 중쇄, 단쇄 지방산으로 이루어진 코코넛 추출액이다. 코코넛 오일이 생체에 가장 잘 작용하는 형태이므로 코코넛 오일보다 6배 이상 많은 중쇄 지방산을 섭취할 수 있다. 게다가 케톤을 코코넛 오일보다 훨씬 많이 생성하며 뇌 기능을 증진시킨다[중쇄 지방산에는 카프릴산, 카프르산, 라우르산등이 있으며 탄소 수가 적을수록 몸에 빠르게 흡수되고 분해된다. 저자에 따르면 MCT 오일은 카프릴산 비율이 높을수록 고품질이며 라우르산 비율이 높은 제품은 피하는 편이 좋다].

크릴 오일로 암 발병 위험을 낮춘다

보통 보충제 형태로 유통되는 생선 오일이나 크릴 오일 등의 유익한 오메가3지방산은 심혈관 건강을 개선하고 염증에 대항하며 암에 걸릴 위험을 경감한다. 저렴한 제품은 가공 중에 산화할 우려가 있으므로 고품질 제품을 선택해야 한다. 크릴 오일에는 가공 중의 산화를 방지하는 강력한 항산화물인 아스타잔틴이 많이 들어 있다. 앞에서 설명했듯 크릴 오일은 수면의 질을 개선하는 데도 도움이 돼서 나는 생선 오일보다 크릴 오일을 선호한다.

카카오 버터는 심장에 좋다

코코아 버터와 카카오 버터는 똑같은 말인데 보통은 스킨케어 용품에 코코아 버터라는 명칭을 사용한다. 반드시 식용인지 확인하고 구매하자. 카카오 버터는 포화 지방과 단일 불포화 지방이 풍부한 식물성 지방으로, 폴리페놀과 항산화물 성분이 심혈관 건강을 증진하고 혈압을 정상으로 유지시킨다. 또한 음식에 넣으면 풍부한 초콜릿 맛이 감돌게 한다. 방탄커피에 넣어 먹는 사람도 있으며 어떤 디저트 레시피에도 녹여서 사용할 수 있다. 초콜릿을 실제로 사용하지 않고도 풍미를 더할 수 있는 놀라운 방법이다.

나는 생선 요리에 맛있고 진한 몰레[멕시코풍 초콜릿 소스] 풍미를 내려고 넣기도 한다. 카카오 버터는 지방 중에서 가장 곰팡이가 피기 쉬운 종류이므로 품질이 대단히 중요하다. 양질의 제품을 선택하자.

아보카도 오일은 과일에서 직접 섭취하자

아보카도 오일은 소량으로도 효과가 있지만 많이 먹으면 다가 불포화 지방을 과다 섭취할 수 있다. 따라서 아보카도를 직접 먹는 방법이 가장 좋다. 이 오일은 인화점이 높지만 쉽게 산화하므로 가열 조리용으로는 적합하지 않다. 제조 공정에서 용제를 섞을 위험도 있으므로 평판이 좋은 브랜드를 고수하자!

🥩 당신이 몰랐던 경계경보 지방과 기름
엑스트라 버진 올리브유는 생으로 사용한다

올리브유를 만병통치약으로 여기는 사람도 있지만 오메가6 함량이 높고 최근 조사에서 미국으로 수입된 올리브유의 69%는 성분 표시가 되지 않은 다른 오일이 섞여 있음이 밝혀져[10] '경계경보' 목록에 들어간다. 쉽게 산화하므로 절대 가열 조리에는 쓰지 말아야 한다. 또 산화 방지를 위해 어두운색 유리병에 담은 고품질 브랜드를 선택해야 한다. 체질에 잘 맞는다면 샐러드에 적당히 사용하자. 나는 MCT 오일 2/3, 올리브유

1/3을 섞어서 다가 불포화 지방은 줄이면서 풍미는 똑같이 즐긴다.

팜유는 너무 많이 섭취하지 않도록 주의한다

저온 처리한 팜유는 양질의 지방 공급원이지만 다량 섭취는 피해야 한다. 다가 불포화 지방이 많은데 더해 팜유에 든 팔미트산이 세균성 염증을 유발하는 독소인 지질다당체LPS를 간으로 보낸다는 사실이 입증되었기 때문이다. 사실 MCT 오일은 이 독소로부터 간을 보호한다는 이유로 완전무결 지방에 속한다. 같은 나무의 열매로 만드는 팜핵유는 다가 불포화 지방이 적고 내열성이 높으며 중쇄 지방산도 팜유보다 많으므로 전반적으로 더 낫다.

견과유는 가열하지 않은 제품을 선택한다

마카다미아, 아몬드, 호두 등으로 만든 견과유는 거의 단일 불포화 지방과 다가 불포화 지방만으로 이루어져 있어 공기, 빛, 열에 노출되면 쉽게 산화한다. 견과에 들어 있으면 비교적 안정적이지만 추출된 오일은 무방비 상태가 된다.

견과유는 반드시 냉장 보관해야 하고 절대 가열하지 말아야 한다. 하지만 추출 과정에서 대부분 가열 처리되며 저온 압착하는 경우는 그리 많지 않다. 견과유 중에서는 단일 불포화 지방과 포화 지방이 가장 많은 마카다미아 오일과 아몬드 오일이 가장 좋은 선택이다.

방목한 돼지로 베이컨을 만든다

방목한 돼지로 만든 베이컨은 영양가와 건강한 지방, 항산화물이 풍부하지만 오메가6지방산이 조금 많고 독소와 병원균이 있을 가능성도 있다. 나는 베이컨을 아주 좋아해서 가을에 방목해서 키운 재래종 돼지의 삼겹살을 사다가 직접 훈제해서 베이컨을 만드는데, 공장형 축사에서 자란 돼지와 그 돼지로 만든 베이컨의 지방에는 항생제와 곰팡이 독소가 남아 있을 수 있다.

버터로 만들면 독소가 줄어든다

곡물을 먹인 젖소는 병이나 영양실조 탓에 몸이 약해진다. 그러면 우유 생산량을 늘리려고 호르몬제나 항생제를 주사하기도 하는데, 그렇게 생산된 우유는 영양소가 적고 호르몬제나 항생제가 잔류한다.

곡물을 먹인 소의 우유로 만든 버터와 기 버터는 곰팡이 등의 독소에 오염될 가능성이 있다. 왜냐하면 곰팡이는 곡물 사료의 주된 문제점으로 우유에 축적되기 때문이다. 다만 곰팡이 독소의 60%는 카세인에 축적되므로 곡물을 먹인 소의 우유보다는 버터가 좀 더 안전하다.

오리 기름과 거위 기름을 발견하면 당장 산다

방목한 오리와 거위의 지방은 영양소가 풍부하고 뇌 기능을 높여 주는 콜레스테롤이 많다. 닭의 지방보다는 덜 산화하지만 소나 양의 지방보다는 쉽게 산화한다. 어쨌든 방목한 오리와 거위 지방은 고급 상점이나 사냥용 오두막이 아니라면 찾아볼 수조차 없다. 만일 눈에 띈다면 사재기 하자!

닭 날개 튀김이라는 위험천만한 조합

닭 껍질은 가장 지방이 많은 부위이며 콜라겐의 좋은 공급원이지만 대부분이 염증성 오메가6지방산인 리놀레산이다. 이따금 닭의 지방을 먹는 정도는 괜찮지만 방목해 키운 닭을 굽거나 튀기는 것 이외의 방식으로 조리하여 섭취하자. 산화한 오메가6지방산과 변성 단백질의 조합(닭 날개 튀김을 떠올려 보라)은 완전무결하지 않다.

당신이 몰랐던 위험천만 지방과 기름

홍화유와 해바라기유는 피하자

홍화유는 고온으로 가열하여 추출하는 탓에 열에 약한 오일이 산화해 버린다. 해바라기유도 마찬가지인데 홍화유보다 더 쉽게 산화하고 발연점도 더 낮다. 따라서 당신이 먹는 해바라기유는 산화했다고 봐도 거의 틀림없다. 이 식품에 알레르기가 없다면 가끔 해바라기씨를 한 줌 먹는 편이 훨씬 낫다.

건강을 해치는 식물성 기름은?

캐놀라유, 옥수수유, 면실유, 아마씨유, 땅콩기름, 콩기름 등의 식물성 기름에 대해서는 Chapter 3에서 설명했듯이 먹어 봤자 아무런 득이 없으며 소량만으로도 장·단기적으로 건강을 해칠 수 있다. 최대한 멀리 하자.

마가린은 뇌를 망가뜨리고 수명을 단축한다

만일 기량을 망치고 뇌 기능을 떨어뜨리며 건강을 해치고 수명을 줄이는 지방을 딱 하나만 골라야 한다면 마가린 등의 인공 트랜스 지방이다. 인공 트랜스 지방은 좋은 콜레스테롤HDL을 줄이고, 심장 질환에 걸릴 위험과 중성 지방 수치를 높이며, 동맥과 심장에 손상을 준다.

이 지방은 뇌에 염증을 일으키므로 뇌 기능에 특히 해로우며 암, 치매, 알츠하이머병, 간 손상, 불임, 우울증과도 관련이 있다. 게다가 대부분 유전자를 변형한 곡물, 콩, 씨앗의 기름으로 제조하므로 건강에 더욱 위험하다. 많은 나라에서 인공 트랜스 지방에 대해 단호한 조치를 취하고 있지만 여전히 많은 제품에 쓰이고 있다.

단백질로
근육을 키운다

단백질은 근육을 구성하는 매우 중요한 성분이다. 그렇다고 해서 단백질을 가능한 한 많이 먹으라는 말이 아니다. 가장 질 좋은 단백질을 적당히 섭취하는 데 중점을 둬야 한다. Chapter 3에서 설명했듯 기본적으로는 체중 1kg당 1일에 0.72~1.65g을 섭취한다. 단백질을 적당하게 섭취하면 노화 방지에도 최고의 효과를 얻을 수 있다.

단백질

▲ 완전무결	목초를 먹인 소고기와 양고기, 방목한 닭이 낳은 달걀*¹, 농축 유청단백질
	멸치, 물가자미, 정어리, 홍연어, 넙치, 송어 등 수은 함량이 낮은 자연산 물고기
	방목한 돼지고기, 양질의 분리 유청단백질*², 방목한 오리와 거위
	공장식 농장에서 생산된 달걀*³, 방목한 닭고기와 칠면조 고기
	공장식 농장에서 생산된 고기
	수은 함량이 높거나 양식한 해산물, 쌀 및 완두콩 단백질
위험천만 ▼	대두 단백질, 밀 단백질, 콩류, 치즈 등 살균 또는 가열 처리한 유제품(버터 제외)

*1, *3: 달걀 알레르기가 있는지 확인할 것
*2: 유청단백질은 CFM 방식[저온에서 미세하게 여과하는 과정을 거쳐 유당 및 불순물을 제거하는 천연적인 공정]으로 제조한 제품을 선택한다. 유제품에 민감하다면 농축유청단백질보다는 분리유청단백질을 사용한다.

완전무결 다이어트를 하면 근육을 늘리고 체지방을 줄일 수 있으므로 단백질량을 늘리면 보디빌더도 될 수 있다. 단백질이 근육을 형성하므로 보디빌더는 이 책의 원칙보다 더 많은 양을 섭취해야 하지만 그만큼 신진대사에는 대가가 따른다. 하지만 지금부터 살펴볼 일반적인 지침은 어디까지나 건강한 삶과 외모를 유지하고 싶은 사람을 위한 것이다.

당신이 몰랐던 완전무결 단백질
가장 좋은 단백질 공급원

목초를 먹고 자란 소고기와 양고기는 완전무결 다이어트에서 가장 좋은 단백질 공급원이지만 도축하기 전 30일 동안은 지방을 늘리기 위해 곡물 사료를 먹이는 일이 있다. 이런 소고기는 건강상의 이점이 사라지므로 처음부터 끝까지 목초만 먹인 고기를 고집하자.

방목한 닭이 낳은 달걀이 기량을 높인다

달걀 알레르기가 있는데 자각하지 못하는 사람이 늘고 있다. 2주 프로그램을 실행하는 동안 알레르기가 없다고 확신하는 경우에만 섭취하자.

칼륨과 일부 아미노산은 예외지만 달걀의 영양은 대부분 노른자에 모여 있고 특히 미량 영양소가 매우 풍부하다. 따라서 달걀흰자로 만든 오믈렛은 완전무결하지 않다! 버터와 마찬가지로 항생제나 유전자 조작 옥수수와 콩을 먹고 자란 가축이 낳은 달걀노른자는 영양상의 이점이 거의 없다. 당신이 슈퍼마켓에서 살 수 있는 거의 모든 닭은 그런 사료를 먹고 자란다.

방목한 닭의 달걀노른자는 비타민 A와 항산화물로 인해 황금빛을 띠지만 곡물을 먹인 닭의 달걀노른자는 곡물을 먹인 소의 우유로 만든 버터처럼 희고 묽다. 친환경 잡지인 〈머더 어스 뉴스Mother Earth News〉가 방목식 농가 14곳과 공장식 농장 달걀의 영양분을 비교했더니 방목한 농가의 달걀이 베타카로틴이 7배, 비타민 E가 3배, 비타민 A가 약 1.7배, 오메가3지방이 2배 더 많았다.[11]

이것은 대단히 중대한 문제다. 탁월한 기량과 건강한 외모를 원한다면 가능한 한 영양이 가장 풍부한 식품을 먹는 것이 자신을 위하는 길이기 때문이다. 자, 당신은 어떤 달걀을 선택하겠는가?

유청단백질 중에는 농축유청단백질이 완전무결하다

양질의 유청단백질은 글루타티온 생성에 필요한 모든 주요 아미노산이 들어 있어서 간에서 항산화 작용을 하는 글루타티온의 수치를 높여 준다. 보통 보디빌더나 노년층의 근육 증가를 위해 사용된다. 유청단백질의 유일한 문제는 염증을 일으킬 수 있는 방식으로 가공된다는 점이다. 하루 섭취량은 최대 2큰술을 추천한다. 다만 운동량이 많은 사람은 4큰술까지도 괜찮다.

매일 필요한 단백질량 이상을 유청단백질에 의존하면 시스테인과 메티오닌이라는 아미노산이 과다해져서 염증을 일으킬 수 있다.

수은 함량이 낮은 생선을 먹는다

자연산 해산물은 건강한 지방과 미량 영양소, 미량 무기질, 항산화물이 풍부하다. 모든 생선은 소량의 수은을 함유하는데 수은의 독성을 중화하는 셀레늄[양배추, 브로콜리, 무, 통곡물, 마늘, 양파, 버섯 등에 많이 함유]과 같이 먹었을 때 위험도가 어느 정도 감소하는지는 의견이 분분하다.[12] 결정적인 증거는 아직 없지만 내 경험에서 비추어 보자면 생선에 함유된 수은은 확실히 악영향을 끼치는 듯하다.

나는 50kg을 감량한 후에 비만에서 벗어난 새로운 몸의 사용법을 익히려고 요가에 전념했다. 요가 수업 시간에 눈을 감고 한쪽 다리로 서는 자세(나무 자세)를 배웠는데 의외로 오래 버티기 힘들었다. 천신만고 끝에 자세를 똑바로 유지하는 방법을 익혀서 20~30초간 버틸 수 있게 되었지만 어떨 때는 아무리 노력해도 고작 2, 3초 만에 자세가 무너졌다. 무엇이 어떻게 다른지 6개월 동안이나 몸의 변화를 추적한 끝에 요가 수업을 받기 전날 밤에 초밥을 먹으면 균형이 무너지는 사실을 알아냈다.

지금 생각해 보면 놀랄 일도 아니다. 음식이나 환경 속에 존재하는 신경독소는 우리의 신경계에 미세한 영향을 끼친다고 알려져 있다. 또한 수은은 귀에 들어가면 독성을 일으킬 수 있다고 밝혀졌다. 일본의 한 연구에 따르면 유기 수은에 노출된 실험 대상자 14명의 평형감각계에 문제가 발생했다.[13] 또한 체내의 수은 수치가 높은 사람이 칸디다 등의 장내 효모균으로 인해 생기는 문제에 더 민감하다는 사실도 알려져 있다.[14]

내가 요가 수업에서 균형을 잘 잡지 못했을 때 소변의 수은 농도를 조사해 보니 역시나 체내 수은 수치가 높게 나왔다.

수은 함량이 가장 낮고 안전한 생선은 멸치, 물가자미, 정어리, 홍연어, 넙치, 자연산 송어 등이다.

🍗 당신이 몰랐던 경계경보 단백질

닭고기는 소고기, 양고기만 못하다

돼지고기, 오리고기, 거위고기, 닭고기, 칠면조고기를 1주일에 여러 차례 먹어도 큰 문제는 없지만 생선이나 목초를 먹인 반추 동물의 고기와 비교하면 얻을 수 있는 이익이 적다. 가금류 고기의 문제는 지방의 오메가6지방산 비율이 높다는 점이다. 게다가 당신이 살 수 있는 닭 대다수는(유기농조차도) 옥수수와 콩을 먹고 자란다. 요컨대 이런 닭의 지방은 질이 더욱 나빠진다.

양질의 닭을 찾기란 무척 어렵다. 만일 근처 농가에서 방목해 키운 유기농 닭을 구할 수 있다면 올바른 방향으로 나아가는 데 큰 보탬이 되겠지만, 그렇다 해도 닭의 지방은 오메가6 함량이 높은 탓에 목초를 먹인 소나 양보다 질이 떨어진다.

돼지고기는 방목한 것을 선택한다

무릇 돼지는 무엇이든 먹어 치우는 가축이다 보니 곰팡이 독소에 오염된 곡물을 먹이로 주는 경우가 있다. 하지만 돼지는 곰팡이 독소에 대단히 민감하고 인간은 그보다 더 민감하다. 또한 돼지는 히스타민 함량이 높아지기 쉽다. 돼지고기를 먹은 후에 피곤하거나 현기증이 나거나 알레르기 증상이 나타난다면 그건 보관 기간이 너무 길어서 단백질이 분해된 돼지고기였을지도 모른다.

방목한 오리, 거위, 닭, 칠면조는?

조류는 본디부터 곡물을 먹는 몇 안 되는 동물이다. 그래서 옥수수와 콩을 자주 보충해 주므로 오리와 거위는 방목하더라도 다른 고기보다 오메가6지방산의 비율이 높아진다. 닭과 칠면조는 오리나 거위보다 곡물을 더 많이 먹으므로 곰팡이 독소에 노출될 가능성이 더 높다.

달걀에는 독소가 남지 않는다

공장식 농장의 닭은 평생 질 나쁜 곡물과 항생제를 먹는다. 다행히도 진화의 경이로운 작용은 엄마 닭이 먹은 음식이 아기(달걀)를 손상하지 않도록 막아 준다. 암탉은 달걀로 갈 수 있는 독소의 상당 부분을 흡수하여 걸러 낸다. 즉 공장식 농장에서 생산된 달걀이라 해도 독소가 꽤 적지만 방목한 닭의 달걀에 비하면 영양가는 훨씬 낮다.

질 좋은 분리유청단백질의 단점

분리유청단백질은 고도로 가공, 정제한 유청단백질이다. 고온에서는 단백질이 변성하므로 글루타티온 수치를 높여 주는 유청단백질의 특성이 파괴되며 유청단백질에 남아 있던 소량의 지방이 산화하기도 한다. 또한 분리유청단백질은 농축유청단백질보다 영양가와 성장 인자가 적다. 하지만 농축유청단백질에 든 유당이나 소량의 카세인에 민감한 사람에게는 분리유청단백질은 좋은 선택이다.

콩은 발아시켜서 먹는다

콩류를 먹을 수 있는지 없는지는 대개 조리법과 유전, 알레르기, 장내 세균총으로 결정된다. 콩류는 물에 담가 발아시키면 영양소는 그대로 유지되면서 항영양소의 영향은 약해지므로 건강에 매우 좋다. 하지만 콩류는 알레르기 물질과 소화 저해 물질을 함유하며 곰팡이 독소에 오염되는 일도 드물지 않으므로[15] 고품질을 선택해야 한다.

병아리콩은 인기 있는 콩류지만 땅콩에 필적할 만큼 알레르기성이 높다는 문제점이 있다.[16] 즉 극히 영양가가 적은 탄수화물과 질이 낮은 단백질을 함유하며 염증과 알레르기 반응을 일으킬 위험성은 높다. 후무스[으깬 병아리콩에 오일, 마늘을 섞은 중동식 소스]는 내다 버리고 과카몰레로 대체하자.

🍗 당신이 몰랐던 위험천만 단백질

양식 해산물로는 기량이 높아지지 않는다

양식 해산물은 살충제, 독소, 중금속, 기생충, 병원균, 환경호르몬이 많고 영양소와 건강한 지방이 자연산보다 훨씬 적다. 노르웨이의 연어 양식은 건강한 야생 어류의 개체 수에 전 세계적인 영향을 미치고 있다. 대양에서 이루어지는 양식은 지속 가능하지 않고 야생 물고기를 죽이며 바다를 오염시킨다. 양식 해산물로 만든 음식은 당신의 기량을 높여 주지도 않는다. 당신뿐 아니라 지구 전체에 해로운 식품은 가까이하지 않는 것이 좋다.

고기는 가능한 한 '살코기'를 먹자

미국의 공장식 축산농장에서 사육된 가축은 최소한의 비용으로 살찌우기 위해 오염된 곡물, 음식물 쓰레기, 오래된 정크푸드, 닭의 부리와 깃털 등 가축의 남은 부분을 사료로 먹인다. 이런 심각한 환경에서 사는 가축에게는 도축할 때까지 항생제가 잔뜩 투여된다. 소 같은 경우는 항생제, 호르몬, 합성 에스트로겐을 먹여 살을 찌운다.

게다가 사육장에서 키운 가축은 방목하여 목초를 먹인 가축에 비해 영양가가 훨씬 적다. 사육장에서 키운 고기를 먹을 때는 지방에 축적된 독소를 피할 수 있도록 가능한 한 살코기가 많은 부위를 선택하고 지방은 생선 오일이나 크릴 오일로 보충하자.

콩은 호르몬 불균형을 초래할 수 있다

두유와 콩 단백질은 건강식품으로 인기가 높지만 사실은 여러 가지 이유에서 오히려 위험천만한 식품이다. 수확된 콩은 옥수수나 곡물에 비해 곰팡이 독소에 오염될 확률이 낮지만 다른 심각한 문제가 있다. 콩에 든 지방은 대부분 다가 불포화 오메가6지방산이며 가공 시에 고온에서 처리되므로 콩을 먹으면 거의 틀림없이 산화한 지방을 섭취하게 된다.

콩은 앞에서 설명했듯 항영양소가 많고 콩 단백질, 그중에서도 유전자를 조작한 콩의 단백질은 알레르기를 일으킬 가능성이 매우 높다. 특히 큰 문제는 미국의 경우 '유기농'이라는 표시가 없는 한 거의 모두 유전자 조작 콩이라는 점이다.[17]

널리 알려져 있듯 콩은 갑상선 기능을 저해하여 신진대사를 떨어뜨리므로 시간이 지남에 따라 동작이 둔해지고 체중이 증가한다. 하지만 콩의 가장 큰 문제는 식물성 에스트로겐 성분이다. 콩에는 인체 내에서 에스트로겐처럼 작용하는 이소플라본이 들어 있어 호르몬의 불균형을 일으키거나 암에 걸릴 위험이 높아진다.

사람들은 콩을 많이 먹는 아시아의 식단을 지나치게 많이 거론하며 건강에 좋은 식품이라고 치켜세우지만, 아시아인의 콩 섭취량은 사실 생각보다 훨씬 적다. 왜냐하면 콩을 고기나 유제품의 대체품으로 이용하지는 않기 때문이다.

아시아에서 요리에 자주 쓰는 된장, 낫토[삶은 콩을 발효해 만든 일본 전통음식], 간장 등의 발효 콩은 발효 과정에서 항영양소가 줄어들므로 일반 콩과는 전혀 다르다. 그렇다 해도 여전히 히스타민 같은 고농도의 바이오제닉 아민, 곰팡이의 대사산물, 천연 조미료나 인공 조미료[18]가 함유되어 있다.

콩류는 가열하면 영양이 사라진다

콩류는 건강식품으로 각광을 많이 받지만 사실은 소화를 방해하고 위산 생성을 억제하며 성장을 저해하는데다가 장에 해로운 식이섬유, 렉틴, 소화 저해 인자를 함유한다.[19] 가열 조리 과정에서 영양소가 많이 손실되고, 콩에 든 피트산염이 미네랄의 흡수를 방해하며, 파스타 못지않게 탄수화물 함량이 높다.

가열 조리만으로는 콩류가 일으키는 심각한 소화불량과 뱃속 부글거림을 막을 수 없지만, 깨끗이 씻어서 물에 담가 발효시킨 후에 가열 조리하면 렉틴 대부분은 제거된다.

콩에는 장내 세균의 구성에 따라서는 건강에 좋을 만한 저항성 녹말이 들어 있지만 더 결점이 없는 저항성 녹말 공급원이 존재한다(Chapter 3 참조). 아직도 콩을 멀리해야 한다는 말에 수긍할 수 없다면 그 유명한 피타고라스도 '콩을 먹지 말라'고 했다는 사실을 떠올리기 바란다.

유제품은 생각만큼
좋은 음식이 아니다

단백질이 함유된 모든 형태의 유제품은(버터와 기 버터는 제외) 많은 사람에게 문제를 일으키며 흔히 판매되는 제품 대부분은 남녀노소를 불문하고 위험천만한 식품이다. 그리고 아침에 우유로 당질을 섭취하면 완전무결 간헐적 단식 상태가 중단된다. 믿을 만한 식품은 버터와 기 버터뿐이다!

🧈 당신이 몰랐던 완전무결 유제품

버터와 기 버터 이외에는 뭐가 있을까?

아무런 가공도 하지 않은 생우유는 지용성비타민, 미네랄, 항산화물이 풍부하고 영양 면에서도 일반 우유보다 뛰어나다. 유당을 분해하는 효소인 락타아제도 함유되어 일반 우유보다 유당불내증[장에서 유당을 분해하지 못해 알레르기, 설사, 복통 등을 일으키는 증상]이 나타나는 일이 적다. 생우유 속의 유익균은 소화 및 뇌 기능을 개선해 준다.

앞에서 설명했듯 살균하면 유익균이 전멸함과 동시에 우유 단백질이 염증성으로 변질한다. 균질화라는 공정도 유지방을 손상하고 염증을 억제하는 효소를 제거해 버린다. 크림층이 표면에 뜰 정도로 농후한 비균질화 우유가 최고의 선택이다. 곡물 대신 목초만을 먹고 자란 소의 우유는 건강한 지방과 영양소가 더욱 풍부하고 독소는 훨씬 적다. 완전무결한 유제품은 다음의 조건을 충족한다.

butter 유제품

▲ 완전무결

● 유기농 목초를 먹인 소의 우유로 만든 버터와 기 버터

● 비유기농 목초를 먹인 소의 우유로 만든 버터와 기 버터

● 곡물을 먹인 소의 우유로 만든 기 버터

● 곡물을 먹인 소의 우유로 만든 버터

● 탈지분유, 저지방 우유, 마가린, 살균한 비유기농 우유와 요구르트

위험천만 ▼

● 모든 치즈, 전지분유, 공장식 농장에서 생산된 유제품, 유제품 대체품, 가당연유, 무가당연유, 일반 아이스크림

* 우유 단백질은 알레르기와 염증을 일으키는 주된 원인이므로 몸의 반응을 살피며 섭취한다. 기 버터는 거의 모든 사람에게 안전하며 버터도 단백질 함량이 적으므로 대부분 문제가 없다.

① **도축 전까지 목초만을 먹인 소의 우유로 만든다:** 영양 성분을 늘리고 항영양소를 막아 준다.

② **유기농 우유로 만든다:** 호르몬제, 항생제, 농약을 방지한다. 가능하다면 유기농이 좋지만 가장 중요한 요소는 목초 사육이다.

③ **신선한 원유로 만든다:** 영양소, 유익균, 글루타티온 수치를 높여 주는 단백질이 들어 있다. 다만 생버터인지 발효버터인지는 크게 중요하지 않다.

④ **지방 함량이 높다:** 영양소 대부분이 지방에 함유된데다 모두 포화 지방이다.

이 기준을 충족하는 유제품은 찾기 어려울 뿐 아니라 값이 비싸고, 우유 단백질을 잘 소화하지 못하는 사람이 많으므로 나는 보통 버터나 기 버터를 제외한 유제품은 모두 피하라고 조언

한다.

생크림을 먹고 문제가 없다면 운이 좋은 편이다. 가열하면 안 되므로 커피에는 넣지 말고 거품기로 거품을 내어 디저트에 사용하자.

당신이 몰랐던 위험천만 유제품

살균 처리된 유제품은 단점이 이렇게나 많다

앞에서 설명했듯 살균과 균질화로 인해 생우유의 수많은 영양소가 파괴되고 지방이 산화한다. 서양식 식단에서 살균 우유에 필적하는 알레르기 물질이라면 글루텐 정도뿐이며 자가면역 질환, 골다공증, 관절염, 심장 질환, 암, 자폐증 등 수많은 증상과 관련이 있다. 카세인은 많은 사람의 체내에서 카소모르핀으로 분해되어 뇌의 오피오이드 수용체와 결합해 마약처럼 작용하며 음식을 향한 갈망이나 행동의 변화를 일으킨다.

치즈의 곰팡이는 괜찮지 않다

치즈는 세균이나 진균 같은 미생물이 먹이를 둘러싸고 경쟁한 끝에 만들어진 성과물이다. 각 미생물은 상대 미생물이 먹이를 먹지 못하도록 화학 물질을 생성한다. 우리는 이 화학 물질을 항생제나 곰팡이라고 부르며 때로는 '맛있다'고 표현하기도 한다.

간에서 치즈에 든 독소를 처리하기 시작하면 래브라도 뇌는 에너지를 요구하고 그 결과 식욕이 치솟는다. 이것이야말로 치즈가 널리 사랑받는 이유다. 일단 먹으면 더 많이 먹고 싶어지는 것이다.

치즈나 유제품에 곰팡이 독소가 생기는 원인은 2가지다. 첫 번째는 젖소의 사료에 든 곰팡이 독소가 우유에 옮겨 간 간접적인 오염이다.

두 번째는 우연이든 의도적이든 치즈에 곰팡이가 필 때의 직접적인 오염이다. 치즈에서 가장 흔히 발견되는 곰팡이 독소는 시트리닌, 페니트렘 A, 로큐포르틴 C, 스테리그마토시스틴, 아플라톡신 등이다. 파툴린, 페니실린산, PR 톡신은 치즈에서 자연스럽게 제거된다. 스테리그마토시스틴은 발암성 물질이다.[20]

괜한 불안을 조장하려는 게 아니다. 심각한 알레르기가 있지 않은 한, 오늘 치즈를 먹는다고 당장 목숨이 위태롭지는 않다. 하지만 피부나 관절, 뇌에 염증을 일으키며 살찌는 원인이 되기도 한다. 그렇다 해도 먹을지는 당신이 선택할 일이다.

연유는 캔 용기에 주의하자

연유는 우유를 고온에서 가열하여 수분을 거의 증발시킨 후 달고 걸쭉하게 만들기 위해 대량의 당을 넣는다. 종종 방부제나 착색제 등의 화합물을 첨가해 유통기한을 늘리고 맛있어 보이게 한다. 캔 용기도 비스페놀 A와 브롬을 발생시키는 주요 원인이다. 비스페놀 A는 체내에서 에스트로겐처럼 작용하고, 브롬은 갑상선의 요오드 흡수를 저해하여 갑상선 기능 저하를 일으킨다.[21]

아이스크림은 첨가물이 너무 많다

안타깝게도 시판되는 아이스크림에는 액상과당이나 안정화제, 착색제, 향료, 방부제 등 갖은 형태의 완전무결하지 않은 성분이 첨가되며 공장식 농장에서 생산된 유제품의 모든 위험 요소를 갖고 있다. 설령 유기농 아이스크림이라 해도 당과 우유 단백질의 함량이 높다. 하지만 걱정하지 마시라. 완전무결 크리미 코코넛 '사르르' 아이스크림(부록 레시피 참조)을 만들어 먹으면 된다!

자, 이제 완전무결 다이어트 로드맵을 여행할 때 어디에서 대부분의 시간을 보내야 할지는 확실해졌다. 채소, 지방과 기름, 단백질이다. 이 카테고리에 공을 들일수록 이득도 커진다. 하지만 탄수화물을 완전히 끊으면 건강에 바람직하지 않다.

다음 장에서는 최상의 균형을 이루도록 도와주는 가장 유익하고 완전무결한 탄수화물 공급원으로 안내하겠다.

Chapter 9

완전무결
다이어트 로드맵 2

경계를 늦추지 말아야 하는 '수상쩍은 지역' 편

우리는 오랫동안 식이섬유를 충분히 섭취하면 소화 기관이 건강해진다고 배웠지만, 사실 식이 섬유 중에는 장 융모라는 장내 표면의 돌기를 손상하는 종류가 있다. 장 융모가 손상되면 영양소를 소화관으로 보내는 능력이 저하된다. 백미는 현미, 흑미, 와일드 라이스보다 맛있고 동일한 소화 문제를 일으키지 않으며 항영양소 도 적다. 백미보다 현미를 선택해야 할 합당한 이유는 없다.

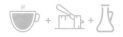

　이번 장에서 다루는 견과류, 녹말, 과일은 완전무결 다이어트에서 많이 먹지는 않지만 현명하게 선택해야 한다. 이 지역은 눈에 띄게 위험하지는 않지만 수상한 분위기가 감돈다. 그다지 자주 찾고 싶은 곳은 아니고, 잠시 들를 때면 늘 경계를 늦추지 말아야 한다. 이 로드맵을 이용하여 식욕이 치솟거나 머리가 멍해지거나 체중이 늘어나는 일 없이 당신을 강력하고도 멋지게 만들어 줄 음식을 찾아내자.

　여기에서 다루는 음식은 모두 상당량의 탄수화물과 일정량의 항영양소를 함유하므로 먹는 시간대에 따라 결과가 좌우된다. 다이어트 중이라면 이 카테고리에 속한 음식은 되도록 피하는 편이 좋지만, 체중 유지기라면 적당히 먹어도 문제는 없다.

　나는 다이어트 중에는 이 카테고리에 속한 음식을 거의 먹지 않았지만 이 책을 집필할때 1주일에 몇 번은 저녁때 제한된 양의 완전무결한 녹말을 섭취하고 이따금 과일도 1개씩 먹는다. 체중을 줄이고 싶어지면 단순히 그런 음식을 중단할 뿐이다.

견과류는 코코넛을 제외하고는
안심할 수 없다

코코넛을 제외한 모든 견과류는 곰팡이 독소가 생길 위험이 크며, 염증을 일으키고 산화하기 쉬운 오메가6지방산 함량이 높으므로 '경계경보' 식품이다. 완전무결 다이어트 중에 살이 잘 안 빠지거나 두통 혹은 관절염에 시달린다면 식단에서 견과류를 완전히 제거하자.

앞에서 설명한 대로 견과류에는 항영양소인 피트산이 많이 들어 있다. 피트산을 제거하려면 물에 담가 두거나 발아시키는 방법이 가장 좋다. 나를 포함한 대부분의 사람은 그럴 만한 시간 여유가 없으므로 곰팡이 없는 몇 안 되는 견과류를 잘 찾아내야 한다.

견과류는 속껍질이(껍데기 말고) 붙어 있는 제품을 구매하자. 저미거나 썰거나 빻은 견과, 견과 버터, 견과 분말을 만들 때는 곰팡이 독소에 오염됐을 확률이 훨씬 높은 손상된 견과류를 사용하기 때문이다.

아래는 곰팡이 독소가 있을 가능성, 불포화 지방의 비율, 항영양소 유무, 총 탄수화물 함유량을 기준으로 매긴 견과류의 순위다.

당신이 몰랐던 완전무결 견과류
코코넛으로 '순수한 지방'을 섭취하자

코코넛은 순수한 포화 지방과 중쇄 지방산을 얻을 수 있는 몇 안 되는 식물성 공급원이다. 이런 지방은 항염증성이 있고 체지방 연소를 도와주며 인지 능력을 높인다. 적절한 방식으로 처리된 코코넛은 항영양소

▲완전무결

코코넛

아몬드, 캐슈너트, 밤, 헤이즐넛, 마카다미아, 피칸, 호두

피스타치오, 잣, 발아콩, 브라질너트, 병아리콩, 콩류 대부분(말린 콩이나 렌틸콩), 땅콩, 치아씨

콩(대두), 튀긴 옥수수

위험천만▼

굽지 않은 유기농 견과류가 가장 좋다. 구우면 오메가6지방산이 파괴된다. 견과류는 곰팡이가 쉽게 피므로 흠집이 있거나 미리 저미거나 으깬 상태로 파는 상품은 피하자.

가 거의 없고 항알레르기성이 있다고 알려져 있다.

다만 코코넛을 조각으로 구매할 때는 주의해야 한다. 한 연구에서는 표본의 약 1/3에서 위험한 종류의 곰팡이 독소가 발견되었다.[1] 조각 코코넛을 살 때는 질이 좋고 당을 첨가하지 않았으며 큼직하게 썬 제품을 선택하는 게 좋다.

코코넛 열매, 특히 덜 익은 태국산 코코넛은 과육이 하얗고 부드러운 데다가 탄수화물도 거의 함유되지 않은 경이로운 식품이지만 코코넛 워터(투명한 과즙)는 과당의 주요 공급원이다. 마시고 싶다면 저녁식사 후로 미루도록 하자.

🌿 **당신이 몰랐던 경계경보 견과류**

생아몬드는 그럭저럭 괜찮다

아몬드는 비타민 E, 피토스테롤, 항산화물이 풍부하지만 당분, 다가

불포화 지방, 피트산 함량도 비교적 높다. 아몬드는 당신이 기대하는 만큼 만족감을 가져다주지는 않는다.

캐슈너트는 밀봉된 제품으로 구매한다

캐슈너트는 피부를 자극하는 껍질을 제거하기 위해 반드시 삶는 과정을 거치므로 곰팡이 독소가 확실히 문제시된다. 어떤 연구에서는 브라질산 캐슈너트에서 37종의 곰팡이가 발견되었는데 몇몇 주요 곰팡이는 독소를 생성하는 종류였다.[2] 캐나다의 또 다른 연구에서는 67%의 캐슈너트가 독소를 생성하는 곰팡이에 오염되어 있었다.[3]

히스타민 함량도 상당히 높다. 밀봉이 잘 된 신선한 제품을 선택하고, 먹고 난 후에는 두통, 머리가 멍해지는 증상, 식욕, 관절통 등을 경계하자.

헤이즐넛은 생으로 먹는다

헤이즐넛은 비타민 B, 항산화물, 마그네슘, 칼륨, 망간이 풍부하다. 생으로 소량만 먹으면 다가 불포화 지방의 과다 섭취를 막을 수 있다. 한 연구에서 조사한 이집트산 헤이즐넛의 90%에서 암을 유발하고 기량을 떨어뜨리는 곰팡이 독소인 아플라톡신이 검출되었는데 미국산이나 유럽산은 곰팡이 비율이 훨씬 낮다.[4]

마카다미아는 곰팡이 독소가 발견된 사례가 거의 없다

마카다미아는 비타민 E, 인, 칼륨이 풍부하다. 특히 연구에서 마카다미아의 곰팡이 독소가 발견된 일이 거의 없으므로 '완전무결'하다고 해야 할 듯하지만, 한편으로는 마카다미아의 곰팡이 독소를 찾아내려는 연구 자체가 거의 없다. 마카다미아의 주된 문제는 쉽게 산화한다는 점이다. 되도록 냉장 식품 코너에 있는 상품을 구매하여 냉장고에 보관하자. 마카다미아 오일은 발화점이 높지만 쉽게 산화하므로 개인적으로는 사용을 권하지 않는다. 어차피 먹을 거라면 신선할 때 먹자!

피칸은 보존 상태가 생명!

피칸은 티아민, 비타민 B6, 마그네슘, 망간, 인, 아연에다 항산화물까지 풍부하다. 공기 중의 습기를 흡수해서 곰팡이가 생길 수 있으므로 덩어리째 파는 피칸을 사서 밀봉한 상태로 냉장 또는 냉동 보관하자. 피칸은 보존 상태가 정말 중요하다. 껍데기를 벗긴 피칸을 일반적인 습도의 실온에서 보관해 봤는데 고작 1주일 만에 상했다.

호두는 껍데기째로 구매한다

호두는 미량 영양소가 매우 풍부하지만 히스타민이 많이 들어 있으며 브라질너트와 피스타치오 이외의 견과류 중에는 곰팡이 독소에 오염될 확률이 가장 높다.[5] 이 문제에 대처하려면 직접 호두를 까먹는 게 좋다.

밤은 독소가 적다

밤이 경계경보 식품인 까닭은 다른 견과류와 달리 탄수화물 덩어리이

기 때문이지만 비타민B, 비타민 C, 칼륨이 풍부하고 항영양소는 아주 적다.

피스타치오, 과식은 금물

피스타치오는 비타민 B, 마그네슘, 망간, 인, 칼륨, 아연 등 항산화 물과 미네랄이 풍부하다. 하지만 잘 익은 열매가 벌어지면서 아스페르길루스 곰팡이에 노출되는 탓에 곰팡이 독소에 오염될 가능성이 대단히 높은 견과이기도 하다. 피스타치오로 배를 가득 채우면 몇 시간 동안 식욕을 느끼지 않고 기분 좋게 보낼 가능성은 대단히 적다. 그러나 맛있긴 정말 맛있다.

브라질너트는 쉽게 상한다

브라질너트는 리놀레산이 많아서 껍데기를 벗기고 며칠만 지나면 부패하여 악취를 풍기기로 유명하지만, 그보다 큰 문제는 견과류 중에서도 특히 곰팡이 독소에 쉽게 오염된다는 점이다. 실제로 유럽연합은 아플라톡신이 자주 검출된다는 이유로 수입되는 브라질너트의 질과 양 모두 엄격한 기준을 마련했다.[6] 셀레늄이 풍부하지만 열매마다 함유량의 편차가 크고 독소에 노출될 위험을 감수할 정도의 가치는 없다.

당신이 몰랐던 위험천만 견과류

땅콩은 거의 모든 사람에게 염증을 일으킨다

땅콩은 사실 콩류인데 견과류라고 생각하는 사람이 많다. 땅콩에 든 렉틴은 거의 누구에게나 염증 반응을 일으키며, 아나필락시스라는 매우 심각한 급성 알레르기가 발생하면 사망에 이를 수도 있다. 또 아플라톡신이 잘 생성되고[7] 대부분의 콩류와 달리 땅콩의 렉틴은 가열해도 파괴되지 않는다.[8] 렉틴이 혈류로 들어가면 염증이나 장내 손상을 일으킨다.

땅콩을 먹으면 장 점액이 40% 이상 많이 생성되기도 하는데, 이는 상처가 생겼을 때 나타나는 수치다. 또한 히스타민 수치도 높아진다. 땅콩은 다른 콩류와 거의 같은 양의 영양소가 들어 있지만 동물성 식품과 비교하면 턱없이 부족하다. 땅콩은 세포막에 침투할 수 없을 정도로 긴 초장쇄 지방산VLCFA의 수치를 상승시키기도 한다.[9] 이 지방산은 알츠하이머병 환자의 뇌에서 흔히 볼 수 있다.[10]

녹말은
가끔만 먹는다

녹말은 자연계에서 가장 인기 있는 식품 속 에너지원이다. 녹말을 둘러싼 경쟁은 치열하다. 곤충도, 세균도, 곰팡이도, 그 밖에 수많은 동물도 먹고 싶어 한다. 그래서 식물 대부분은 자신의 녹말을 지키려고 복잡한 방어 체계를 진화시켜 왔다. 우리가 소화하기 힘든 항영양소로 무장한 것이다.

🍚 녹말

호박, 고구마, 참마, 당근

백미, 카사바, 타로 토란

흑미, 와일드 라이스, 현미, 바나나, 옥수숫대가 붙은 신선하거나 냉동한 유기농 옥수수

감자, 자색고구마

메밀, 귀리, 퀴노아

밀, 옥수수, 수수, 기장, 기타 곡류, 옥수수 녹말

위험천만 ▼

녹말 식품은 소량만 섭취하고, 먹는 시간대는 저녁식사 때가 가장 바람직하다. 3~7일 간격으로 더 많이 섭취하는 날을 정해 두자. 먹는 양과 시간대는 142쪽 참조.

그러나 특히 강도 높은 운동을 하는 사람은 녹말이 필요할 때가 있다. 주로 앉아서 일하거나 장내 세균에 문제가 있는 사람은 덜 필요하지만 그렇다 해도 오랫동안 완전히 끊지는 말아야 한다.

요컨대 녹말을 거의 안 먹으면 살이 빠지지만 완전히 안 먹으면 건강이 나빠진다. 다만 완전무결 다이어트에서는 녹말에서 많은 영양을 얻지 않는다. 몸의 기본 구성 요소와 연료 공급원을 얻는 정도에 그친다.

가장 영양가가 높고 항영양소와 당질이 적은 녹말부터 득보다는 실이 많은 녹말 순서로 차례차례 살펴보자.

🥄 당신이 몰랐던 완전무결 녹말
호박은 항산화물이 많아서 최고

호박이 월등하게 완전무결한 탄수화물 공급원인 까닭은 과당이 적고 물만큼 항영양소가 없기 때문이다. 칼륨,

카로티노이드, 항산화물이 대단히 풍부하고 인, 비타민 C, 비타민 K, 엽산, 아연, 마그네슘, 망간, 칼슘은 적당량 들어 있다.

수용성 섬유질이 들어 있어서 당신이 화장실로 돌진하는 일 없이 장내 세균에게 영양분을 공급할 수 있다.

고구마는 껍질에도 영양이 풍부하다

고구마는 영양가가 높고 맛이 좋으며 독소가 적고 깨끗이 연소되는 녹말이다. 미네랄, 비타민, 항산화물이 풍부하고 옛날부터 수많은 사회에서 주식으로 먹었다. 과당도 매우 적고 껍질에 함유된 화합물이 당뇨병 환자의 인슐린 감수성, 헤모글로빈 A1c[3개월간의 평균 혈당], 콜레스테롤, 중성 지방 수치를 개선한다.[11]

당근은 뇌에도 암에도 좋다

당근은 카로티노이드, 칼륨, 칼슘, 인, 비타민 C, 비타민 K, 항산화물의 좋은 공급원이고 셀레늄도 소량 함유한다. 암의 성장을 억제한다고 밝혀진 폴리아세틸렌[12]과 뇌 기능을 높여 주는 안토시아닌이 풍부하다. 또한 과당이 적고 이렇다 할 항영양소도 없으며 식이섬유는 아주 많다. 과민성 대장 증후군이나 장 손상이 있는 사람은 소화하기 쉽도록 가열 조리해서 먹자.

사실은 현미보다 백미가 훨씬 우수하다

백미는 항영양소 함량과 녹말당 함량이 매우 적다. 항영양소가 적은 이유는 항영양소가 든 겉껍질이 제거되기 때문이다. 백미는 비타민이나 미네랄이 부족하므로 나는 주로 저녁때 수면시의 연료나 장내 세균의 야식용으로 버터, 채소, 생선, MCT 오일에 곁들여 먹는다.

장내 세균은 어떤 종류의 쌀에서도 녹말을 취하지만 가열 조리 후에 차게 식히면 저항성 녹말이 형성되어 장내 세균이 좋아하는 먹이로 바뀐다.

많은 사람의 생각과 달리 백미는 현미나 와일드 라이스보다 완전무결하다. 이 부분은 뒤에 나오는 '경계경보 녹말'에서 자세히 설명하겠다.

🍚 당신이 몰랐던 경계경보 녹말

저항성 녹말을 먹을 수 있는 타피오카, 타로 토란

카사바[고구마, 감자와 같은 뿌리 식물의 일종], 타피오카[카사바 뿌리에서 채취한 녹말], 타로 토란[토란의 일종] 등 열대 지방의 관목은 과당은 적지만 탄수화물이 많고 영양분은 거의 없으며 항영양소도 적다. 하지만 치명적인 유해 성분이 들어 있어서 생으로 먹으면 매우 위험하다. 가열하면 쉽게 독소가 제거되지만 생채식을 하는 사람은 주의하자!

카사바로는 저탄수화물 빵을 만들 수 있어서 매우 건강한 식품이 된다. 카사바, 타피오카, 타로 토란은 저항성 녹말의 공급원이다. 유지기에 들어가면 밤에 프로바이오틱스[유익균 보충제]와 함께 섭취하고 몸의 변화를 살펴보자.

옥수수는 대가 붙은 유기농으로

옥수수는 독소를 생성하는 푸사륨이라는 곰팡이와 함께 성장하므로 거의 보편적으로 오염되어 있다. 대에 달린 유기농 옥수수라면 라운드업 등의 제초제를 흙에 뿌리지 않으므로 곰팡이 독소는 적어진다. 제초제는 농작물의 곰팡이가 독소를 더 많이 생성하게 한다.[13]

옥수수는 대단히 위험천만한 음식이긴 하지만 유기농이라면 다른 대부분의 곡물보다는 낫다. 대째 냉동한 옥수수나 제철에 농가에서 갓 딴 옥수수를 구매하자.

현미, 흑미, 와일드 라이스를 선택한들 아무런 의미도 없다

와일드 라이스를 쉽게 접할 수 있는 최고의 다이어트 식품이라고 여기는 사람이 많지만 흑미나 와일드 라이스는 피트산, 렉틴, 장을 자극하는 식이섬유 등 항영양소가 많다.

우리는 오랫동안 식이섬유를 충분히 섭취하면 소화 기관이 건강해진다고 배웠지만, 사실 식이섬유 중에는 장 융모라는 장내 표면의 돌기를 손상하는 종류가 있다. 장 융모가 손상되면 영양소를 소화관으로 보내는 능력이 저하된다.

백미는 현미, 흑미, 와일드 라이스보다 맛있고 동일한 소화 문제를 일으키지 않으며 항영양소도 적다. 백미보다 현미를 선택해야 할 합당한 이유는 없다.

열풍을 일으킨 퀴노아에도 기대할 바는 없다

퀴노아는 콩과 마찬가지로 채식주의자 사이에서 그야말로 선풍적인 인기를 끌고 있다. 여기에는 한 가지 타당한 이유가 있는데, 글루텐이 들어 있지 않다는 점이다.

퀴노아는 분명 다른 곡물보다 우수하지만 장을 자극하는 것은 매한가지다. 근육 성장에 필요한 아미노산이 모두 들었지만 극히 소량에 불과해서 혜택을 누릴 만한 양을 섭취하기 힘들다. 퀴노아 1인분에 든 단백질은 3g인 데 반해 소고기 1인분에 든 단백질은 26g에 달하므로 유용한 단백질 공급원으로 보기는 어렵다.

녹말이 많은 퀴노아에는 저장 곡물과 동일한 한계점이 있다. 즉 밭에서 이미 손상되기 시작하고, 저장 후에도 계속해서 손상된다. 밀만큼 심하지는 않지만 일부 사람의 바람만큼 최고의 식품은 아니다.

🥥 당신이 몰랐던 위험천만 녹말

비유기농 옥수수는 최악의 선택

미국의 옥수수는 밭에서 자연스럽게 발생하는 곰팡이의 독성을 늘리는 유전자 조작 기술과 제초제인 라운드업 탓에 곰팡이 오염이 가장 심각한 작물이다. 또한 옥수수에는 프롤라민으로 분류되는 단백질인 제인zein이 들어 있어 글루텐과 교차반응을 일으켜 장을 자극한다.

밀은 지적 능력을 떨어트린다

앞에서 설명했듯이 밀은 혈당을 급격하게 올리고, 장에 손상을 입히며, 곰팡이 독소가 있고, 지적 능력을 떨어뜨리는데다가 중독성이 있어서 몸에 해롭다.

밀 녹말은 포도당이나 자당보다 혈당을 훨씬 많이 치솟게 하고 그 결과 혈당이 급격하게 변동한다. 글루텐 등의 밀 단백질은 유전적 체질에 따라 장 내벽에 손상을 입히기도 한다. 글루텐은 면역계가 자기 몸을 스스로 공격하는 자가면역 질환의 원인으로 잘 알려져 있으며, 특히 하시모토 갑상선염이나 루푸스[온몸에 염증이 생기는 만성 자가면역 질환]는 발병하기까지 몇 년이나 걸리므로 글루텐을 먹을 당시에는 자각하지 못한다.

앞에서도 이야기했듯 밀은 종종 건강과 기량에 악영향을 끼치는 곰팡이 독소에 오염된다. 밀 단백질이 대사 과정을 거치며 생성되는 글루테오모르핀은 마약과 같은 작용을 하는 물질이다. 이것이 빵을 끊지 못하는 이유 중 하나다. 빵이 못 견디게 당기는 것은 마약 중독자가 마약을 점점 더 많이 요구하게 되는 메커니즘과 동일하다. 게다가 글루텐은 뇌로 가는 혈류량을 감소시키므로 뇌가 원활하게 작동하기를 원하는 당신에게는 무척 해롭다.

글루텐은 없지만 단점이 많은 수수와 기장

수수나 기장에는 글루텐은 없지만 비슷한 종류의 단백질이 들어 있어서 장 손상이나 염증을 일으킨다. 저장 기간이 긴 다른 곡물과 마찬가지로 가끔 곰팡이 독소에 오염된다. 특히 가장 유해한 것은, 수수나 기장에 민감한 사람의 경우에는 다른 어떤 식품보다도 갑상선 기능을 떨어뜨린다는 점이다. [14] 수수와 기장에는 요오드 흡수를 방해하고 갑상선 기능을 저하하는 고이트로겐이라는 물질이 들어 있기 때문이다. 그래서 갑상선종 같은 갑상선이 부어오르는 증상을 일으킬 수 있다. 안타깝지만 곡물은 인간에게 그리 좋은 음식이 아니다.

옥수수 녹말은 혈당에 나쁘다

옥수수 시럽을 제외한 거의 모든 옥수수 제품과 달리 옥수수 녹말은 수차례 가공을 거치므로 곰팡이 독소로 인해 발생하는 주된 위험을 초래하지는 않는다. 하지만 혈당에 악영향을 미치기 쉬우므로 장내 세균에게 줄 먹이로 적합하지는 않다.

과일은
밤에 먹는다

일반적으로 과일은 당분이 있으므로 저녁 시간에만 섭취해야 한다. 가장 영양이 풍부하고 항영양소와 과당이 적은 과일부터 가장 과당이 많고 곰팡이에 오염되었으며 영양이 부족한 과일까지 하나하나 살펴보자.

🌐 당신이 몰랐던 완전무결 과일

라즈베리는 곰팡이 독소로부터 보호해 준다

라즈베리는 당분이 적고 미량 영양소가 가득한 과일이다. 안토시아닌, 폴리페놀, 음식에 생기는 가장 강력한 발암성 곰팡이 독소인 아플라톡신으로부터 몸을 보호해 주는 엘라그산 등의 항산화물이 풍부하다.[15] 다른 과일보다 농약을 많이 치는 경향이 있지만 항영양소는 거의 들어 있지 않다.

하지만 매우 공들여 수확하고 출하한 라즈베리도 유통 기한이 매우 짧다. 알에 찌그러진 부분이 없고 단단한, 신선함 그 자체인 라즈베리를 선택하자. 그리고 식료품점에서는 보통 상하기 직전이지만 아직 곰팡이는 피지 않은 상품을 할인 판매하므로 세일 상품은 피하자.

레몬, 라임은 간의 해독을 돕는다

레몬은 독소가 적고 간의 해독을 돕는 항산화물이 들어 있다. 완전무결한 음료로 탄산수에 레몬이나 라임즙을 넣어 보자.

크랜베리는 과일의 우등생

크랜베리는 보통 건과일이나 주스 등 완전무결하지 않은 식품으로 가공되지만 크랜베리 열매를 직접 조리한다면 좋은 선택지라 할 수 있다. 비타민이 풍부하고 당분이 적으며 항영양소는 전반적으로 낮다. 그리고 (아직) 유전자를 조작한 크랜베리는 없다.

과일

▲ 완전무결	아보카도, 블랙베리, 코코넛, 크랜베리, 레몬, 라임, 라즈베리
	블루베리, 파인애플, 딸기, 귤
	그레이프프루트, 석류
	사과, 살구, 체리, 무화과, 허니듀 멜론, 키위, 리치, 천도복숭아, 오렌지, 복숭아, 배, 자두
	바나나, 포도, 구아바, 망고, 멜론, 파파야, 패션프루트, 감, 수박
위험천만 ▼	건포도, 건과일, 잼, 젤리, 과일 통조림

블랙베리도 영양분이 많다

블랙베리는 항영양소가 적고 주요 영양소와 미량 영양소 함량이 상당히 높다. 라즈베리와 마찬가지로 손상이나 신선도가 중요하다. 상처 난 알은 먹지 말자!

딸기는 '부패'에 주의하자

딸기는 비타민과 항산화물이 풍부하지만 농약과 히스타민 함량이 상당히 높은 경향이 있다. 유기농으로 구매하고 먹고 난 다음에는 몸 상태를 확인하자. 또한 쉽게 상하므로 흐물흐물해진 부분은 빨리 도려내자.

파인애플은 히스타민이 감점 요소

파인애플은 농약과 항영양소가 매우 적으며 비타민과 항산화물이 풍부하다. 당도가 조금 높으므로 저녁식사의 후식으로 먹는 게 좋다. 히스타민 함량도 다른 과일보다 높다.

귤은 항산화물이 풍부하다

귤은 비타민과 항산화물이 풍부하고 항영양소와 곰팡이는 매우 적다.

블루베리의 폴리페놀은 두뇌에도 좋다

블루베리는 영양가가 매우 높고, 항암 및 심장 보호 작용을 하는 폴리페놀 등의 항산화물도 풍부한 과일이다. 농약을 많이 뿌리므로 유기농을 구매하는 편이 좋지만 가장 좋은 선택은 자연산 블루베리다.

블루베리에 함유된 폴리페놀은 커피나 초콜릿처럼 박테로이데테스 문 세균(날씬하게 해주는 세균)의 성장을 돕는다. 그리고 커피처럼 뇌에서 새로 만들어진 신경세포가 다른 신경세포와 연결되도록 도와주는 화합물인 BDNF(뇌신경 성장 인자)를 증가시킨다.

농약 이외의 또 다른 문제는 곰팡이가 피지 않은 냉동 블루베리를 찾기 힘들다는 점이다. 생산자는 갓 딴 신선한 블루베리를 먼저 팔고, 딴 지 오래되고 곰팡이가 핀 것을 냉동한다. 냉동 블루베리를 먹고 몸 상태가 나빠졌다면 십중팔구 곰팡이 독소를 섭취한 탓이다. 질 좋은 유기농 냉동품이나 산지 직송의 신선한 블루베리를 구매하자.

🍶 당신이 몰랐던 경계경보 과일

석류는 씨조차도 당도가 너무 높다

석류즙은 LDL 콜레스테롤의 산화, 혈소판 응집, 죽상동맥경화증의 위험 요인 등을 감소시킨다는 사실이 밝혀졌다.[16] 그러나 안타깝게도 석류는 과즙도 씨도 당도가 너무 높아서 많이 먹지는 말아야 한다.

간이 약해졌다면 그레이프프루트는 멀리하는 편이 낫다

그레이프프루트에는 민감한 사람에게 두통과 알레르기성 반응을 일으키는 화합물인 스페르미딘과 폴리아민이 들어 있다. 다만 스페르미딘은 몇몇 동물 실험에서 노화 방지 효과가 확인되었으므로 먹었을 때 부작용이 나오지 않는 사람에게는 유익할 수도 있다.[17] 또한 전반적으로 항영양소가 적지만 나린진이라는 화합물이 들어 있어서 간이 약이나 석유화학 물질을 해독하는 작용을 방해할 수 있다. 의약품에 그레이프프루트를 삼가라는 주의 문구가 붙어 있는 것은 그 때문이다.

간 건강과 스트레스 수준에 따라서는 그레이프프루트를 멀리하는 게 좋은 판단일지도 모른다. 나라면 일부러 해독 반응을 늦추지는 않겠다!

수박은 식사 후 조금 지나고 먹는다

수박은 비타민과 항산화물이 풍부하고 항영양소와 농약이 적다. 소화가 엄청나게 빠른 이 당분 폭탄은 저녁식사 후식으로는 먹어도 좋다.

다만 소화 속도가 매우 빠르므로 단백질이나 지방과 동시에 위장으로 들어가지 않도록 잠시 시간차를 두고 먹자. 수박이 다른 음식물과 함께 대장으로 이동해 발효하면 소화 불량을 일으킬 수 있다. 위장이 비었을 때는 적당량을 먹어도 되지만 수박이 혈당을 급격하게 치솟게 한다는 점은 잊지 말자.

사과는 암과 심장병을 예방한다

사과에 든 단백질에 알레르기가 있는 사람도 있으므로 2주 프로그램을 마친 후 사과를 다시 섭취하기 시작할 때는 몸 상태를 확인하는 게 중요하다. 사과에는 암과 심장병을 예방해 주는 항산화물이 풍부하지만, 미국 환경연구단체인 EWG에서 2014년 발표한 '가장 많이 오염된 청과물 12종'의 1위를 차지했다는 큰 문제가 있다. 되도록 유기농을 구매하고 유기농이 아닌 사과는 먹기 전에 공들여 씻자.

체리는 농약이 걱정이다

체리는 영양소와 포도당이 많지만 농약도 많다. 실험용 쥐에게 타르트 체리 주스를 먹였더니 염증, 콜레스테롤, 중성 지방, 체지방 축적이 줄어들었다는 연구가 여럿 있지만[18] [19] 체리 자체는 당분이 많으므로 섭취량을 조절해야 한다.

키위는 과당과 히스타민이 문제다

키위는 영양가가 높지만 다른 과일보다 과당과 히스타민이 많다. 하지만 키위 씨는 혈액을 묽게 하는 작용을 해서 혈전이 생기지 않도록 막아 준다.

오렌지는 껍질이 농약을 막아 준다

오렌지는 당도가 매우 높다. 과당이 천도복숭아보다 1.5배나 많아서 그야말로 즙이 많은 사탕이다. 게다가 오렌지의 항산화물은 수확 후에 줄어드는 경향이 있다. 한 가지 좋은 점은 항영양소가 거의 없고 껍질이 농약 대부분을 과육까지 도달하지 않게 막아 주므로 농약 잔류량이 평균 정도라는 것뿐이다.

복숭아는 농약을 흡수한다

복숭아는 실온에서 보관해야 달콤해지지만 반드시 곰팡이가 피기 전에 먹어야 한다. EWG에서 2014년에 발표한 '가장 많이 오염된 청과물 12종'에서 5위에 오른 이유는 잔류 농약이 많기 때문이다. 복숭아 껍질의 잔털에 농약이 들러붙기 쉽고 껍질 자체가 얇아서 과육에 흡수되기도 쉽다. 가능한 한 유기농을 구매하자.

배는 알레르기를 일으킬 위험이 아주 적다

배는 세상에서 가장 알레르기를 일으키지 않는 식품 중 하나로, 대부분의 사람이 먹을 수 있다. 그러나 어느 정도 농약이 있고 다른 과일보다 과당이 많으므로 소량만 먹어야 한다.

자두는 변비를 예방한다

자두는 영양가와 식이섬유, 변비를 예방해 주는 소르비톨이 풍부하다. 내생적인 항영양소는 거의 없지만 농약을 자주 뿌린다. 다행히도 EWG가 농약 오염도를 검사한 대상 청과물 중에 17위에 그쳤다.

무화과는 금방 상한다

무화과는 당도가 상당히 높지만 폴리페놀과 칼슘 등 건강에 좋은 성분도 있다. 항영양소는 적으나 방치해 두면 쉽게 상한다. 신선도가 생명이다. 불행하게도 과당이 지나치게 많아서 자주 먹지는 말아야 한다.

리치는 갈변하기 전에 먹는다

리치는 영양분과 항산화물이 풍부하지만 저장 시 갈변하면서 항산화 수치가 낮아진다. 당도가 높으므로 먹는 양을 조절하자.

바나나는 의외로 영양가가 없다

누구나 좋아하는 과일인 바나나의 영양 성분은 감자와 거의 비슷하다. 탄수화물이 많고 다른 영양소는 적다. 먹기 편한 과일이지만 완전무결하다고 하기에는 과당과 탄수화물이 너무 많으므로 때때로 저녁식사 후에나 먹자.

건포도는 특히 멀리한다

포도 역시 과당은 높고 효능은 낮은 과일이다. 포도가 함유한 레스베라트롤 같은 노화 방지 성분의 효능은 대부분 프렌치 패러독스(프랑스인이 기름진 식사를 즐기는데도 심장 질환의 사망률이 낮은 이유는 와인을 많이 마시기 때문이라는 발상. 내가 보기에는 버터를 많이 먹기 때문이다!)에서 근거한 과장된 생각이다. 특히 건포도는 곰팡이 독소인 아플라톡신의 원천이다.

구아바는 변비 대책으로 효과적이다

구아바는 수용성 섬유질이 아주 많아서 변비로 괴로워하는 사람에게 도움이 된다. 또한 핑크 구아바는 리코펜 함량이 토마토보다 2배 더 높다. 이 과일 역시 유감스럽게도 완전무결한 과일이 되기에는 당도가 너무 높다.

날씬해지고 싶다면 망고는 내려놓는다

망고는 칼슘, 인, 칼륨, 비타민 C, 식이섬유, 엽산, 베타카로틴이 풍부하다. 게다가 25종 이상의 카로티노이드를 함유하는데, 이 중 일부는 시험관 실험에서 암세포의 성장을 억제한다고 입증되었다. 맛이 좋은 과일이지만 당도가 아주 높으므로 조금만 먹자.

망고는 혈당지수[당분이 체내에서 흡수되어 혈당이 상승하는 속도를 나타낸 지표]가 대단히 높다. 내가 뚱뚱했을 때 망고를 먹고 나면 짜증이 치솟고 기분이 나빠지는 일이 있었는데 이는 혈당의 급격한 변화 탓에 생기는 증상이었다. 완전무결해진 지금은 이따금 먹지만 체중을 줄이고 싶을 때는 입에도 대지 않는다.

감은 영양이 풍부하지만 매일 먹지는 말아야 한다

감은 칼슘, 인, 칼륨, 비타민 C가 풍부하고, 독소, 곰팡이, 농약은 매우 적지만 매일 먹기에는 당도가 너무 높다. 폴리페놀의 일종으로 건강에 좋은 타닌산의 함량이 아주 높다.

🌀당신이 몰랐던 위험천만 과일

건과일은 과당도 곰팡이 독소도 엄청나다

건과일은 일반 과일보다 칼로리, 탄수화물, 당도, 과당이 더 높으며 말린 후에는 과일에 든 유익한 화합물이 대폭으로 줄어든다. 맛있어 보이게 하려고 벤조산나트륨 같은 방부제나 식용색소 적색 제40호 같은 착색제로 처리하는 경향도 있다. 더욱 나쁜 점은 건조 공정을 거치면서 곰팡이 독소가 늘어난다는 것이다. 요컨대 간이 곰팡이와 과당을 동시에 해독해야 하므로 식욕이 2배 더 치솟는다.

통조림에는 상처 난 과일을 많이 쓴다

과일 통조림은 나쁘기로는 채소 통조림과 오십보백보다. 신선해 보이게 하려고 종종 착색제나 방부제 처리를 하며 걸쭉한 과당 시럽에 담근다. 통조림을 만들 때는 대개 질이 떨어지거나 흠집이 난 과일을 사용하므로 곰팡이 핀 과실이 포함될 가능성이 높다. 통조림으로 만드는 공정에서 고압이나 고열에 노출되는 동안 많은 영양소가 파괴되기도 한다.

캔 자체도 문제다. 브롬이나 비스페놀 A 등 요오드 흡수를 방해하고 호르몬 수치를 흐트러뜨리는 물질이 시럽에 녹아 흡수되기 때문이다.

잼으로 만들면 영양이 파괴된다

잼은 고온·고압에서 조리되므로 과일에 든 유익한 항산화물과 영양이 대부분 파괴된다. 조리 후에는 거의 순수한 당분만 남으며 과일 잼에는 보통 대량의 감미료, 안정제, 방부제가 첨가된다. 설상가상으로 잼을 만들 때 쓰는 과일은 대부분 변질하기 시작해 팔 수 없는 '폐기물'이다.

신선한 과일과 유기농 설탕으로 직접 잼을 만들 수 있다. 시판 잼과 질 좋은 재료로 만든 잼을 먹은 후의 몸 상태에는 상당히 큰 차이가 있다. 그러나 수제 잼에도 당연히 당분이 많다. 건강에 크게 문제가 없는 사람은 '단백질 단식일'에 적당량을 섭취해도 좋지만 자주 먹지는 말아야 한다.

유감스럽지만 견과류, 녹말, 과일은 건강한 식사를 위한 주요 식품이 아니다. 녹말이 많은 채소나 백미 등 몇몇 식품은 예외지만 대부분의 녹말은 체내 효모균의 먹이가 되는 당분이므로 섭취 시간과 양을 신중하게 조절해야 한다.

견과류는 편리하고 맛있는 식품이지만 신선도, 불안정한 지방, 항영양소가 큰 문제다. 나는 완전무결해지기 위해 시행착오를 겪던 중, 견과류를 아주 많이 먹다가 중단했더니 건강이 좋아지고 기량이 높아졌다. 지금은 가끔 '특별 간식'으로만 먹는다. 간식 이야기가 나왔으니 말인데, 탄수화물과 과일은 주요 영양 공급원이라기보다는 간식으로 간주하자.

한여름에 먹는 과일은 감탄이 절로 나게 한다. 나는 몸무게에 만족하는 지금은 가끔 딸기 축제에 가서 아무런 죄책감 없이 과당을 25g(사과 2개 정도) 넘게 먹기도 한다. 하지만 과일은 채소와 전혀 다르며 차라리 사탕에 가깝다는 점만은 잊지 말기 바란다.

Chapter 10

완전무결
다이어트 로드맵 3

신중히 움직여야 하는 '위험 지역' 편

음식에 다채로운 풍미를 더하는 향신료는 맛을 풍성하게 할 뿐만 아니라 삶의 행복에도 중요한 역할을 한다. 향신료를 신중하게 선택하면 온종일 느끼는 기분이 달라지고 특히 식욕에 지대한 영향을 미친다.

나는 내가 사용했던 향신료의 질이 몸에 얼마나 많은 영향을 끼치는지, 그리고 인공 감미료와 화학조미료가 인지 능력에 얼마나 큰 해를 입히는지 알았을 때 충격에 망연자실했다.

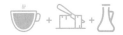

이번 장에서 다룰 향신료, 조미료, 감미료, 음료수는 완전무결 다이어트 로드맵에서 당신의 식단에 풍미와 자극을 더해 준다. 식사의 즐거움에 중요한 역할을 하지만 너무 많이 먹거나 잘못된 종류를 선택하면 몸이 나른해지고 기운이 없어지며 퉁퉁 붓게 된다. 요컨대 지독한 숙취에 시달릴 때처럼 변한다!

많은 사람이 체중 감량이나 기량 향상을 계획할 때 어떤 조미료를 쓰고 어떤 음료를 마실지는 염두에 두지 않는다. 하지만 흔히 접하는 음료 대부분은 당신을 피곤하게 하고, 살찌게 하며, 단것이 몹시 당기게 하는 해로운 성분이 들어 있다. 또한 가정에서 흔히 쓰는 천연 향신료조차도 기분이나 기량에 크게 영향을 미친다.

나는 건강해지겠다고 다짐하면서부터 음료수를 일반 탄산음료에서 다이어트 탄산음료로 바꿨다. 어느 더운 여름날, 수업 시간에 맞추려고 서둘러 학교로 향하던 도중 가게에 들러 1리터짜리 다이어트 탄산음료를 사서 강의가 시작되기도 전에 한꺼번에 들이킨 일이 있다. 그러자 수업 중에 머리가 빙글빙글 돌면서 마약을 한 듯한 상태가 되었고 실제로 침마저 조금 흘렸을 정도였다.

혼란스러웠다. 이날 평소와 달랐던 점은 다이어트 탄산음료를 잔뜩 마신 것뿐이었다. 그때부터 다이어트 탄산음료가 나에게 미치는 영향에 관심을 기울이기 시작했다. 가끔 대량으로 마시던 다이어트 탄산음료를 끊자 식욕이 치솟는 일이 현저히 줄어들었다. 나는 이것이 래브라도 뇌를 공황에 빠트리는 탄산음료의 화학 물질을 차단했기 때문이라는 사실을 깨달았다. 좀 더 자세히 조사해 보니 많은 조미료, 감미료, 음료수가 뇌에 미치는 영향은 다이어트 탄산음료와 똑같았다. 요리에서 향신료를 이것저것 배제하는 실험을 하면서 무엇이 사고나 기분, 외모를 개선하는 데 도움이 되며, 무엇이 식욕을 치솟게 하고 머리를 멍하게 하는지 알아냈다. 이제부터 향신료, 감미료, 음료수의 가장 이로운 공급원부터 가장 해로운 공급원까지 순서대로 살펴보겠다.

오래된 조미료,
버리기만 해도 효과가 크다

허브나 향신료는 대체로 건강상의 효능과 항산화 기능이 있다. 또한 일반적으로 장내 세균에도 좋은 영향을 미친다. 한편 널리 사용되는 허브나 향신료 대부분은 원래 의료 목적으로 사용된 정신 활성 물질이 포함되어 있다.

여기에서 소개하는 허브와 향신료, 조미료는 건강상의 이점은 최대화하고 항영양소 섭취는 최소화하여 당신의 생체 활동을 확실하게 관리할 수 있는 순서로 배치하였다.

🧂🧂 조미료 · 향신료

▲ 완전무결

애플사이다 식초, 고수, 커피*, 생강*, 파슬리, 바다 소금

라벤더, 오레가노, 로즈메리, 타임, 강황

올스파이스, 시나몬, 정향*, 첨가물이 들어가지 않은 유기농 조제 머스터드

머스터드 씨, 양파 분말, 정제 소금

검은 후추*, 시판 초콜릿, 마늘*, 육두구*, 파프리카*

된장, 타마리 간장, 두부

위험천만 ▼

시판 드레싱, 혼합 향신료, 화학 조미료, 고형 부용

*이 붙은 품목은 독성이 강한 곰팡이종이 잠재해 있는 경우가 많으므로 신선하고 질 좋은 제품을 사용하는 게 가장 좋다.

천연 식품에서는 반드시 약간의 곰팡이 포자가 발견되며 가스레인지 위에 향신료 선반을 배치한 환경은 '세균 배양기'로써 완벽하다.

당신의 기량을 높이기 위한 아주 간단한 방법이 하나 있다. 산 지 몇 달이 넘은 향신료를 버리는 일이다. 품질이 좋고 최근에 개봉한 신선하고 잘 건조된 허브와 향신료를 사용하던가 아니면 아예 쓰지 말자.

최선을 다해 이 항목의 순위를 뒷받침하는 근거를 찾았지만 당신이 직접 실험해 볼 여지는 여전히 남아 있다. 로드맵의 어디로 향할지, 그것이 어떻게 몸 상태나 기량을 바꿀지는 모두 당신의 결정에 달려 있다.

🧂🧂당신이 몰랐던 완전무결 조미료

애플사이다 식초는 만능!

한 연구에 따르면, 20g의 애플사이다 식초apple Cider vinegar[사과나 사과즙을

자연 발효해 만든 식초]를 섭취하면 인슐린 저항성이 있는 사람과 건강한 사람 모두 식후 혈당과 인슐린 감수성이 개선된다.[1] 또한 애플사이다 식초는 심혈관 기능을 촉진하고 항암 효과가 있으며 병원균을 죽인다는 증거도 있다.[2] 내가 화이트 식초 이외에 요리에 사용하는 유일한 식초다.

바다 소금으로 스트레스를 날려 버리자

Chapter 2에서 설명했듯 좋은 소금은 여러 가지 장점이 있고 스트레스까지 날려 준다. 나는 보통 하루에 5~8g의 바다 소금을 섭취한다.

날생강은 염증을 억제한다

생강은 수 세기 전부터 열을 내리거나 베인 상처와 멍든 부위의 부기를 빼는 데 사용된 강력한 소염제다. 시판되는 생강가루, 특히 커다란 용기에 든 제품은 과도한 습기에 노출되어 변질하는 경우가 많으므로 주의해야 한다. 생강에 피는 곰팡이에서는 면역 기능을 억제하는 강한 인자가 발견되었다.[3]

오레가노는 장내 세균을 돕는다

오레가노[꽃박하]는 항산화물과 식물성 페놀 성분이 풍부하며, 장내 세균을 돕고 체내의 효모균을 억제하는 약효도 있다. 품질이 좋은 제품을 사용하고 수증기 위에서 용기를 흔들어 뿌리지 않는 한(어떤 향신료든 수증기 위에서 뿌리면 수분이 흡착하여 곰팡이가 생긴다) 오레가노는 훌륭한 허브다. 나는 고기에 검은 후추 대신 뿌려서 사용한다.

강황이 곰팡이 독소로부터 몸을 지켜 준다

강황은 음식 중에는 가장 강력한 소염제 중 하나다. 카로티노이드 함량이 대단히 높아서 황금빛을 띠며 수 세기에 걸쳐 상처를 치료하고 감염증과 싸우고 암에 걸릴 위험을 줄여 주었다. 강황의 효능에 관한 연구는 여전히 진행 중이지만 장내 세균에 도움이 되고 염증을 줄여 주며 피를 맑게 하는 효과는 충분히 입증되었다. 게다가 곰팡이 독소인 아플라톡신으로부터 몸을 보호해 준다![4]

로즈메리는 독소가 현저히 적다

시험관 실험에서 로즈메리의 유효성분인 카르노르산이 염증으로부터 뇌세포를 보호한다는 사실이 입증되었고[5], 로즈메리가 뇌 기능을 높여 준다고 믿는 사람도 있다.[6] 또 하나의 주요 유효성분인 로즈마린산은 포도당과 지질 대사를 개선하는 작용이 있다. 다른 연구에서는 로즈메리가 만성 류머티즘성 관절염을 치료하는 데 도움이 된다는 결과가 나왔다.[7]

로즈메리는 독소가 월등히 적고 지방의 산화를 방지한다. 마리네이드[과일, 허브, 와인, 식초 등을 섞어 고기나 생선을 재워 두는 양념]에 넣으면 고기의 불안정한 지방을 보호하고, 소테[버터를 바른 고기를 고온에서 튀기듯 굽는 조리법]를 만들 때 사용하면 변질하기 쉬운 지방을 더 오랫동안 안정적으로 유지해 준다.[8]

타임은 식품에 든 좋은 지방을 보호한다

타임[백리향]은 항균과 항산화 작용을 하며 로즈메리와 마찬가지로 식품 속의 지방이 요리하는 도중에 산화하지 않도록 보호한다.[9]

머스터드는 첨가물이 없는 유기농으로

대부분의 레스토랑에 놓여 있는 조제 머스터드는 혼합물이나 인공색소, 옥수수 시럽, 화학조미료, 식물성 기름 등 당신의 기량을 떨어뜨리는 성분으로 가득하다. 품질이 좋고 유기농이며 첨가물과 당분이 들어가지 않은 머스터드를 찾자.

바닐린이 아니라 바닐라를 사용한다

바닐라는 뛰어난 방향제일 뿐 아니라 진짜 바닐라는 지능도 높여 준다! 수용체를 활성화하고 염증을 줄여 주며 인지 능력을 개선하는 바닐로이드라는 화합물이 들어 있기 때문이다.

수 세기 전부터 복통을 가라앉히고 허기를 누그러뜨리고 스트레스를 줄이는 데 사용되었다. 유럽인들은 바닐라에 관절통을 줄이고 소화를 촉진하는 효능이 있다고 믿었다. 남태평양 지역의 임신한 여성들은 입덧을 다스리기 위해 바닐라를 사용했다. 좀 더 최근의 연구에서는 바닐라가 최소한 노년층 남성의 음경 혈류량을 증가시킨다고 주장하였다.[10] 또한 식품에 든 항산화 성분의 함량을 나타내는 항산화 지수ORAC가 대단히 높다.[11]

문제는 바닐라에 든 항염증성 화합물이 과도한 열에 파괴된다는 점이다. 바닐라 열매든 분말이든 잘못된 방식으로 가공하거나 너무 높은 온도에 노출되면 효능이 사라진다. 게다가 가열된 바닐라에는 곰팡이 독소가 생긴다는 또 다른 문제도 발생한다.

바닐라에 함유된 인지 수행 능력을 개선하는 화합물은 천연 항진균제 역할도 한다. 이 화합물이 파괴되면 건조를 마치고 저장해 둔 바닐라빈에 곰팡이가 자랄 수 있다. 바닐라는 요리와 두뇌에 강력한 효과를 내는 향료이지만 질이 나쁜 것을 먹으면 오히려 해가 된다. [12]

대부분의 사람은 진짜 바닐라 분말을 먹어본 경험이 거의 없다. 그 대신 인공 합성된 바닐린을 먹는다.

초콜릿은 카카오 85% 이상을 선택한다

일반 초콜릿 바는 당, 유제품, 인공 향료가 첨가되기 때문에 위험천만한 식품이지만 사실 다크초콜릿 자체는 건강에 매우 좋다. 초콜릿은 활성 산소를 제거해 주는 폴리페놀 등의 항산화물이 풍부하며 기량을 높여주는 카페인이 약간 들어 있다. 연구에 따르면 카카오 함량이 85%인 다크초콜릿은 좋은 콜레스테롤HDL 수치를 높이면서도 인슐린 저항성이나 염증, 체중 증가에는 영향을 미치지 않는다. [13]

하지만 위험성은 있다. 초콜릿은 모두 발효를 거쳐 생산되는데 남미산 초콜릿 표본의 80%가 곰팡이에 오염되어 있었다. [14] 초콜릿을 발효시키는 미생물의 64%는 곰팡이 독소를 생성한다. [15] 유럽산 초콜릿은 다른 지역보다 규제가 엄격해서 곰팡이 독소가 가장 적다.

초콜릿은 현명하게 선택해야 한다. 카카오 85% 이상의 다크초콜릿인지 확인한 다음에 먹자!

🧂당신이 몰랐던 경계경보 조미료

검은 후추는 직접 갈아 먹는다

검은 후추는 아주 일반적인 향신료지만 연구에서 곰팡이 독소[16], 특히 아플라톡신과 오크라톡신 A가 많다는[17] 사실이 밝혀졌다. 나는 검은 후추의 맛을 아주 좋아하지만 많이 먹은 다음 날 아침에 일어나면 관절이 아팠다. 관절통은 내가 곰팡이에 노출됐을 때 나타나는 증상이다.

보통 나는 위험도가 아주 높으므로 섭취를 삼가라고 조언한다. 그래도 계속 먹겠다면 곰팡이가 아주 많고 방향유가 다 사라진 분말 제품만은 피하자. 신선하고 품질이 좋은 통후추를 좋은 후추 그라인더로 갈아서 먹는 게 유일하게 적절한 방법이다. 나는 보통 오레가노로 대체한다.

육두구는 아주 소량만으로도 중독된다

육두구는 대개 곰팡이 독소가 많지만 그 점에 주목할 필요는 없다. 왜냐하면 육두구 자체에도 원래 독성이 있는데 중독을 일으키는 양이 고작 2작은술이기 때문이다.[18] 육두구의 독성은 1/2작은술만 먹어도 느낄 수 있다. 소량이라면 큰 문제는 없겠지만 고품질 제품을 찾아서 조금만 사용하는 게 가장 좋다. 나는 에그노그[우유와 달걀, 설탕, 육두구 등을 섞어 만든 음료]에 들어간 육두구 1/2작은술 탓에 입이 마비되어서 말을 더듬 거렸던 경험이 있다.

정제 소금에는 첨가물이 들어 있다

일반적인 식탁용 소금은 많은 영양소가 제거된 정제염이다. 하지만 그 보다 큰 문제는 충전제나 고결방지제 등의 화학 물질이다. 그런 물질을 섭 취하지 않고 미량원소를 얻으려면 식탁용 소금을 바다 소금으로 바꾸자.

애플사이다 식초만으로 충분하다

식초는 대부분 풍미가 좋지만 항영양소 기능을 하는 효모균이나 곰팡 이의 부산물이 상당히 많아서 기량을 떨어뜨린다. 레드 와인 식초, 맥아 식초, 발사믹 식초에는 곰팡이 독소를 포함한 항영양소가 많고, 특히 발 사믹 식초에는 납 성분이 많다. 나는 샐러드드레싱을 발사믹 식초에서 애플사이다 식초로 바꾼 후에 큰 차이를 느끼고는 상당히 놀랐다.

🧂당신이 몰랐던 위험천만 조미료
된장, 다마리 간장은 대체 뭐가 나쁠까?

레시틴과 낫토 같은 발효 식품을 제외한 모든 콩에는 여러 문제가 있 다. 콩류는 히스타민이 많이 함유되어 소량만 먹어도 염증, 알레르기, 갑상선 질환, 골다공증, 호르몬 질환, 뇌 기능 저하 등을 일으키므로 위 험천만하다.

드레싱을 먹을수록 배가 고파진다

시판되는 샐러드드레싱은 식욕을 부추기기 위해 공들여 완성된 교향곡이다. 보통 정제유와 인공 조미료, 향신료, 화학조미료, 싸구려 방부제로 이루어져 있다. 저지방 드레싱에는 아스파탐 등의 인공 감미료도 많이 들어 있다.

인공 향료의 영향은 예측이 불가능하다

인공 향료는 보통 석유 화학 물질로 만들어져서 간이나 뇌에 예측할 수 없는, 그러나 결코 이롭지 않은 영향을 미친다. 대부분은 적절한 검사가 이루어지지 않으며 액상과당이나 화학조미료, 독소와 함께 각종 식품에서 발견된다. 어린이의 주의력결핍 과다행동 장애 문제 행동과 관련이 있고, 어른의 인지 기능에 문제를 일으킬 수도 있다.

좋은
감미료도 있다

감미료는 대부분의 다이어트에서 논란이 많다. 왜냐하면 음식을 삼키지 않고 입안에서 단맛을 느끼기만 해도 인슐린에 영향을 미친다는 증거가 있기 때문이다. 하지만 단맛은 몇몇 요리법의 일부이며 음식을 완성하는 요소다. 나는 철저한 조사 끝에 완전무결 감미료 리스트를 완성했고, 일부는 10년 동안 안정적으로 사용해 왔다. 당신에게는 어떤 식으로 작용할지 직접 확인해 보기 바란다.

감미료

▲ 완전무결

자일리톨, 에리스리톨, 스테비아

소르비톨, 말티톨, 기타 당알코올

포도당, 비유전자 조작 덱스트로오스, 생꿀

메이플 시럽, 코코넛 슈거

백설탕, 흑설탕, 아가베 시럽, 열처리한 꿀

과당, 농축 과즙, 액상과당

아스파탐, 수크랄로스, 아세설팜칼륨

위험천만 ▼

🍭 당신이 몰랐던 완전무결 감미료

자일리톨이 골다공증을 예방한다

자일리톨은 많은 과일과 채소에 들어 있고 거의 누구나 내성이 있다. 설탕보다 달지만 인슐린에 미치는 영향은 무시해도 될 수준이다. 몸이 익숙해지기 전에 너무 많이 먹거나 중국산 유전자 조작 옥수수로 만든 자일리톨을 먹으면 '처참한 팬티'나 그 친척뻘 되는 '가스 폭발' 상태에 빠질지도 모른다. 정기적으로 아주 소량만 먹으면 보통은 소화하는 데 문제가 없다.

자일리톨을 먹는 여성은 골다공증에 걸릴 위험이 적고, 충치나 축농증도 예방한다고 알려져 있다.

나는 몇 년 전부터 아이스크림을 만들 때 사용하며, 비행기를 타기 전에는 세균 감염을 예방하려고 코에 자일리톨 용액을 뿌린다. 자일리톨을 부정적으로 보는 측에서는 장내 세균총에 악영향을 미칠 수 있다고 하지만 나는 실보다 득이 더 크다고 생각한다. 게다가 방탄커피에 넣으면 정말 맛있다 [저자는 특히 북미산 나무에서 추출한 자일리톨을 추천한다]!

에리스리톨은 혈당에 거의 영향을 미치지 않는다

에리스리톨도 과일과 채소에 든 천연 당알코올이다. 단맛은 설탕의 60~70% 정도이지만 칼로리도 탄수화물도 없어서 혈당이나 인슐린 수치에 영향을 미치지 않는다. 그리고 에리스리톨은 위장 장애를 일으킬 가능성이 다른 당알코올보다 훨씬 적다.

자일리톨과 마찬가지로 비유전자 조작 상품을 구매하는 게 최선이다. 나는 부드러운 맛을 내려고 에리스리톨과 자일리톨을 반반씩 섞어 쓰는 일이 많다.

껌 대신 씹었던 스테비아

스테비아라는 식물은 설탕 대용품으로 인기가 높아지고 있다. 일본에서는 이미 수십 년 전부터 사용되었으며 과거 농부들은 스테비아잎을 따서 껌처럼 씹었다. 추출물은 쓴맛이 섞인 단맛이어서 사람에 따라 호불호가 갈린다. 스테비아는 감미료로 쓰기에 안전하고 혈당을 조절해 주며, 당뇨병 환자의 혈당 관리에 도움이 된다고 입증되었다.

포도당은 뇌의 에너지원이 된다

글루코스와 덱스트로스 등의 포도당은 몸이 이용하는 주요 당이며 뇌의 주된 에너지원이다. 실제로 당신이 케토시스 상태가 아닐 때 뇌는 거의 포도당만으로 작동한다.

포도당은 쉽게 혈류로 흡수되므로 혈당을 검사할 때 자주 사용된다. 과다 섭취하면 몸에 해롭지만 시험이나 프레젠테이션, 운동 경기 전에 소량만 먹으면 뇌 기능을 높이는 데 도움이 된다. 또한 과당이 전혀 들어 있지 않으므로 간, 장, 뇌를 편안하게 유지한다. 다만 발효 작용에 많이 쓰여서 효모균에 문제가 있는 사람은 배에 가스가 찰 수 있으므로 피하는 편이 좋다.

생꿀을 먹으면 푹 잘 수 있다

생꿀은 항산화물, 효소, 영양소를 함유하지만 가열하면 대부분 파괴되어 옥수수 시럽과 비슷하게 변해 버린다. 항균 작용도 하지만 가열하면 효과가 사라진다. 생꿀이 완전무결한 가장 큰 이유는 Chapter 5에서 설명했듯이 자기 전에 최대 1큰술을 먹으면 수면에 매우 좋은 영향을 주기 때문이다. 그리고 생꿀을 뜨거운 커피에 넣으면 더 이상 '생'이 아니다! 달콤한 커피를 원한다면 스테비아나 자일리톨을 넣자.

☕—당신이 몰랐던 경계경보 감미료

메이플 시럽은 과당이 적다

액상과당으로 만들어진 가짜가 아닌 순수 메이플 시럽은 과당이 아주 적어서 글루텐 프리 팬케이크를 구울 때 등 특별한 경우에 먹는 정도는 괜찮지만 매일 먹지는 말아야 한다.

코코넛 슈거는 영양가가 아주 높다

코코넛 슈거는 대부분 자당으로 이루어져 있으며 과당과 포도당도 소량 들어 있다. 일반 설탕만큼 혈당을 올리지 않고 철, 비타민 B, 아연, 마그네슘 등의 영양가가 매우 높다. 그렇다 해도 당은 당이므로 먹을 때는 경계를 늦추지 말자.

백설탕은 밤에 조금만

설탕(자당)은 과당과 포도당이 반씩 혼합된 당이다. 밤에 약간만 먹는다면 크게 문제는 없지만 많이 먹으면 충치, 심장병, 당뇨병, 비만의 원인이 되며 체내 효모균의 먹이가 되기도 한다. 평균적인 미국인은 연간 30kg 이상의 당을 먹으니 명백한 과다 섭취다[한국인은 연간 약 26kg을 섭취하며 WHO 권장량은 약 18kg이다]. 자당을 멀리하는 것이 완전무결로 향하는 큰 한걸음이다.

흑설탕이 노화를 촉진한다

흑설탕은 제조 과정에 생성되는 부산물인 소량의 당밀을 제외하면 백설탕과 크게 차이가 없다. 이 제품은 노화를 가속하고 심장 질환의 원인이 되는 최종당화산물을 만들어낸다. 일상적으로 섭취하면 기량에 손상을 주므로 밤에 어쩌다 한 번씩 사용해야 한다.

아가베 시럽은 과당이 2배

아가베 시럽은 건강정보 사이트에서 화제인 모양이지만 일반 설탕과 마찬가지로 건강에 좋지 않다. 오히려 훨씬 더 나쁘다.

아가베 시럽은 70~90%가 과당이다. 기량을 빼앗아 가는 과당이 자당보다 2배나 많다는 점에서 자당으로 단맛을 낸 탄산음료보다도 해롭다.

✍─당신이 몰랐던 위험천만 감미료

과당은 위험천만한 식품의 대표 격

완전무결 다이어트에서 최대한 피해야 하는 식품 중 하나다. 간 손상, 독소 축적, 최종당화산물 생성, 지방간을 일으키고, 비만, 장내 세균의 과다 증식, 통풍, 곰팡이 감염의 원인이 되며 뇌 기능을 떨어뜨린다. 과당이야말로 위험천만 식품의 대표 격이다.

농축 과즙은 가장 질이 떨어지는 과일로 만든다

농축 과즙에서만 얻을 수 있는 영양분은 아무것도 없으며 달갑지 않은 과당으로만 가득하다. 가장 품질이 낮고 곰팡이가 핀 과일로 만들기 쉬워서 아플라톡신, 오크라톡신 A, 파툴린, 알터나리아균에 오염되기 쉽다.[20]

액상과당을 먹으면 식욕이 더 샘솟는다

액상과당은 유전자를 조작한 옥수수당을 정제하여 만든 농축 시럽으로 우리가 일반적으로 먹는 거의 모든 음식에 들어간다. 건강 전문가들, 그중에서도 로버트 러스티그 박사와 게리 토브스는 액상과당이 비만, 당뇨병, 고혈압, 통풍의 주요 원인이라는 사실을 밝혔다. 이 감미료는 소량으로도 간을 손상하고, 지적 능력을 저하하며, 곰팡이 감염을 유발하고, 당신을 비대하게 한다. 식욕이 치솟는 주된 원인이기도 하다.

아스파탐은 암과 관련이 있다

Chapter 3에서 설명한 대로 인공 감미료인 아스파탐은—여전히 의견이 분분하지만—각종 암과 관련이 있고[21], 체내에서 포름알데히드라는 발암 물질로 분해된다. 당신의 몸이라는 고성능 기계에 이 연료를 주입해야 하는 타당한 이유는 아무것도 없다! 더욱이 아스파탐은 식욕을 끌어올리는 원흉이기도 하다.[22]

수크랄로스는 농약에 가깝다

인공 감미료인 수크랄로스는 설탕보다는 오히려 농약에 가깝다. 일반적인 당 분자 일부를 염소로 대체하면 발암 물질인 폴리염화바이페닐과 구조적으로 비슷한 분자가 만들어진다. 당신이 먹은 수크랄로스는 약 15%가 체내에 저장되는데 그것이 어떻게 작용하는지, 그 후에 어디로 가는지는 아무도 모른다. 수크랄로스의 안정성에 관한 장기적인 연구는 없으나 유해성을 시사하는 동물 실험의 증거는 있다. 수크랄로스는 장내 유익균을 파괴하기도 한다.[23]

아세설팜칼륨 탓에 종양이 생긴다

인공 감미료인 아세설팜칼륨은 다이어트 콜라 등의 상품에 들어 있다. 인체 안전성에 관한 연구가 적어서 연구자들도 우려하고 있다.[24]

무서운 일이다. 그런데 아세설팜칼륨에 얽힌 내 경험은 더 무섭다. 앳킨스 다이어트를 하던 1990년대 후반, 아세설팜칼륨 과다 섭취로 갑상선에 양성 종양이 생긴 것이다. 이는 흔히 보고되는 아세설팜칼륨의 부작용인데 섭취를 중단하자 종양이 사라졌다.

음료는
커피가 최고!

이런 소식을 전하게 되어 매우 애석하게 생각하지만 완전무결한 술은 존재하지 않는다. 몇몇은 다른 술보다 그나마 낫지만 어떤 종류든 식욕이 치솟게 하고 머리를 흐리게 하며 회복력을 떨어뜨린다. 이는 연구로 밝혀진 진실이며 1개월간 술을 끊은 내 고객들이 알려 준 결과이기도 하다.

완전무결 다이어트를 하는 첫 2주 동안은 뇌의 성능을 관찰하기 위해 술을 완전히 끊어야 한다. 유지기부터는 '경계경보' 술을 적당히 마셔도 괜찮다. 당신이 선택한 술의 종류는 건강과 다음날의 컨디션에 크나큰 영향을 미친다.

▲ 완전무결

고품질 커피, 고품질 녹차, 희석한 코코넛 밀크, 미네랄워터

라임즙이나 레몬즙을 넣은 정수기 물, 녹차

라임즙이나 레몬즙을 넣은 수돗물, 과일을 섞은 물, 갓 끓인 무가당 아이스티, 신선한 견과 우유

홍차버섯차, 생우유, 시판 무가당 아이스티, 코코넛워터, 병에 든 견과 우유

갓 짠 과일주스

살균 처리 우유

두유, 대량 생산된 주스, 다이어트 음료, 탄산음료, 가당 음료, 아스파탐이 든 음료, 스포츠음료

위험천만 ▼

당신이 몰랐던 완전무결 음료

물은 반 컵씩 마시자

물은 수분과 생명을 유지하는 데 필수 불가결한 요소다. 몸에는 물이 계속 필요하며 아주 천천히 흡수된다. 한꺼번에 많이 마시기보다는 반 컵씩 여러 번 마시는 편이 훨씬 바람직하다. 하루에 8잔씩 꼬박꼬박 마시려고 의식할 필요는 없다. 그보다는 목이 마른 느낌에 집중하고 소변을 본 후에는 반드시 물 1잔을 마시자.

덧붙여 소변 색을 보고 체내 수분량이 적당한지 추정하는 것은 현명한 방법이 아니다. 투명한 소변을 수분이 충분히 공급된 징표라고 여기는 사람이 많지만, 보통은 물을 너무 많이 마셔서 전해질의 균형이 깨졌거나 독성 물질을 먹어서 신장과 방광에 손상을 덜 주려고 몸이 희석했거나 둘 중에 하나다. 하루 종일 몸의 목소리에 귀를 기울이며 물을 마신다면 노란 소변은

건강하다는 증거다.

최강의 음료, 방탄커피

이제 두말하면 입이 아플 정도지만 방탄커피는 아침에 마실 수 있는 가장 완전무결한 음료다. 양질의 버터와 MCT 오일을 추가하면 금상첨화다.

녹차에는 항산화물이 많이 들어 있다

고품질 녹차는 항산화 및 항염증 효능이 있고 항산화물이 풍부하다. 그러나 체내 엽산 수치를 떨어뜨릴 수 있으므로 임신한 여성은 특히 주의해야 한다. 논쟁의 여지가 있는 어느 연구에 따르면 녹차 추출물이 테스토스테론 수치를 떨어트린다고 한다.[25] 또한 녹차를 과잉 섭취하면 불소 수치가 건강에 해로울 정도로 높아질 우려도 있다[불소 농도가 높아지면 뼈와 치아가 약해진다]. 건강에 좋은 음료임은 분명하고 취향에 따라서는 버터나 MCT 오일을 섞어도 좋지만 하루에 1~2잔만 마시는 게 현명하다.

코코넛 밀크로 기량을 높이자

코코넛 밀크는 코코넛 오일과 완전히 같은 이유로 건강과 기량에 매우 좋은 음료다. 다만 두 가지 사항에 유의해야 한다. 첫째로는 일부 제조사에서 유화제로 카라기난을 사용하는데, 이 물질은 소화관 내막을 손상하고 염증을 일으키고 몸을 약하게 하며 의지력을 무너뜨릴 우려가 있다. 구아검을 사용하는 제품이 그나마 낫지만 유화제를 전혀 사용하지 않는 쪽이 건강에 이롭다.

두 번째 문제는 캔 안쪽을 코팅하는 가소제인 비스페놀 A로, 이 물질은 체내에서 에스트로겐처럼 작용한다. 인터넷을 검색해서 비스페놀 A를 사용하지 않는 브랜드를 파악해 두자.

코코넛 밀크를 더욱 진하고 부드럽게 즐기고 싶다면 양질의 버터를 조금 섞어도 좋다. 연한 코코넛 밀크는 물을 섞은 가짜이니 주의해야 한다! 일반적인 코코넛 밀크는 상당히 진하므로 직접 물을 섞어서 희석하자.

🥤 당신이 몰랐던 경계경보 음료

코코넛 워터는 잠자기 전에만

코코넛 밀크에는 건강에 좋은 지방이 듬뿍 들어 있지만 코코넛 워터는 거의 당분이다. 영양상의 이점은 있지만 당신을 지방 연소 모드에서 벗어나게 하고 식욕을 불러일으킨다. 운동한 후나 잠자리에 들기 전에 가끔만 먹자.

허브티나 아이스티는 몸 상태를 관찰하면서 마시자

허브티는 마셔도 괜찮지만 녹차만큼 건강에 좋지는 않고 허브의 종류에 주의해야 한다. 허브는 대개 약용 효과가 있으므로 자신의 몸 상태에 어떻게 영향을 끼치는지 잘 살펴야 한다.

민트티처럼 단순한 종류조차도 소화를 개선하는 한편 식욕을 돋운다.

보통 식품 첨가제나 당신이 민감한 성분이 들어 있을 때 나타나는 현상인데, 고품질 차일수록 첨가제를 넣지 않을 가능성이 크다.

견과 우유는 견과보다 해롭다

견과 우유는 견과와 똑같은 문제가 있지만 깨져서 판매할 수 없는 견과로 만드는 경우가 있으므로 더 나쁘다. 깨진 견과는 어떤 점이 해로울까? 짐작하겠지만 깨진 틈으로 곰팡이가 침입하기 쉽다. 기름을 짜고 남은 찌꺼기를 '견과 우유'로 만드는 제조사도 있으므로 고품질 브랜드를 선택해야 한다. 또한 코코넛 밀크와 마찬가지로 카라기난을 유화제로 사용하는 제품은 피하자.

보드카, 진, 테킬라, 위스키는 독소가 적다

보드카, 진, 테킬라, 위스키는 대부분의 술을 위험천만하게 만드는 원인인 당과 항영양소의 함유량이 가장 적다. 그렇다고 해서 마음껏 마셔도 최고의 기량을 발휘할 수 있으리라는 섣부른 판단은 하지 않길 바란다. 알코올은 반드시라고 해도 좋을 만큼 기량을 떨어뜨리고 머리를 멍하게 하기 때문에 적당히 마시는 편이 좋다.

당연히 술에 섞는 음료에도 유의해야 한다. 보드카에 주스 등의 과당폭탄을 투하하거나 위험천만한 희석용 시판 음료를 넣기보다는 탄산수나 레몬즙, 라임즙을 섞어 마시자.

단맛이 없는 드라이 샴페인이나 드라이 화이트 와인

샴페인과 화이트와인을 위에서 설명한 술보다 경계해야 하는 이유는 여과 과정을 거치지 않아서 곰팡이의 대사산물이 더 많기 때문이다. 그래도 레드와인이나 맥주보다는 훨씬 안전하다. 특별한 날에만 마시자.

과일 주스는 직접 짜서

과일 주스는 과당이 너무 많은 탓에 정기적으로 마시면 안 되지만 당이나 충전제를 첨가하지 않은 갓 짜낸 주스라면 가끔 마셔도 기량을 해치지는 않는다. 가장 확실한 방법은 직접 짜서 마시는 것이다. 다만 과일 주스 1잔이 하루 과당 섭취량인 25g을 우습게 넘긴다는 사실을 잊지 말자.

🥤 당신이 몰랐던 위험천만 음료

두유는 이미지와 달리 퇴출 대상

두유가 위험천만한 까닭은 다른 콩 제품과 같은 이유 때문이지만, 그중에서도 질이 가장 나쁘다. 두유는 견과 우유와 마찬가지로 저품질 콩으로 만들기 때문에 재배나 저장 중에 곰팡이가 생겼을 가능성이 크다. 미국만 해도 콩 작물에 영향을 미치는 유해한 곰팡이가 9종이나 된다.[26] 두유 대신 물로 희석한 코코넛 밀크를 마시자.

와인은 유럽산이 좋다

와인을 건강식품으로 여기는 사람이 많지만 당치도 않은 소리다. 와인 업계에서는 포도에 함유된 성분인 레스베라트롤이 몸에 좋다고 선전하는 데 멋지게 성공했다. 이것이 진실인지 아닌지는 여전히 논쟁거리다(나는 유용한 건강 보조 식품은 아니라고 생각한다). 하지만 와인에는 레스베라트롤이 유익한지 어떤지 따질 필요도 없을 정도로 소량밖에 안 들었다. 캡슐 2개 분량의 레스베라트롤의 효능을 얻으려면 와인을 수백 병은 마셔야 한다.

사실 레스베라트롤이 인체에 미치는 영향은 아직 거의 알지 못한다. 호르몬을 교란할 수 있다는 연구도 있다. 또한 와인에는 여과되지 않은 효모균과 히스타민이 많이 들어 있다. 효모균은 증식하여 머리가 멍해지는 증상을 초래하고 히스타민은 두통과 머리가 멍해지는 증상과 허리 군살을 유발한다.

레드 와인의 특히 큰 문제는 곰팡이 독소인 오크라톡신 A가 들어 있을지도 모른다는 점이다. 곰팡이는 보통 과일의 표면에 피는데 레드 와인은 색소와 타닌을 추출하기 위해 껍질과 더 오래 접촉하므로 화이트 와인보다 곰팡이 독소가 더 많다.[28]

와인을 마시는 즐거움이 독소와 독소가 초래하는 기량 저하를 능가하는 가치가 있는지 없는지는 당신이 결정할 몫이다.

안타깝지만 맥주는……

비극적인 일이지만 맥주는 어떤 술보다 독소가 많다. 맥주를 마시면 기량이 뚝 떨어지고 식욕이 극심하게 치솟아서 감량하기가 매우 어려워

진다. 게다가 와인이나 검증되지 않은 커피보다 많은 오크라톡신과 곡
류에 나타나는 모든 독소가 들어 있다. '맥주 똥배'라는 말이 괜히 있는
게 아니다.

탄산음료를 끊고 레몬수를

탄산음료는 맹렬한 식욕을 일으키는 액상과당과 뼈를 약하게 하는 인
산의 주된 공급원이다. 천연 감미료를 넣은 탄산음료나 인공 감미료를
넣어 훨씬 더 강렬하게 식욕을 돋우는 다이어트 탄산음료는 당신의 식단
에 포함할 여지따윈 눈곱만큼도 없다. 탄산음료의 톡 쏘는 맛을 좋아한
다면 탄산수에 레몬이나 라임즙을 넣어서 마셔 보자.

스포츠음료보다는 소금물이 효과적이다

액상과당의 주요 공급원인 스포츠음료는 기본적으로 인공 착색료를
넣은 탄산 없는 탄산음료라 할 수 있다. 건강한 음료라고 할 만한 요소는
전혀 없으며 운동 능력에도 백해무익하다. 지구력이 필요한 운동을 하
는 사람은 스포츠음료 대신 물에 소금을 조금 섞어 마시자.

음식에 다채로운 풍미를 더하는 향신료는 맛을 풍성하게 할 뿐만 아니
라 삶의 행복에도 중요한 역할을 한다. 향신료를 신중하게 선택하면 온
종일 느끼는 기분이 달라지고 특히 식욕에 지대한 영향을 미친다.

나는 내가 사용했던 향신료의 질이 몸에 얼마나 많은 영향을 끼치는

지, 그리고 인공 감미료와 화학조미료가 인지 능력에 얼마나 큰 해를 입히는지 알았을 때 충격에 망연자실했다.

그러나 강황이나 오레가노, 바닐라 같은 몇몇 조미료는 무해하다기보다는 오히려 유익하다. 장내 세균에 좋은 천연 폴리페놀을 얻을 수 있다는 면에서는 허브나 향신료보다 나은 재료는 없다. 질 좋은 제품을 올바른 방법으로 저장하는 것이 관건이다.

Chapter 11

데치면 '약'이 되고
구우면 '독'이 된다

영양은 조리법에 따라 천차만별!

완전무결한 식사를 준비하기 전에 어떤 조리
법이 이런 독소를 생성하는지 파악해 두어야
한다. 잘못된 조리법으로 소중한 먹거리가 손
상되지 않도록 가장 안전한 조리법부터 가장
위험한 방법까지 순서대로 살펴보자.

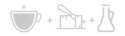

당신이 숙련된 요리사든 외식을 밥 먹듯 하는 사람이든 다이어트를 시작할 때는 새로운 음식을 준비해야 한다는 압박에 시달릴 것이다. 나는 완전무결한 재료를 매우 간단하게 조합한 요리부터 손이 많이 가는 고급 요리까지 레시피[부록 참조]를 만들어 조리법에 대한 고민을 해결했다.

이 레시피 내에서라면 어떤 식으로 요리하든 상관없지만, 그에 앞서 다양한 조리법이 식사에 미치는 영향을 이해하는 게 중요하다.

앞에서 이야기했듯 내가 완전무결 다이어트를 고안하기 시작한 주된 목적 중 하나는 염증의 원인을 모두 제거하는 데 있었다. 생채식 다이어트를 하던 시절, 조리법에 따라서는 요리 도중에 독소가 형성될 수 있다는 사실을 알게 되었다. 그 내용을 전부 정리하고 나니 음식의—특히 단백질과 지방의—조리법이 몸의 염증 수준에 얼마나 큰 역할을 하는지가 뚜렷해졌다.

나는 현대 요리의 다양한 조리법을 연구하기 시작했고, 과학적으로 정확한 분량과 순서를 이용해 맛뿐만 아니라 기분까지 최고조로 만들어 주는 식사를 목표로 삼았다. 그 방식은 효과가 있었다. 어떤 조리법이 염증을 줄이고 어떤 조리법이 염증을 일으키는지 명확하게 밝혀낸 것이다.

조리법

▲ 완전무결	생식 또는 비조리, 가벼운 가열 조리
	알덴테(씹는 맛이 남을 정도)로 찌기, 160℃ 이하에서 굽기
	약한 불로 졸이기, 삶기, 데치기, 타지 않도록 가볍게 굽기
	수비드, 슬로우 쿠커 조리
	그릴에 굽기, 숯불에 굽기, 전자레인지 조리
	강한불로 볶기
위험천만 ▼	탈 정도로 굽기, 기름에 튀기기

구운 고기는 흡연에 버금가는 손상을 초래한다

그래서 완전무결 다이어트의 조리법은 무엇을 먹는지만큼 중요하다. 고기를 훈제하거나 튀기거나 석쇠에 구울 때 발암 물질인 헤테로사이클릭아민과 다환방향족탄화수소가 생성된다. 헤테로사이클릭아민은 아미노산과 당, 크레아틴이 고온에서 반응할 때 만들어진다. 다환방향족탄화수소는 고기의 지방과 육즙이 직화로 구워질 때 형성되어 고기 표면에 부착한다.

다환방향족탄화수소의 또 다른 2가지 공급원은 자동차 배기가스와 담배 연기다. 그렇다. 구운 고기는 흡연과 비등비등하게 몸에 해를 끼친다! 약 160℃ 이상의 고온에서 조리하면 고기는 모두 이런 발암 물질을 생성한다. 그 양은 온도와 조리 시간, 사용한 향신료와 조리법에 따라 달라진다.

조리법에 따른 또 다른 문제는 단백

질이 손상된다는 점이다. 가열로 인해 구조가 파괴된 변성 단백질 자체는 독성이 없다. 그러나 열이 가해질수록 변성이 심해지므로 단백질 합성을 유도하는 신호 분자를 인체에서 이용하기 어려워진다.

예컨대 쥐 실험에 따르면 변성되지 않은 유청단백질만이 체내의 주요 항산화물인 글루타티온 수치를 높여 준다.[1] 이것이 내가 단백질을 가급적 가열 조리하지 않는 이유다.

조리법에 따른 마지막 문제는 지방을 산화한다는 점이다. 지방은 당신의 친구이니 소중히 다뤄야 한다! 이미 다들 알다시피 식물성 기름 등에 많이 함유된 다가 불포화 지방은 열과 화학적 스트레스 요인에 크게 반응한다. 이런 기름을 가열하면 세포의 돌연변이와 암을 유발하는 화합물인 디카르보닐을 생성한다.[2]

완전무결한 식사를 준비하기 전에 어떤 조리법이 이런 독소를 생성하는지 파악해 두어야 한다. 잘못된 조리법으로 소중한 먹거리가 손상되지 않도록 가장 안전한 조리법부터 가장 위험한 방법까지 순서대로 살펴보자.

▓당신이 알아야 할 완전무결 조리법

생으로 먹어도 되는 음식은 생으로 먹는다

지방과 대부분의 단백질을 가장 완전무결하게 조리하는 방법은 가열하지 않는 것이다. 완전무결 다이어트에서는 칼로리의 대부분을 동물성 식품에서 섭취하므로 적잖이 기이하게 들리겠지만 목초를 먹인 동물성 식품은 곡물을 먹인 것에 비해 기생충이나 병원균, 독소가 거의 없으므로 덜 익은 상태로 먹어도 안전하다고 생각한다. 날달걀을 넣어 먹는 스무디나 초밥, 카르파초[날고기나 날생선을 얇게 저미서 소스를 곁들인 요리]를 떠올려 보라.

대부분의 조리법은 손상되기 쉬운 오메가3나 오메가6지방을 산화하게 하여 염증을 일으킨다. 그래서 내 레시피에서는 단백질이나 채소를 조리한 후에 지방을 넣는 방식을 많이 쓴다.

가능한 한 가볍게 가열한다

고기를 요리할 때는 소량의 물을 넣어(산화를 방지하고 지방과 육즙을 유지하기 위해) 약한 불이나 중간 불에서 익히거나(단백질 손상과 영양소 파괴를 막기 위해), 뚜껑을 꽉 닫고 짧은 시간 동안 가열(지방의 산화를 피하기 위해)하는 방법이 가장 좋다. 어떤 방법을 사용하든 최소한의 열로 맛있게 완성하자.

씹히는 맛이 남을 정도로 찌면 영양을 지킬 수 있다

찜은 고기를 가장 안전하게 요리하는 방법이고 대부분의 채소에도 가장 좋은 조리법 중 하나다. 식품의 영양소를 거의 손상 없이 보호하고, 채소와 고기의 맛을 살리며, 다양한 요리를 만들 수 있다. 다만 찜은 너무 오래 조리하기 쉽다. 채소가 물러질 때까지 찌면 먹기는 편할지 몰라도 영양소는 대체로 파괴된다.

160℃ 이하에서 굽는다

당을(식물성이라 해도) 고온에서 장시간 가열하면 최종당화산물이나 활성 산소가 생성되고, 단백질을 구우면 단백질의 결합이 손상되어 독성이 있는 글루타민산염이 형성되며, 지방을 구우면 산화한다. 이런 반응은 모두 염증을 일으켜 기량을 떨어트린다. 하지만 굽는 온도를 160℃ 이하로 설정하면 위험을 줄일 수 있다. 식품에 든 지방을 산화로부터 보호하기 위해 강황이나 녹차, 레몬, 로즈메리, 오레가노를 넣는 방법도 시도해 보자.

고기도 채소도 데치기가 간편한 해결책

물이 끓으면 산소가 증발하므로 지방과 단백질의 산화를 방지한다. 삶은 고기는 자칫 풍미가 떨어질 수 있지만 수프나 잘게 썬 고기를 이용한 요리라면 아무 문제도 없다.

데친 채소는 건강에 좋고, 데친 후에 물을 버리는 과정에서 불필요한 항영양소를 일부 제거할 수 있다.

🍲당신이 알아야 할 경계경보 조리법
약한 불에서 끓이되 장시간은 피하자

약한 불에 푹 끓이면 지방의 산화는 방지할 수 있지만 단백질이 완전히 변질해 버린다. 짧은 시간 동안 끓인다면 상관없지만 많은 고기를 몇 시간 동안 끓이는 방법은 바람직하지 않다. 너무 오래 끓이지 않는 한,

약한 불에서 끓이는 조리법은 채소에도 좋다.

진공 상태로 중탕한다

수비드[식재료를 진공 포장하여 중탕기에서 가열하는 조리 방식]로 조리한 고기는 말 그대로 입안에서 살살 녹는다. 나는 10년 전부터 부엌에 수비드 조리기를 상비해 두었다. 훌륭한 조리법이지만 단점도 있는데, 비닐 봉지의 비스페놀 A 같은 화합물이 식품에 스며들 수 있다는 점이다. 이 문제는 밀봉한 유리병으로 대체하여 해결하는 게 가장 좋다.

대부분의 요리법에서는 수비드 조리 방식이 생물학적으로 미치는 영향에 대해서는 크게 관심을 기울이지 않는다. 솔직히 우리는 아티초크[남유럽에 분포하는 국화과의 여러해살이풀로 연꽃처럼 생겼으며 유럽에서는 우리나라의 무나 양파처럼 흔히 쓰이는 채소]를 70℃ 정도에서 10시간 동안 조리하면 어떻게 변하는지 잘 모른다. 그런 방식으로 조리하면 안전할까 아니면 반대로 안전성을 떨어뜨릴까? 12시간 동안 고기를 조리해서 세균과 히스타민을 충분히 예방하려면 어느 정도 온도가 적당할까? 수비드는 요리의 신비를 맛볼 수 있는 즐거운 조리법이다. 수비드로 조리한 음식을 먹으면 몸 상태가 어떻게 달라지는지 확인해 보자.

타지 않게 굽는다

고기를 가볍게 구우면 풍미와 식감은 풍부해지고 독소 생성은 최소화할 수 있다. 겉은 살짝 갈색빛이 돌고 속은 미디엄 레어나 레어로 굽는 정도가 가장 알맞다. 이렇게 하면 탄 고기에 생기는 독소의 형성을 억제하면서도 고기의 고소한 향과 씹는 맛을 즐길 수 있다.

슬로우 쿠커는 향신료와 세트로

슬로우 쿠커[전기로 저온 조리하는 기구]를 사용하면 간단하고 효율적으로 식사를 준비할 수 있지만 역시 단점이 있다. 장시간 서서히 조리하면 콜라겐을 분해하여 부드럽고 맛있는 고기 요리가 완성되는 반면 글루타민산염이 생성되고 너무 오래 가열하기 쉽다. 몇 시간에 걸쳐 푹 익힐 작정이라면 강황, 로즈메리 등 항산화 작용이 있는 향신료를 듬뿍 넣어 뚜껑을 꽉 닫고, 아르코르빈산[비타민 C] 가루를 넣는 방법을 고려하자.

🍳 당신이 알아야 할 위험천만 조리법

숯불 바비큐는 건강에 해롭다

직화나 석쇠에 구운 고기는 정말 맛있지만 몇 가지 심각한 문제가 있다. 지방이 숯에 떨어지면 암이나 염증을 일으키는 헤테로사이클릭아민과 다환방향족탄화수소가 생성된다. 또한 거의 모든 바비큐 소스에는 당과 화학조미료가 들어 있다.

탈 때까지 굽기

고기를 태우거나 향신료를 입혀서 검게 굽거나 새카매질 때까지 구우면 지방 분자가 산화하여 체내에서 염증을 일으킨다. 산화한 지방은 호르몬 신호를 더욱 교란하여 인슐린 감수성을 떨어뜨리고 당신을 살찌게 한다. 게다가 단백질을 변성시켜서 면역계를 자극하고 소화하기 어렵게 한다. 돌연변이 유발 물질이나 발암 물질을 만들기도 한다.

그에 더해 신경전달물질인 글루타민산염을 대량으로 생성하여 뇌세포를 과도하게 흥분시킴으로써 사망에 이르게 할 수 있다. 이 모든 문제가 합쳐져서 정신적, 육체적 기량을 떨어뜨리고 노화를 앞당긴다.

튀겨도 좋은 음식은 없다

튀김은 매우 나쁜 조리법이다. 음식을 산화한 지방이나 변성한 단백질, 당화산물 범벅으로 만들기 때문이다. 음식을 튀길 때의 높은 온도는 암에 걸릴 위험을 높이는 수많은 독성 화합물을 생성한다.

전자레인지는 사용하지 않는 게 무난하다

전자레인지로 조리한 음식은 완전히 변성된다. 찬반양론이 분분한 어느 연구에서는 마이크로파가 HDL(좋은 콜레스테롤), LDL(나쁜 콜레스테롤), 백혈구에 해로운 변화를 일으킨다는 증거를 보여 주었다.[3] 전자레인지는 부엌에 많은 양의 전자기장을 생성하는 경향도 있다. 나는 전자레인지 사용을 권하지 않는다.

Chapter 12

굶주림 없이 '하루 0.5kg'씩 빠진다

인생을 극적으로 바꿔 주는 2주 프로그램

완전무결 다이어트의 2주 프로그램은 매일 무엇을 먹을지 고민하게 하지 않는다. 식단을 크게 변화시킴으로써 기분이 얼마나 상쾌해지며 외모가 얼마나 많이 달라지는지에만 의식을 집중하면 된다. 레시피 부록을 참고하면서 먹을 음식을 선택하여 요리해 보자.

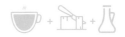

　나는 완전무결 다이어트를 개발하는 동안 다이어트 방식을 수차례 전환했다. 그 과정에서 크게 달라진 새 식단에 몸이 적응하고 익숙해지는 데는 대략 2주일이 걸린다는 사실을 알게 되었다.

　앞으로 2주 동안 당신의 뇌와 몸은 완전무결해질 것이다. 식사에서 항영양소를 제거하고 가장 영양이 풍부하며 만족감을 주는 식품을 섭취하다 보면 뇌가 완벽하게 맑아지고 에너지가 눈에 띄게 증가할 것이다.

　맛있고 건강한 지방, 단백질, 채소를 마음껏 즐기면서 어떤 다이어트에든 응당 따르게 마련이라고 여겨 왔던 결핍감과 식욕에 사로잡히는 일 없이 하루 0.5kg씩 뺄 수 있다. 피부에 윤기가 흐르고, 머리카락에 탄력이 되살아나며 아침에는 그날 무슨 일이 기다리고 있든 최고의 기분으로 눈뜰 수 있을 것이다.

　몇몇 사람은 나에게 '죄악처럼 여겼던 스테이크와 버터 같은 음식을 먹으면서 쉽게 살을 뺀다니, 뭔가 수상하다고 생각했다'고 말했다. 어느 유명한 출판사 임원은 '전혀 배가 고프지 않아서 오히려 지루하다'며 완전무결 다이어트를 반 년간 하다가 그만두었을 정도다.

　하지만 집중력 향상과 쉬운 감량이라는 조합이야말로 완전무결 다이어트가 진짜라는 사실을 뒷받침해 준다. 인간은 원래 이런 식으로 먹어야 한다. 이제 당신은 자기 몸을 제어할 수 있고, 생물학적인 작용을 통제하여 성과를 거둘 수 있다.

어떻게
'좋은 식재료'를 갖출까?

완전무결 다이어트의 첫 단계는 집 안에 있는 위험천만한 음식을 모조리 처분하는 일부터 시작된다. 냉장고와 선반을 샅샅이 뒤져 감자칩, 쿠키, 가공식품, 탄산음료, 마가린, 인공 감미료, 빵, 크래커와 같은 쓰레기들을 그에 걸맞은 자리인 쓰레기통으로 던져 버리자. 이런 음식은 몸에 해롭고, 집 안 이곳저곳에 놓아두어서 당신의 의지력을 좀먹게 할 필요도 없다.

이런 음식에 둘러싸여 있으면 래브라도 뇌가 인간 뇌를 점령하여 '딱한 입만' 먹기 쉽다. 그리고 쿠키나 프레첼 1, 2조각쯤이야 대수롭지 않다 싶겠지만, 그 1, 2개가 식욕을 솟구치게 하여 1봉지를 통째로 먹어치우는 사태로 이어진다.

레이즈 포테이토칩의 광고 문구를 기억하는가? '한 입만으로는 절대 멈출 수 없다.' 정말이지 지당한 말이다. 공교롭게도 이 광고는 완벽하게 진실하다. 이런 중독성 있는 음식을 죄다 처분하면 구석구석에 숨어 있던 위험천만한 식품에 '아니오'라고 말하기 위해 의지력을 소모할 필요 없이 완전무결해지기 위한 출발점에 설 수 있다.

독소를 제거하고 지방 섭취를 늘리면 강렬한 식욕은 잠잠해지지만 유혹거리를 제거하면 완전무결 다이어트를 갓 시작한 며칠이 훨씬 수월해진다.

당신을 약하게 하고 살찌우며 기량을 떨어뜨리는 위험천만한 음식을 집에서 쓸어냈다면 이번에는 맛있고 만족감을 주는 음식으로 부엌을 다시 채울 차례다. 완전무결 다이어트 로드맵을 가이드 삼아 완전무결한 식재료에 초점을 맞추고, 뇌의 중추에서 달라고 아우성치는 '경계경보' 및 '위험천만' 식품은 피하자.

당신의 장바구니는 건강한 지방과 단백질, 채소로 가득 차야 한다. 거기에 조금의 완전무결한 녹말과 과일, 취향에 맞는 조미료를 추가하자. 장바구니가 초록색으로 가득하지 않다면 채소가 부족하다는 증거이므로 되돌아가서 더 채워 넣자.

인터넷으로 식품을 구매하지 않는 사람이 많지만 물건을 사기 전에 다양한 제품과 적합한 재료를 조사하기에 제격이다.

근처에 있는 농산물 직판장은 현지의 유기농 채소를 구매할 수 있는 가장 좋은 공급원이고, 때로는 양질의 동물성 식품을 살 수 있는 훌륭한 선택지다.

가까이에 이런 선택지가 없다면 인터넷과 동네 식료품점에서 찾을 수 있는 음식으로 최고의 조합을 시험해 보자. 인스턴트나 패스트푸드 식품의 유혹에서 벗어날 수 있도록 가능한 한 많은 완전무결 식품으로 부엌을 가득 채우자.

당신의 '위험천만' 식품을
추적한다

음식 과민증은 특정한 식품에 면역계가 반응하거나 체내에 적절히 소화할 수 있는 효소가 부족해서 발생한다. 몸이 음식물에 반응하면 염증성 단백질과 코르티솔을 방출하여 낮은 수준의 만성 염증을 일으킨다. 이런 유형의 염증은 소화를 방해하고 관절통, 두통, 식욕을 유발하며 머리를 몽롱하게 한다. 또한 뇌의 특정 부분(시상하부)에 영향을 미치므로 인슐린 및 렙틴 저항성이 높아져 체중이 증가한다.

염증 감소는 완전무결 다이어트를 포함한 모든 다이어트 프로그램에 꼭 필요하다. 안타깝게도 낮은 수준의 만성 염증이 있는 사람들은 대부분 발생하는 증상과 그 증상을 일으키는 식품을 연결지어서 생각하지 않는다.

사람의 생화학적 특성은 저마다 다르므로 당신은 어떤 음식에도 가공의 평균적인 사람과는 다르게 반응한다. 글루텐이나 마가린처럼 모든 사람에게 위험천만한 식품조차 사람에 따라 영향을 미치는 정도가 달라진다. 경계경보 식품 중에는 당신에게 이로운 것도 있지만 해로운 것도 있다. 후자라면 당신에게는 위험천만한 식품이다.

예를 들어 빨간 파프리카는 어떤 사람에게는 기력을 충전해 주지만 다른 누군가에게는 관절통을 일으키는 경계경보 식품이다. 특정 식품이 다른 사람에게는 괜찮은데 당신에게는 위험천만하다면 당신은 그 음식에 과민증이나 알레르기가 있다는 뜻이다.

어떤 음식에 과민증이 있는지 거의 완벽한 리스트를 입수하려면 식품 알레르기를 조사하는 IgG·IgE 혈액화학검사를 받는 방법이 가장 빠르다. 당신이 민감한 식품 목록을 나열한 조사보고서, 즉 당신만의 위험천만 식품 리스트를 손에 넣을 수 있다. 이 검사의 유일한 단점은 식품에 항체가 없는데도 백혈구를 급증시키는 면역학적 과민증은 탐지하지 못한다는 것이다. 그래도 검사료를 지불할 의향이 있다면 충분히 가치 있는 데이터다.

맞지 않는 음식은
심장 박동 수를 증가시킨다

스마트폰 애플리케이션을 이용해 자신에게 위험천만한 식품의 전체 리스트를 입수하는 방법도 있다. 래브라도 뇌의 세력을 강하게 하는 위험천만 식품을 피할 수만 있다면 좀 더 많은 사람이 더욱 멋지고 행복해질 수 있다. 나는 그런 바람을 담아 애플리케이션을 무료로 출시했다.

음식 탐지 애플리케이션인 '블릿프루프 푸드 디텍티브Bulletproof Food Detective'는 지금까지 5만 명이 넘는 사람에게 도움을 주었다. 당신도 그중 한 사람이 되길 바란다. 이 애플리케이션은 알레르기 물질을 먹으면 심장 박동이 평소보다 1분당 최소 16회 상승한다는 아서 코카 박사의 연구 방법론을 활용한 음식 알레르기 테스트다.[1] 위험천만한 식품을 먹은 직후에는 이렇다 할 증상이 없을지도 모르지만 몸은 1시간 반에 걸쳐 심장 박동을 상승시키는 반응을 나타낸다.

아이폰용 애플리케이션은 특정한 시간대에 카메라 센서로 재빨리 심장 박동 수를 측정하는 데 반해 안드로이드용은 심장 박동 수를 직접 입력하는 구조다. 또한 적당한 가격으로 심박 측정기 제조사인 폴라POLAR의 손목시계형 심박 모니터를 구입해서 함께 사용해도 좋다.

이 애플리케이션의 사용법은 우선 아침에 일어나자마자 맥박을 재서 안정적일 때의 맥박 수를 확인한다. 그리고 식사 전에 먹을 음식을 기록한 다음 또 맥박 수를 측정한다. 식후에는 애플리케이션에서 1시간 30분 동안 30분 간격으로 심박 수를 측정하라고 알려 준다. 테스트가 끝난 후에 그 식사가 과민증을 일으켰다면 빨간 X자 표시가 나타나고 그렇지 않다면 녹색 체크 표시가 나타난다.

알레르기 반응이 나타나면
식재료를 바꾼다

15년 전에는 과민증이 있는 음식을 알아내려면 장장 6개월이나 제외식이(알레르기 의심 물질을 식단에서 하나씩 제거해 가는 방법) 실험을 하는 수밖에 없었다. 그래서 거의 아무도 하지 않았다. 또한 당시 대부분의 사람은 눈에 띄는 건강상의 문제가 없더라도 변칙적인 증상이나 맹렬한 식욕, 체중 증가를 일으키는 음식 과민증이 있을 수 있음을 이해하지 못했다.

자, 시간을 현재로 빠르게 돌려 보자. 이제는 바이오해킹을 가능케 하는 과학기술이 스마트폰에 갖춰져 있다. 스마트폰이 없거나 옛날 방식이 마음에 든다면 직접 심박 수를 재서 기록하면서 음식을 먹은 후의 심박 수 변화 패턴을 조사해도 좋다.

음식 탐지 애플리케이션을 사용하기에 가장 좋은 시기는 2주 다이어트를 시행하는 동안이다. 왜냐하면 매 끼니를 알레르기 반응이 일어날 위험이 적은 깨끗한 음식 위주로 먹기 때문이다.

일반 식사를 하는 시기에는 비록 식전과 식후의 심박 수를 추적하더라도 수많은 경계경보 및 위험천만 식품이 포함되어 있으므로 어떤 성분에 반응했는지 짐작하기 어렵다. 2주 프로그램에 따라 완전무결한 식품만을 섭취하면 알레르기 반응이 나왔을 때 어떤 음식이 자신에게 위험천만한지 추정하기 쉽다.

알레르기 반응이 나타나면 같은 주요 영양소를 함유하는 다른 식재료로 바꿔 보자. 가령 달걀을 먹었을 때 맥박이 빨라진다면 달걀만큼 단백질과 양질의 지방이 풍부한 훈제 연어와 아보카도로 대체해서 상황을 지켜보는 것이다.

저녁은 점심을 먹고 나서
6시간 '이내'에 먹는다

2주 프로그램 중에는 완전무결 간헐적 단식을 하므로 아침식사로는 늘 맛있고 만족감을 주는 방탄커피를 마시게 된다. 이것은 공복감과 식욕의 스위치를 차단하고 오전 시간의 에너지를 크게 높여 주며 뇌와 몸에 연료를 공급한다.

만일 당신이 40세 이상의 여성이거나 체중을 큰 폭으로 감량해야 하거나 방탄커피만으로는 만족스럽지 않다면 25~30g의 단백질을 추가하는 것도 좋은 아이디어다.

그 후의 나머지 시간 동안 두 차례의 식사에 걸쳐 엄청난 양의 채소, 많은 양의 건강한 지방, 적당한 양의 단백질, 그리고 저녁식사나 저녁식사 후에 적은 양의 녹말을 집중적으로 섭취하자.

완전무결 간헐적 단식으로 최대의 성과를 얻으려면 점심과 저녁식사 간격을 대략 6시간 이내로 잡아야 한다. 다시 말해 오후 7시에 저녁식사를 할 예정이라면 오후 1시까지는 점심을 먹지 말아야 한다.

평상시에 저녁을 더 늦게 먹는다면 점심도 그만큼 늦어져야 한다. 이 규칙을 엄밀히 지키지 않아도 문제는 없지만 두 식사의 간격을 6시간 이내로 하는 날이 많으면 많을수록 성과도 그만큼 커진다. 염증은 더욱 줄고 에너지와 두뇌 능력도 한결 높아질 것이다. 다만 간격을 지키지 못했다고 해서 식사를 건너뛰지는 말자.

먹어도 되는
'간식'은 무엇일까?

1주일에 1회씩(6일째와 13일째) 완전무결 단백질 단식을 시도할 기회가 있다. 실제 나이보다 훨씬 젊게 느끼고, 보이고, 생각할 수 있도록 세포를 '때 빼고 광내려면' 이날의 프로그램을 지켜 권장하는 식사를 하고 단백질 섭취를 제한하는 것이 중요하다. 완전무결 단백질 단식일은 탄수화물을 추가 공급할 기회이기도 하다. 나는 이날의 식단을 가장 유익하고 완전무결한 고탄수화물·저단백식으로 구성하려고 노력했다.

식사 시간에 충분히 음식을 섭취하지 않는 사람은 일시적으로 배고픔을 달래려고 간식을 먹는 습관이 들었을지도 모르지만 그런 행동은 오히려 식욕을 자극하여 역효과를 낸다.

하루 종일 조금씩 먹으며 공복을 지연시키는 것보다 2~3끼를 충분히 먹는 편이 공복 호르몬 방출을 최소화하고 포만감을 훨씬 더 길게 유지해 준다.

이것이 완전무결 다이어트가 공복감을 해킹하는 방법 중 하나다. 결과적으로 이 식사법에서 간식은 더 이상 유혹이 아니다. 래브라도 뇌가 '굶어 죽을지도 모른다'고 생각하는 일이 없어지므로 간식을 먹고 싶다는 마음이 들지 않는다.

2주 프로그램을 실행하는 중에 간식이 먹고 싶어진다면 아마도 진짜 공복감이 아니라 군것질을 하던 습관 때문일 것이다. 주전부리가 생각난다면 하던 일을 잠시 멈추자. 잠깐 심호흡을 하거나 10분 정도 산책하러 나가도 좋다. 그래도 효과가 없다면 무언가를 먹어도 되지만 전형적인 고탄수화물 간식이 아니라 만족감을 주는 고지방 간식을 선택하자.

완전무결 간식 몇 가지를 소개하면 다음과 같다.

- 방탄커피 1잔(오후 2시 전이라면 가능)
- 초콜릿 파우더를 묻힌 버터 1큰술

- 업그레이드 과카몰레를 곁들인 셀러리나 오이
- 유럽산 고품질 다크초콜릿(카카오 85% 이상)
- 아몬드 버터를 곁들인 셀러리 스틱(아몬드 버터가 체질에 맞는다면)
- 아몬드 버터와 양질의 버터를 반반씩 섞고 초콜릿 풍미를 더해 주는 코코아 파우더를 추가한다. 채소에 발라 먹어도 좋고 그냥 한 숟가락 가득 떠먹어도 좋다!

일평생 느껴 보지 못한
고성능을 선사하는 2주 프로그램

완전무결 다이어트의 2주 프로그램은 매일 무엇을 먹을지 고민하게 하지 않는다. 식단을 크게 변화시킴으로써 기분이 얼마나 상쾌해지며 외모가 얼마나 많이 달라지는지에만 의식을 집중하면 된다. 레시피 부록을 참고하면서 먹을 음식을 선택하여 요리해 보자.

또한 레시피의 분량은 어디까지나 한 번에 만드는 기준이지 1인분이 아니다. 당신의 1인분은 몸이 원하는 양에 따라야 하며 수면의 질이나 날씨, 그날 한 일, 신진대사에 따라 자동으로 조절될 것이다. 배부를 때까지 먹자. 이제 슬슬 자신의 에너지를 조절하기 위해 몸을 의지해도 좋을 때다.

당신은 2주 동안 강력한 성능과 넘치는 기력을 맛보게 될 것이며, 군살과 함께 독소를 제거함에 따라 엄청난 차이를 실감하게 될 것이다.

이후 소개할 목록에서 매일 점심, 저녁, 디저트를 1개씩 선택하자. 그렇다. 원한다면 꼬박꼬박 디저트를 먹을 수 있다. 그러나 시판되는 디저트와는 전혀 다르다. 선택지가 충분하므로 다양한 식사를 즐길 수 있고 박탈감을 느끼는 일도 없을 것이다.

앞으로의 식사에는 '훈제 연어와 아보카도 밥 없는 초밥'이나 '훈제 연어 버터롤'처럼 아주 간단해서 뚝딱 만들 수 있는 음식도 있고, 약간은 시간과 정성이 필요한 요리도 있다. 2주간 먹을 식단을 선택하기 전에 레시피를 찬찬히 살펴보고 준비해야 할 재료를 파악하자.

6일째와 13일째는 단백질 단식일에 해당한다. 이날은 일반적인 완전무결 식단이 아니라 완전무결 단백질 단식 식단 목록에서 선택해야 한다. 약간의 노력과 계획이 필요하긴 하지만 놀라울 정도의 항염증 효과와 에너지 상승이라는 성과는 그만한 값어치가 있다!

완전무결 식사 계획

자, 이제 앞으로 2주 동안 당신이 먹을 맛있는 식사 리스트를 소개하겠다. 각 카테고리에서 매일 1개씩 선택하기만 하면 기분도, 외모도, 기량도 전에 없이 좋아질 것이다. 레시피는 부록을 참조하자.

👨‍🍳 완전무결 아침

무엇이든 하나를 골라서 일어나자마자 또는 평소의 아침식사 시간에 먹는다.
- **방탄커피**: 만일 당신이 40세 이상의 여성이거나 상당히 비만하다면 커피를 마신 후에 단백질을 소량 섭취하자. ▶부록 330쪽
- **논커피 바닐라라테**: 커피를 싫어하거나 마시지 못하는 사람을 위해 ▶부록 331쪽
- **버터와 MCT 오일을 섞은 녹차**: 다만 방탄커피만큼 강력하지는 않다!

👨‍🍳 완전무결 점심

무엇이든 하나를 골라서 전날 저녁식사로부터 15~18시간 후에 먹는다.
- 훈제 연어와 아보카도 '밥 없는' 초밥 ▶부록 332쪽
- 훈제 연어 버터롤 ▶부록 332쪽
- 녹색 채소 볶음을 곁들인 완전무결 수란 ▶부록 333쪽
- 완전무결 타코 샐러드 ▶부록 334쪽
- 완전무결 미트볼 ▶부록 335쪽
- 완전무결 수프 ▶부록 334쪽
- 완전무결 초록빛 오믈렛 ▶부록 336쪽
- 업그레이드 케일 셰이크 ▶부록 337쪽
- 완전무결 에그 베네딕트 ▶부록 338쪽

완전무결 저녁

무엇이든 하나를 골라서 점심식사로부터 5~6시간 후에 먹는다.

- 완전무결 해시 포테이토 ▶부록 339쪽
- 채소를 곁들인 통삼겹살 오븐 구이 ▶부록 340쪽
- 방울양배추를 곁들인 완전무결 소고기 오븐 구이 ▶부록 341쪽
- 완전무결 비프스튜 ▶부록 342쪽
- 채소를 곁들인 양갈비 구이 ▶부록 343쪽
- 완전무결 '사르르' 돼지 목살찜+사이드 채소 ▶부록 344쪽, 사이드 채소는 아래 리스트 에서 택1
- 오븐 버거+사이드 채소 ▶부록 344쪽, 사이드 채소는 아래 리스트에서 택1
- 완전무결 생선구이+사이드 채소 ▶부록 345쪽, 사이드 채소는 아래 리스트에서 택1

완전무결 사이드 채소

- 녹색 채소 볶음 ▶부록 333쪽
- 치즈'풍' 호박 ▶부록 345쪽
- 콜리플라워 베이컨 매시 ▶부록 346쪽
- 채소 크림 범벅 ▶부록 346쪽
- 강황과 생강 풍미의 브로콜리구이 ▶부록 347쪽
- 라임과 고수 풍미의 '밥 없는' 콜리플라워밥 ▶부록 348쪽

완전무결 디저트

저녁식사 바로 후에 먹는다.

- 크리미 코코넛 '사르르' 아이스크림 ▶부록 357쪽
- 완전무결 컵케이크 ▶부록 358쪽

완전무결 단백질 단식

6일째와 13일째에는 아래 메뉴가 에너지를 한층 높이고 몸을 효율적으로 해독한다.

🧑‍🍳 완전무결 단백질 단식 아침

무엇이든 하나를 골라서 일어나자마자 또는 평소의 아침식사 시간에 먹는다.

- 방탄커피 ▸부록 330쪽
- 논커피 바닐라라테 ▸부록 331쪽
- 버터와 MCT 오일을 섞은 녹차

🧑‍🍳 완전무결 단백질 단식 점심

무엇이든 하나를 골라서 전날 저녁식사로부터 15~18시간 후에 먹는다.

- 업그레이드 케일 셰이크 ▸부록 337쪽
- 고구마와 생강 풍미의 완전무결 수프 ▸부록 348쪽
- 업그레이드 양상추 샐러드 + 당근구이 ▸부록 349쪽
- 업그레이드 과카몰레 + 얇게 썬 오이나 셀러리 ▸부록 355쪽

🧑‍🍳 완전무결 단백질 단식 저녁

무엇이든 하나를 골라서 점심식사로부터 5~6시간 후에 먹는다.

- 업그레이드 양상추 샐러드 + 레몬 볶음밥 ▸부록 349쪽 + 354쪽
- 완전무결 렌틸콩 없는 달 카레라이스 ▸부록 352쪽
- 당근과 펜넬을 넣은 완전무결 흰쌀밥 수프 ▸부록 353쪽
- 고구마구이 + 업그레이드 과카몰레 ▸부록 354쪽 + 355쪽

🧑‍🍳 완전무결 단백질 단식 디저트

저녁식사 바로 후에 먹는다.

- 완전무결 베리 한 그릇 ▸부록 359쪽

또 하나의
애프터서비스

위에서 소개한 식사 계획을 잘 지키면 2주일간 최고의 기분으로 지낼 수 있지만 그렇지 못하다면 범인은 다음과 같다.

만일 당신이 지금까지 저지방, 저칼로리 다이어트나 생채식 다이어트를 했다면 당신의 래브라도 뇌는 당신의 몸이 지방에 굶주려 왔다는 사실을 잘 알기에 지방을 지나치게 많이 먹도록 명령할지도 모른다는 것. 또한 체내의 지방 분해 시스템이 줄곧 가동을 중단했던 터라 제대로 작동하기까지 1주일에서 1개월은 걸린다는 것이다. 몸이 지방을 사용할 체제를 갖추기 전에 너무 많이 섭취하면 완전무결 다이어트 경험자들이 말하는 '처참한 팬티' 사태에 빠져 도저히 기량이 향상되었다고는 말할 수 없는 참담한 상황에 놓이고 만다!

MCT 오일은 처참한 팬티에 가장 크고 강력한 영향을 미치는 식재료다. 커피에 MCT 오일을 추가할 때는 천천히 시작해야 한다. 1작은술부터 시작해서 조금씩 늘려가자. 많을수록 늘 좋은 것은 아니다!

Chapter 13

이제
'완전무결'을
선언하라

오직 나만을 위한 '완전무결' 로드맵 만들기

당신도 팝콘이냐 다음날의 최고 기량이냐, 어느 쪽을 중시할지 선택할 수 있다. 설령 어쩔 수 없이 치팅데이 때나 먹을 만한 음식을 섭취했다고 해도 모든 게 수포로 돌아갔다고 생각할 필요는 없다. 그래도 여전히 다이어트는 계속되고 있다는 사실을 잊지 말자.

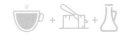

　2주 프로그램을 끝까지 완수한 당신은 체중이 줄어듦과 동시에 에너지 수준, 집중력, 기량도 높아졌음을 확연히 느낄 것이다. 2주 동안의 완전무결 다이어트를 무사히 마쳤다면 우선 밖으로 나가 피자든 중국요리든 지난 2주간 가장 먹고 싶었던 영양학적으로 위험천만한 요리를 배불리 먹어 보자. 맥주나 레드 와인을 함께 즐겨도 좋다.

　이게 무슨 헛소리인가 싶겠지만 완전무결한 감각을 맛본 지금이야말로 위험천만한 식품을 먹었을 때 몸 상태, 외모, 기량에 어떻게 차이가 나타나는지 직접 확인할 절호의 기회다. 위험천만한 음식을 먹은 후에 몸이 둔해지고 나른해지고 붓고 주의가 산만해지지 않는가? 염증으로 바지가 조금 조이지 않는가? 지금 막 먹은 당분이 또 맹렬하게 당기지 않는가?

　사실 완전무결해지기 전에는 줄곧 그래왔지만 늘 겪던 일이기에 아무렇지 않게 받아들였을 뿐이다. 이제 당신은 다른 감각을 느끼게 된 것이다.

필요한 정보는
모두 갖춰졌다

내가 완전무결해지는 길에 처음 발을 들였을 때는 1주일에 하루를 치팅데이로 정해 두었다. 그러나 머지않아 그 주의 나머지 기간의 몸 상태를 희생할 가치가 없다는 사실을 깨달았다.

더 나은 선택을 하면 1주일 내내 상쾌한 기분으로 지낼 수 있는데, 왜 굳이 치팅데이를 만들어서 몸 상태를 회복하느라 그 주의 절반을 낭비한단 말인가? 잠깐의 먹는 즐거움 때문에 며칠분의 에너지를 갉아먹다니, 아깝기 짝이 없는 일이다. 맛있는데다가 몸 상태까지 최고로 만들어 주는 음식을 찾는 게 최선이다.

저성능 상태로 퇴보할 것인지, 날마다 고성능을 발휘하는 완전무결한 상태를 새 기준점으로 삼을지는 당신에게 달렸다. 후자를 선택한다면 여행은 이제 시작일 뿐이다. 앞으로도 계속 풍성하고 영양 가득한 완전무결 식품을 즐기면서 살도 빼고 건강도 유지하기 바란다. 완전무결 다이어트 로드맵을 더듬어 가면서 체질에 맞는 음식을 찾아내 메뉴에 추가해 나가자. 계속해서 로드맵의 식재료를 활용해 가는 것이다.

하지만 일평생 완전무결해진다는 말은 영원히 2주간의 식사 계획이나 완전무결 식품만 먹어야 한다는 의미가 아니다. 완벽하지는 않더라도 더 나은 선택을 반복하면서 좋은 결과를 유지한다는 뜻이다.

이 책에는 당신이 원하는 결과를 얻는 데 필요한 모든 정보가 갖춰져 있다. 당신은 무엇을 먹을지 선택할 때마다 기량을 강화할지 몸 상태와 의지력을 약화할지를 결정할 수 있다. 완전무결이란 모 아니면 도라는 식의 이분법적 결단이 아니라 보다 범위가 넓다. 완전무결 식품을 많이 먹을수록 외모와 기분이 좋아지고, 위험천만 식품을 많이 섭취할수록 살이 찌고 성미가 급해지며 머리가 멍해지기 쉽다. 아주 단순한 문제다.

당신이 지금까지 좋지 못한 선택을 하고 위험천만한 음식을 잔뜩 먹어온 건 음식에 대한 그 어떠한 로드맵도, 로드맵을 구성하는 데 도움이 되는 도구도 없었기 때문이다. 이제부터는 매 끼니가 모두 기량을 높이고 더욱 완전무결해지기 위해 좀 더 나은 선택을 할 기회다.

영화를 볼 때는
팝콘을 먹어도 좋다

유지기부터는 아래 3가지 요소를 당신에게 맞춰 수정할 수 있다.

- 섭취하는 경계경보 식품의 가짓수
- 로드맵 상의 수상쩍은 지역[견과류, 녹말, 과일]을 방문하는 횟수
- 완전무결 단백질 단식을 하는 빈도수

탄수화물을 먹고 싶다면 저녁식사 때 좀 더 많이 섭취해도 좋다. 바지가 꽉 조여 온다 싶을 때 다시 중단하면 그만이다. 아침 시간에 녹말이 당긴다면 당신의 몸은 이제 회복이 빨라져서 그쯤은 대처할 수 있으니 가끔은 먹어도 괜찮다.

내가 사는 지역에서는 신선한 과일을 구하기 어려워서 한여름에 과일 산지를 여행할 때면 과당을 하루에 25g 넘게 섭취하기도 한다. 그렇다고 해도 불안에 떨며 전전긍긍하지는 않는다. 식욕이 약간 늘긴 하지만 이미 각오했던 위험 요인이라서 당황하지 않고 대처할 수 있다. 그로 인해 체중이 늘면 식단에서 과일을 빼고 완전무결한 디저트를 먹으면 된다.

유지기에는 몸 상태가 좋다면 아침식사로 방탄커피 외에 다른 음식을 곁들이고, 완전무결 간헐적 단식은 가끔만 해도 무방하다. 하지만 요리를 만들어 먹기보다는 방탄커피만 먹는 게 훨씬 간편하므로 당신은 아마 매일 단식하는 쪽을 택하게 될 것이다.

사실 나는 질 좋은 베이컨이나 오리알 같은 최고의 식품이 아닌 이상 아침식사를 즐기지는 않는다. 최고의 음식이 아닌 한 완전무결 간헐적 단식을 하는 편이 훨씬 상쾌하다. 2주 동안에는 아침식사로 방탄커피만 마시고 그 후에는 다른 음식을 추가해 보자. 그런 다음 2가지 아침식사법 중에 몸 상태를 더 좋게 만들고 원하던 결과를 가져다주는 쪽을 골라 잡으면 된다.

나는 이제 치팅데이를 따로 정해 두지는 않지만 컨디션이 나빠질 줄 뻔히 알면서도 위험천만한 음식을 먹을 때가 있다. 가족과 함께 영화를 보는 밤이면 양질의 버터를 넣고 튀긴 팝콘을 먹는 것이다. 다음 날 아침에는 집중력이 뚝 떨어지지만 영화를 보는 날이었으니 어쩔 수 없다. 물론 다음 날에 중요한 미팅이 있으면 절대로 그런 짓은 하지 않는다.

당신도 팝콘(또는 다른 위험천만한 음식)이냐 다음날의 최고 기량이냐, 어느 쪽을 중시할지 선택할 수 있다. 설령 어쩔 수 없이 치팅데이 때나 먹을 만한 음식을 섭취했다고 해도 모든 게 수포로 돌아갔다고 생각할 필요는 없다. 그래도 여전히 다이어트는 계속되고 있다는 사실을 잊지 말자.

조금 변동이 생기는 정도는 아무 문제도 없으며 실패했다고 좌절할 필요도 없지만, 실제로 체중이 늘고 기량이 떨어지기 시작했다면 다시 고삐를 죄어 주어야 한다. 그럴 때는 2주 프로그램으로 되돌아가서 완전무결 다이어트의 원칙을 복습하자.

맞는 음식, 맞지 않는 음식을 찾아내는 방법

유지기에 최대의 성과를 얻고 싶다면 완전무결 다이어트의 주요 원칙을 되도록 충실히 지켜야 한다. 다시 말해 방탄커피로 하루를 시작하고, 거의 매일 완전무결 간헐적 단식을 고수하며, 1주일에 하루는 단백질 단식을 하고, 거의 항상 위험천만한 음식을 피하는 것이다.

유지기에 들어선 후의 가장 큰 변수는 경계경보 식품을 섭취할지 말지다. 로드맵에 있는 음식에 대한 반응은 사람마다 각기 다르다. 선조가 어디 출신인지에 따라 유전적으로 특정 독소를 잘 분해하기도 한다. 예컨대 선조가 아일랜드 같은 감자 산지에서 살았던 사람은 아시아 출신 선조를 둔 사람보다 감자에 든 렉틴을 더 잘 분해한다. 다만 꼭 그렇지는 않다. 사람의 혈통은 대개 뒤섞여 있어서 조상이 어디 태생인지 확실치 않은 일도 많기 때문이다.

당신의 성능을 떨어뜨리는 경계경보 식품이 5가지 있다고 치자. 그중 1, 2가지를 배제해 봤자 기분과 외모에는 변화가 생기지 않는다. 따라서 무엇이 자신을 약하게 만드는 변수인지 알아차리기 힘들다. 더욱 까다로운 문제는 당신이 민감하게 반응하는 음식을 먹더라도 증상이 즉각 나타나지 않는다는 점이다. 섭취 후에 1시간 반 동안 심장 박동 수가 증가하긴 하지만 신체적인 변화를 알아차리기까지는 보통 며칠이 걸린다.

기억하겠지만 나는 글루텐을 섭취하고 48~72시간이 지난 후에야 영향이 나타나기 시작했다. 위험천만한 음식을 먹고 나서 얼마나 지난 후에 여파가 드러나는지는 사람에 따라 다르지만 보통은 시간차가 난다.

어떤 경계경보 식품을 섭취하는가에 따라 놀랄 만큼 기량이 높아지기도 하고, 반대로 급격하게 낮아지기도 한다. 당신은 감자를 배불리 먹고도 기력이 팔팔한 행운아일지 모르지만 과연 어떻게 확인할 수 있을까?

어떤 경계경보 식품이 기량을 떨어뜨리는 범인인지 확인하기에 가장 좋은 시기는 2주 프로그램을 끝낸 직후다. 지난 2주간 경계경보 식품과 위험천만 식품을 먹지 않았으므로 당신의 몸은 백지처럼 깨끗한 상태다.

2주 프로그램을 마친 후에 1끼당 1개씩 경계경보 식품을 추가해 보자. 그리고 음식 탐지 애플리케이션을 이용해 식전과 식후의 맥박을 확인하자. 그러면 당신이 어떤 식품에 민감한지 정확히 파악할 수 있고, 완전무결 다이어트를 당신에게 맞게 변형하여 한층 더 좋은 성과를 거둘 수 있다.

어떤 음식에 민감한지 알게 되면 자유로이 세상 밖으로 나가 자신의 몸과 기량에 가장 좋은 선택을 할 수 있다. 지금까지 느껴 본 적 없는 에너지와 결단력, 집중력으로 가득 찼을 때 당신은 어떤 일을 할 수 있을지 상상의 나래를 펼쳐 보자.

업그레이드한
인생에서
당신이 해야 할 일

2주 프로그램을 충실히 지킨 당신은 분명 과거에는 경험하지 못했던 상쾌함을 느낄 테고, 새로운 인생의 기준선을 바탕으로 최고의 선택을 이어 갈 것이다. 항상 쾌적한 기분을 유지할 테고, 그렇지 않다 해도 쾌적해지는 데 필요한 모든 정보를 갖고 있다. 다시 말해 이제 당신은 멋진 몸매와 높은 기량을 과시할 수 있을 뿐 아니라 상상을 초월하는 강한 힘과 탁월한 회복력을 손에 넣을 수 있다는 의미다.

대부분의 사람은 이런 느낌을 잊어버렸거나 경험조차 해 본 일도 없다. 당신이 이 다이어트로 달성할 수 있는 수준의 집중력을 알지 못한 채 일평생을 보낸다. 그들은 그 차이를 모르지만 당신은 안다. 이것은 하늘이 준 선물이다. 에너지와 체력이 놀랄 만큼 높아졌으니 이제 당신은 시간을 가치있게 써야 할 의무가 있다. 새로이 발견한 힘을 소파에 앉아 낭비하거나 넋을 잃고 자기 몸매를 바라보느라 낭비하지 말자(하루에 몇 분이라면 거울을 봐도 좋다). 그 대신 의미 있는 일, 세상을 변화시키는 일, 더 나은 삶을 만드는 일에 시간을 쓰기 바란다.

내가 많은 정보를 웹사이트에 무료로 공개하는 데는 이유가 있다. 나는 여러 해 동안 아픈 몸과 생각대로 움직이지 않는 두뇌 때문에 엄청난 시간을 소비했지만, 이제는 내 발목을 잡고 있던 비만과 무기력에서 해방되어 진심으로 감사하다. 그 누구도 나와 같은 고생을 하지 않길 바란다. 그래서 내가 가진 정보를 더 많은 사람과 공유하고 싶다.

유감스럽게도 나는 내 몸을 해킹해서 완전무결 다이어트를 고안하고 왜 효과가 있는지 알아내느라 기나긴 세월과 막대한 비용을 쏟아 부었지만, 내가 직접 해 봤기에 여러분은 하지 않아도 된다. 아무쪼록 이 정보를 친구와 공유하고 완전무결한 몸과 마음을 건설적인 일에 사용하며 선행 나누기에 동참하기 바란다.

당신은 음식에 관해 이야기한 이 책을 거의 다 읽었지만, 사실 완전무결 다이어트의 목적은 먹는 음식을 바꾸는 게 아니다. 음식은 수단일 뿐, 목적은 더 좋은 부모, 더 창조적인 예술가, 더 유능한 CEO, 더 열정적인 교사가 되는 것이다.

완전무결 다이어트는 인간 뇌의 스위치를 켜고 오랫동안 강력한 상태를 유지해 주는 비법이다. 완전무결해진 당신이 눈부시게 활약하는 소식이 내 귀에 닿기를 고대한다. 자, 이제 세상으로 나가 마음껏 실력을 발휘하자!

'지방 기피자'에서
'지방 애호가'로

:
:
:

나는 옥주현의 "먹어봤자 다 제가 아는 그 맛이더라고요"와 김사랑의 "세 끼 다 먹으면 살쪄요"라는 말을 가슴에 새기며 1년 365일 1kg에 울고 웃는 평범한 대한민국 여성이다.

현미밥과 통밀빵, 두부, 콩, 무지방 우유 등 누구나 아는 다이어트 식단에 열을 올리며 네발 달린 짐승의 고기와 기름이라면 손사래를 쳤고 1주일에 4, 5일은 90분씩 운동했다. 물론 밤만 되면 의지력은 온데간데없이 사라져, 과자며 초콜릿 바를 먹어치우고는 '내일부터 야식 금지'를 무한 반복하긴 했지만.

그런데 저자는 내가 고르고 골라서 먹었던 음식이 죄다 질이 떨어지는 식품이며 20분 이상 운동하면 오히려 살찐다고 했다. 게다가 지방을 하루 칼로리의 50~70%나 섭취하라니. 이 무슨 다이어트의 '다'자도 모르는 망발이란 말인가. 미심쩍은 눈초리로 책을 읽어 내려갔지만 과학과 경험에 바탕을 둔 저자의 의견에 귀가 솔깃해졌고 도깨비에 홀리기라도 한 듯 버터와 고기를 사들였다.

일단 아침은 버터와 커피를, 점심은 고기를 먹어 보기로 했다. 아침에 일어나 버터와 커피를 먹으니 4~5시간 동안 공복감 없이 집중력이 높아져 업무 효율이 향상되었다. 그리고 밤만 되면 치솟던 식욕이 잠잠해지면서 야식의 유혹에서 해방되었다. 게다가 특별히 노력을 기울이지 않고도 2주 만에 2kg이 빠졌고 특히 배와 엉덩이 군살이 눈에 띄게 줄어들었다.

그때부터는 발만 퐁당퐁당 담갔던 완전무결 다이어트에 온몸을 던져 보기로 했다. 위험천만 식품을 배제하고 건강한 지방과 양질의 단백질로 식단을 채워 나갔다. 아침에는 MCT 오일과 버터를 넣은 커피를 믹서로 갈아 마시기 시작했다. 그전까지는 설거지가 귀찮아서 버터를 씹어먹은 후 커피를 마셨는데, 저자에 따르면 믹서로 잘 섞어 주어야 제대로 된 효과가 난다고 한다.

나는 오랫동안 철분 결핍성 빈혈에 시달렸다. 철분 부족으로 손톱이 하얬고 10개가 다 바늘로 콕콕 찌른 듯한 구멍투성이였다. 철분제를 먹어도 봤지만 유산균과 함께 먹어도 심한 변비에 시달렸던 터라 손톱보다는 엉덩이를 택하기로 했더랬다. 그런데 완전무결 다이어트를 시작하고 1개월쯤 지났을 무렵, 문득 깨닫고 보니 구멍은 감쪽같이 사라지고 분홍빛 매끈매끈한 손톱이 돋아나 있었다! 양질의 지방과 단백질을 충분히 먹기 시작하면서 손톱까지 영양이 공급된 것이다.

그 후로 나는 완전무결 다이어트 애호가가 되었다. 그렇다고 책에 나오는 모든 규칙을 철저히 지키지는 않는다. 저자 역시 완전무결 다이어트는 '모 아니면 도'식의 이분법적 다이어트가 아니므로 기본 원칙은 지키되 자신에게 맞게 변형해 가라고 조언한다. 나는 그 조언을 적극 받아들여 부지런을 떨지 않고도 지킬 수 있는 부분만 내 삶에 도입했다. 그리고 죄악시하던 지방으로 하루 섭취 칼로리의 50~60%를 채우고 있다.

이 책은 단순히 다이어트법만 소개하지는 않는다. 건강을 증진하고 집중력을 향상하여 삶의 질을 개선할 수 있는 방법을 조목조목 일러 준다. 여러분도 이 책을 읽고 자신만의 완전무결 다이어트를 조금씩 완성해 가면서 더 나은 삶을 손에 넣길 바란다.

마지막으로 지방에 대한 편견을 걷어내 주고 직구의 개미지옥으로 이끌어 준 저자에게 심심한 감사와 유감(?)을 표한다.

완전무결
레시피

완전무결 다이어트가
어떻게 활력 있고
멋진 삶을 영위하도록 도와주는지
구체적인 내용을 전부 습득했으니,
이제 강력하고 맛있는 요리를 시작할 차례다.
지금부터는 아주 간단하면서도 눈부시게 기량을
높여주는 내 비장의 레시피를 소개하겠다.
요리의 질은 사용하는 재료의 품질에 따라 달라진다.
목초를 먹인 유기농 동물성 식품이나 유기농 농산물 등
구할 수 있는 선에서 최고의 식재료를 사용하면
레시피는 한층 더 효과를 발휘한다.
든든한 한끼, 샐러드, 간식, 건강 음료 등
더 많은 레시피가 궁금하다면
도서 《최강의 레시피》를 참조하길 바란다.

🍽️ 방탄커피(완전무결 커피)

포동포동하고 지친 기색이 역력한 동료가 아침식사로 저지방 요구르트와 시리얼을 먹는 모습을 곁눈질하며 진하고 부드러운 방탄커피 1잔으로 고성능의 쾌감을 만끽하자. 조금 미안하긴 하지만 말이다.

방탄커피 레시피

- 양질의 커피콩으로 진하게 내린 따끈따끈한 커피: 1잔

  (커피콩 37g에 물 237ml를 내린 양)

- 목초를 먹인 소의 우유로 만든 무염 버터: 1~2큰술(공복감에 따라 조절)

- MCT 오일: 최소 1작은술~최대 2큰술(공복감에 따라 조절)

  또는 코코넛 오일: 최대 2큰술(공복감에 따라 조절)

  *[저자의 웹사이트(https://www.bulletproof.com)에서 양질의 커피콩과 탄소 수가

  8개인 카프릴산으로만 이루어진 MCT 오일(Brain Octane Oil)을 판매 중이다]

추가 선택사항

- 시나몬(최고 품질만 사용)

- 바닐라 파우더

- 초콜릿 파우더

- 스테비아, 에리스리톨, 또는 자일리톨(취향에 따라)

커피를 내릴 때는 가능한 한 금속 필터를 사용한다. 프렌치프레스가 적당하다. 커피를 추출하는 동안 믹서에 뜨거운 물을 넣어 미리 데워 둔다. 커피가 준비되면 믹서의 물을 버리고 커피, 버터, MCT 오일이나 코코넛 오일을 넣는다. 뚜껑을 닫은 다음 액체가 새지 않도록 행주로 누르고(뜨거운 커피가 천장에 튀면 큰일이다!) 라테처럼 두꺼운 거품층이 생길 때까지 돌린다. 취향에 따라 시나몬, 바닐라, 다크초콜릿, 감미료를 넣는다.

> **TIP** 믹서가 없다면 핸드 믹서로 대체해도 좋다.
> 다만 고성능 믹서만큼 거품이 많이 생기지는 않는다.

논커피 바닐라라테

크림색의 따끈한 논커피 바닐라라테는 임신한 여성이나 커피를 못 마시는 사람이 방탄커피를 대체하기에 더할 나위 없는 음료다. 원래 약초로 쓰였던 바닐라는 대부분의 다른 식품보다 항산화물이 많이 들어 있다.

- 뜨거운 물: 2잔
- 목초를 먹인 소의 우유로 만든 무염 버터: 최대 2큰술(공복감에 따라 조절)
- 바닐라 파우더: 1작은술
- 코코넛 오일 또는 MCT 오일: 1~2큰술(공복감에 따라 조절)
- 스테비아 또는 자일리톨(취향에 따라)

믹서에 재료를 전부 넣고 거품이 충분히 생길 때까지 돌린다. 방탄커피와 마찬가지로 믹서가 없다면 핸드 믹서를 사용해도 좋다.

훈제 연어와 아보카도 '밥 없는' 초밥

짧은 시간 안에 만들 수 있는데다가 건강한 지방과 단백질이 듬뿍 들어 있어서 몇 시간 동안 강력한 성능을 발휘하게 하는 완전무결판 패스트푸드다. 바쁠 때 재빨리 영양을 공급해 주는 믿음직한 점심 메뉴다.

- 아보카도: 1개
- 훈제 연어(북태평양산 홍연어를 찾자)
- 바다 소금

아보카도는 1~1.5cm 정도로 조각내고 훈제 연어는 얇게 썬다. 아보카도를 연어로 감고 소금을 뿌린다.

훈제 연어 버터롤

이 메뉴도 시간이 없을 때 재빨리 집어 먹을 수 있는 완전무결판 패스트푸드다. 점심으로 버터를 먹으면서 멋진 몸매로 변신해 가는 당신의 모습에 혼란스러워하는 동료의 표정을 감상하며 회사 탕비실에서 만들어 보자!

- 입맛에 맞는 컴파운드 버터(부록 360쪽 참조)
- 훈제 연어
- 얇게 썬 오이: 1개
- 바다 소금

티스푼 크기로 자른 컴파운드 버터를 연어로 말아서 얇게 썬 오이 위에 얹는다. 가볍게 소금을 뿌려 간을 한 다음 맛있게 먹자! 크림치즈 연어롤과 비슷하지만 염증을 일으키는 식재료는 들어가지 않는다.

🥣 녹색 채소 볶음을 곁들인 완전무결 수란

수란은 영양소는 그대로 유지하면서 단백질은 손상되지 않는 최고의 요리법이다. 주말 점심 메뉴로도, 저녁식사 대용으로도 훌륭한 일품요리다. 신선한 유기농 녹색 채소를 골고루 사다가 필요할 때 바로 쓸 수 있도록 미리씻어 두자.

- 좋아하는 녹색 채소(케일, 근대 등): 2~3컵
- 목초를 먹인 소의 우유로 만든 무염 버터 또는 기 버터: 2큰술
- 바다 소금
- 생캐슈너트 또는 생아몬드(조각내기): 2큰술
- 수란: 2개

냄비에 2.5~5cm 정도 물을 부은 후 채소를 넣고 가열한다. 채소가 부드러워지면 물을 버리고 버터나 기 버터를 넣은 다음 채소와 골고루 섞어 준다. 채소를 접시에 담고 소금과 견과를 뿌린다.

달걀은 영양소가 손상되지 않도록 노른자가 덜 익을 정도로 삶아야 한다. 수란을 만드는 요령은 물에 식초 2큰술을 추가하는 것이다. 끓는 물을 휘휘 저어 소용돌이를 만든 후에 달걀을 넣으면 모양이 잘 잡힌다. 수란이 완성되면 녹색 채소 위에 올린다.

🍳 완전무결 타코 샐러드 ▶

나는 이 요리를 만들 때 고기를 넉넉히 준비해서 2끼 분량을 만들거나 다음 날 점심으로 고기만 먹는 방식을 좋아한다. 만족감을 가져다주는 완전무결 타코 샐러드는 저녁식사로도 간편하게 먹을 수 있다.

타코 반죽

- 목초를 먹인 유기농 다진 소고기(지방이 많은 부위로 선택): 450g
- 목초를 먹인 소의 우유로 만든 무염 버터 또는 기 버터: 2큰술
- 신선한 라임즙: 1/2개 분량
- 카옌페퍼: 1~2큰술(경계경보 식품이니 민감한 사람은 피할 것)
- 말린 오레가노: 1작은술
- 바다 소금: 취향껏 조절

샐러드

- 양상추: 1컵
- 적양배추(채썰기): 1/4컵
- 당근(채썰기): 2개
- 오이(얇게 썰기): 1개
- 아보카도(얇게 썰기): 1/2개
- 크리미 아보카도 드레싱(부록 347쪽 참조)

타코 조리법

중간 크기의 프라이팬에 다진 고기를 넣고 중약불에서 천천히 하지만 완전히 익힌다. 갈색빛이 돌게 굽는 게 아니라 충분히 가열하는 게 목적이다. 노릇노릇하게 잘 구운 고기는 맛있지만 식욕을 돋운다.

고기가 익으면서 나온 수분을 버리고 버터나 기 버터, 라임즙, 카옌페퍼(붉은 고추를 말려 빻은 가루, 청양고추보다 몇 배 더 맵다), 오레가노, 소금을 넣는다. 맛을 더하고 싶다면 다른 조미료를 시도해 보자!

샐러드 조리법

양상추부터 시작해 샐러드 재료를 모두 접시에 깐다. 타코를 적당량 올리고 크리미 아보카도 드레싱을 뿌린다.

완전무결 미트볼

육즙이 입 안 가득 퍼지는 이 요리는 점심식사로 안성맞춤이지만 채소를 곁들인다면 저녁식사로도 훌륭하다. 잘게 썬 신선한 허브(바질, 파슬리, 민트, 오레가노, 세이지, 로즈메리 등)를 바꿔 넣어가며 어떤 종류가 가장 입맛에 맞는지 확인해 보자.

- 방목한 닭이 낳은 달걀: 1개
- 아몬드 가루 또는 아몬드 버터: 1/4컵
- 바다 소금: 1/2작은술
- MCT 오일: 1큰술
- 강황 가루: 1작은술
- 칠리 파우더: 1작은술
- 목초를 먹인 유기농 다진 소고기 또는 다진 양고기: 450g

오븐을 160℃로 예열한다. 다진 고기에 달걀, 아몬드, 소금 1/2작은술, MCT 오일, 강황, 칠리 파우더(칠리에 향신료와 소금을 섞은 분말)를 넣고 손으로 골고루 반죽한 다음 탁구공 크기로 동그랗게 빚는다. 오븐용 팬에 알루미늄 포일을 깔고 미트볼을 올린 후 소금을 뿌리고 20~25분간 굽는다.

완전무결 수프

농산물 직판장에서 산 제철 채소나 냉장고의 자투리 채소를 활용하기 좋은 레시피다. 큰솥에 만들어 두면 점심에 아주 유용하다.

- 좋아하는 완전무결 채소(셀러리, 펜넬, 콜리플라워, 브로콜리, 시금치 등): 4컵
- 정수 물 또는 업그레이드 사골 수프(부록 352쪽 참조): 8컵
- 싱싱한 생강(껍질을 벗겨 다지기): 2.5cm 정사각형 크기만큼
- 바다 소금: 1/2작은술(취향껏 조절)
- 신선한 오레가노나 타임으로 만든 부케 가르니
- 목초를 먹인 유기농 다진 고기: 450g

씻어서 큼직하게 썬 채소에 물이나 육수를 붓고 생강, 소금 1/2작은술, 부케 가르니(요리에 풍미를 더하기 위해 넣는 허브 다발)를 넣어 끓인다. 물이 끓으면 다진 고기를 넣는다. 채소가 부드러워지고 고기가 다 익었으면 불을 끄고 소금 간을 한 후에 식탁에 올린다.

완전무결 초록빛 오믈렛

하루 중 언제 먹어도 훌륭한 메뉴지만 나는 점심을 서둘러 해결해야 할 때 즐겨 먹는다. 유지기 이후에는 완전무결 간헐적 단식을 하지 않는 날의 아침식사로도 나무랄 데 없다.

- 브로콜리(작게 자르기): 큰 것 1송이

  또는 펜넬(잘게 썰기): 2개

  또는 그린빈: 3컵

  또는 3가지 재료를 고루 섞어서 준비
- 방목한 닭이 낳은 달걀(가능할 경우 거위알)의 생노른자: 1~2개
- MCT 오일: 1큰술

- 레몬즙 또는 애플사이다 식초: 1큰술

- 신선한 로즈메리, 오레가노, 또는 타임

- 바다 소금

채소를 쪄서 물기를 뺀다. 그 사이에 믹서에 뜨거운 물을 부어 데워 둔다. 채소가 준비되면 믹서의 물을 버리고 아직 뜨끈뜨끈한 채소 2/3, 오일, 레몬즙이나 식초를 넣고 곧바로 달걀노른자를 붓는다. 믹서를 약하게 돌려 채소의 열기가 달걀을 서서히 '요리'하도록 고루 섞어 주면 부드러운 소스가 만들어진다. 완성된 소스를 나머지 채소 1/3 위에 붓고 허브와 소금을 뿌려 맛을 낸다.

🥣 업그레이드 케일 셰이크

당도 과일도 탄수화물도 없이 맛있게 완성되는 이 메뉴는 케일과 과일로 만든 스무디보다 훨씬 더 기분을 상쾌하게 해 준다. 이 따끈따끈한 셰이크를 단백질 단식일에 먹는다면 달걀은 빼자!

- 케일: 1단

- 탄산칼슘: 500mg

- 바다 소금: 취향껏 조절

- 취향에 맞는 허브(오레가노가 가장 좋다!)

- 애플사이다 식초: 1~4작은술(취향껏 조절)

- 목초를 먹인 소의 우유로 만든 무염 버터: 2~4큰술

- MCT 오일: 1~2큰술

- 방목한 닭이 낳은 달걀: 1개

물을 1컵 정도 넣고 케일이 익을 때까지(5~7분 정도) 찐 다음 물을 버린다. 미끄덩한 점성을 없애고 싶으면 뜨거운 물로 한 번 더 헹군다. 믹서에 물기를 뺀 케일, 탄산칼슘, 소금, 허브, 식초, 버터, 오일을 넣고 충분히 섞일 때까지 돌린다. 마지막으로 단백질을 강화하기 위해 생달걀을 넣고 가볍게 섞어 준다.

완전무결 에그 베네딕트

인기 있는 브런치 메뉴의 완전무결판이다.

- 시금치: 2~3줌 정도
- 목초를 먹인 소의 우유로 만든 무염 버터: 1큰술
- 바다 소금: 취향대로 조절
- 방목한 닭이 낳은 달걀을 살짝 익힌 수란: 2개
- 완전무결 홀란데이즈 소스(하단 레시피 참조)
- 잘 익은 아보카도: 1개

프라이팬에 시금치와 물 1~2큰술을 넣고 살짝 익을 때까지 지진다. 물을 버린 후 버터와 소금을 넣고 버터가 녹을 때까지 골고루 섞는다. 완성된 시금치를 접시에 깔고 수란을 얹은 다음 홀란데이즈 소스를 뿌린다. 아보카도를 반으로 자른 후 얇게 썰어서 접시에 함께 담고 맛있게 먹는다.

완전무결 홀란데이즈 소스

달걀과 찰떡궁합인 맛있고 부드러운 소스다. 좋아하는 단백질이나 채소와 함께 먹기에 제격이다.

- 방목한 닭이 낳은 달걀의 노른자: 2개
- 레몬즙: 1큰술
- 바다 소금: 약간
- 카옌페퍼: 소량(선택 사항, 경계경보 식품이니 민감한 사람은 쓰지 말 것)
- 목초를 먹인 소의 우유로 만든 무염 버터 또는 기 버터(녹여서 준비): 1/2컵
- 신선한 파슬리: 적당량(선택 사항)

달걀노른자, 레몬즙, 소금(사용한다면 카옌페퍼도 함께 넣는다)을 고성능 믹서에 넣고 30초 정도 약하게 돌린다. 녹인 버터나 기 버터가 유화되도록 조금씩

천천히 부어 준다. 버터를 다 넣은 후 소스가 걸쭉해지면 완성이다. 파슬리 토핑은 취향대로 얹는다.

🥄 완전무결 해시 포테이토

빨리 만들 수 있는 메뉴이며 탄수화물 섭취량을 늘리는 날의 점심이나 저녁 식사로 적합하다. 영양가를 더욱 높이려면 잘게 썰어서 데친 시금치나 깍둑 썰기 한 아보카도 1/2개를 토핑으로 올리자.

- 방목한 돼지의 기름(라드)이나 베이컨 기름: 1~3큰술
- 고구마(깍둑썰기): 작은 것 1개
- 강황 가루 또는 강판에 간 강황 뿌리: 1작은술
- 바다 소금: 1/2작은술
- 생강가루 또는 강판에 간 신선한 생강: 1/2작은술
- 목초를 먹인 소의 우유로 만든 무염 버터 또는 기 버터: 1~2큰술
- 방목한 닭이 낳은 달걀: 2~3개

프라이팬을 중불에 올려 라드를 녹인 후 고구마, 강황, 소금, 생강을 넣고 고구마가 부드러워질 때까지 조리한다. 다른 프라이팬을 중불에 올려 버터를 녹이고 달걀을 한쪽 또는 양쪽을 익히되 노른자는 반숙으로 완성한다. 달걀을 해시 포테이토에 얹고 노른자를 터트려서 스며들게 한 다음 맛있게 먹는다.

🍲 채소를 곁들인 통삼겹살 오븐 구이

시간이 조금 걸리지만 그만한 가치가 있는 레시피다! 일요일 저녁에 만들어 먹은 후에 남은 음식은 1주일에 걸쳐 먹으면 된다. 구할 수 있는 선에서 가장 품질이 좋은 돼지고기를 사용하자. 가능하다면 현지의 농산물 직판장이 가장 바람직하다. 양질의 돼지고기를 구할 수 없다면 목초를 먹인 소의 지방이 많은 부위를 사용해도 맛있게 완성할 수 있다.

- 방목해 키운 돼지의 삼겹살: 1덩어리(450~900g)
- 양질의 기 버터: 2큰술(실온에 꺼내 1큰술씩 나눠 둔다)
- 당근(껍질을 벗기고 5cm 길이로 막대 썰기): 3~4개
- 셀러리 줄기(5cm 길이로 막대 썰기): 3대
- 펜넬(6mm 정도 두께로 썰기): 1개
- 신선한 타임(잘게 다지기): 1큰술
- 신선한 세이지(잘게 다지기): 1큰술
- 강황 가루: 1큰술(선택 사항)
- 바다 소금
- 물: 3/4컵
- 애플사이다 식초: 1큰술
- MCT 오일: 2큰술

오븐을 160℃로 예열한다. 고깃덩어리에 칼집을 넣고 표면에 기 버터 1큰술을 골고루 바른다. 오븐 팬에 당근, 셀러리, 펜넬, 남은 기 버터, 타임, 세이지, 강황(사용하는 경우)을 넣고 가볍게 섞어 준 다음 소금을 뿌린다. 그 위에 삼겹살을 올리고 소금을 뿌린다.

팬을 오븐에 넣고 1시간 30분 동안 구운 후에 물과 애플사이다 식초를 1:1 비율로 섞어서 뿌려 준다. 그리고 1시간 더 또는 고기가 잘 찢어질 때까지 굽는다. 완성되면 채소에 MCT 오일을 뿌려 마무리한다.

방울양배추를 곁들인 완전무결 로스트비프밥

슬로우 쿠커가 필요한 레시피다. 이 책에서 슬로우 쿠커를 '경계경보' 조리법으로 분류한 이유는 대부분의 사람이 너무 오래 가열하는 경향이 있기 때문이다. 그 점만 주의하면 최소한의 노력으로 다양한 완전무결 요리를 만들수 있는 유용한 도구다.

고기

- 목초를 먹인 유기농 소의 삼각살 또는 토막 낸 치마살: 450g
- 바다 소금: 2큰술
- 강황 가루: 1큰술
- 말린 오레가노: 1작은술
- MCT 오일: 2큰술
- 목초를 먹인 소의 우유로 만든 무염 버터: 3큰술
- 애플사이다 식초: 1.5큰술

방울양배추

- 방울양배추(반으로 자르기): 450g
- 목초를 먹인 소의 우유로 만든 무염 버터: 2큰술
- 바다 소금: 2작은술
- 강황 가루: 2작은술

▶고기 조리법

고기에 소금, 강황, 오레가노를 바른 다음 슬로우 쿠커에 넣고 MCT 오일을 위에서 뿌린다. 버터를 넣고 6~8시간 또는 고기가 잘게 찢어질 때까지 약한 온도에서 푹 삶는다. 고기가 다 익으면 애플사이다 식초를 추가한다.

▶방울양배추 조리법

오븐을 150℃로 예열한다. 방울양배추와 버터를 오븐 팬에 올리고 소금과 강황을 뿌려 30~45분 동안 굽는다.

🍲 완전무결 비프스튜

영양이 풍부한 전형적인 비프스튜의 완전무결판인 이 메뉴는 몸과 마음과 영혼을 충족해 준다.

- 바다 소금
- 목초를 먹인 유기농 소고기 목심(2.5cm로 깍둑썰기): 450~900g
- 양질의 기 버터: 3큰술(1큰술씩 나눠 두기)
- 신선한 생강(껍질을 벗겨 얇게 저미기): 1.3cm 크기 정도
- 강황 가루: 1큰술
- 업그레이드 사골 수프(부록 352쪽 참조): 3컵

  또는 물 3컵+양질의 콜라겐 3큰술
- 당근(껍질을 벗겨 2.5cm 크기로 썰기): 220g
- 고구마(껍질을 벗겨 깍둑썰기): 220g
- 주키니(반달썰기): 대자 1개
- 무가당 코코넛 밀크: 2컵
- 고품질 올리브유: 1큰술
- 고수(잘게 다지기)

고기에 가볍게 소금을 뿌린다. 기 버터 1~2큰술을 냄비에 넣어 중불로 가열하고 거품이 살짝 일면 고기를 겹치지 않게 얹고 전면이 노르스름하게 익을 때까지 굽는다. 타지 않게 주의하자! 고기를 굽는 것은 육즙이 빠져나오지 않게 보호하기 위해서지 가열 조리를 위해서가 아니다.

남은 기 버터와 생강을 넣고 향이 날 때까지 2분 정도 골고루 섞는다. 강황을 추가하고 1분간 여러 번 더 섞는다. 업그레이드 사골 수프 또는 콜라겐을 섞은 물을 붓고 고기를 넣는다.

냄비 뚜껑을 닫고 중불로 낮춘 다음 식재료가 냄비 바닥과 옆에 들러붙지 않도록 가끔 저어 가면서 45분~1시간 또는 고기가 부드러워질 때까지 푹 끓인

다. 당근과 고구마를 넣고 15분간 익힌다. 주키니를 넣고 5~10분간 더 졸인다. 코코넛 밀크와 올리브유를 넣어 골고루 저어 주고 고수를 얹은 다음 맛있게 먹는다.

채소를 곁들인 양갈비 구이

목초를 먹인 양고기는 지상에서 손꼽히는 완전무결한 단백질 공급원이며, 단순하고 전형적인 조리만으로도 진가를 발휘한다.

- 양질의 기 버터: 1큰술
- 목초를 먹인 유기농 양갈비: 약 680g(미국산 1대 [8토막 분량] 또는 뉴질랜드산 2대 [16토막 분량])
- 신선한 세이지·타임·오레가노·로즈메리(잘게 다지기), 강황 가루: 각 1큰술(취향껏 조절)
- 바다 소금
- 펜넬(얇게 썰기): 2컵
- 셀러리(얇게 썰기): 2컵
- 콜리플라워(얇게 썰기): 2컵

오븐은 175℃ 정도로 예열한다. 양갈비에 기 버터를 골고루 바른다. 비스듬하게 칼집을 넣은 다음 곱게 다진 허브와 소금을 뿌린다. 오븐 팬에 채소를 깔고 양갈비의 살이 많은 쪽이 위를 향하도록 얹는다. 고기에 찔러 넣은 온도계가 52~55℃를 가리킬 때까지 45분 정도 굽는다. 마지막에 오븐 온도를 낮추고 표면이 바삭바삭해지도록 몇 분간 더 굽는다. 이때 너무 많이 굽거나 타지 않도록 주의한다.

🍲 완전무결 '사르르' 돼지 목살찜

슬로우 쿠커가 필요한 레시피다. 이 요리를 한 번 맛보면 슬로우 쿠커를 사길 정말 잘했다 싶을 것이다! 방목해 키운 양질의 돼지 목살을 구할 수 없다면 목초를 먹인 구이용 소고기를 사용해도 된다.

- 방목한 돼지로 만든 고품질 베이컨: 6줄
- 방목한 돼지의 목살 또는 목초를 먹인 유기농 구이용 소고기: 1.8kg
- 바다 소금: 취향껏 조절
- 말린 오레가노: 2큰술
- 강황 가루: 1큰술

슬로우 쿠커 바닥에 베이컨을 깐 다음 소금과 오레가노, 강황을 뿌린 고기를 얹는다. 원하는 정도로 바삭해질 때까지 14~16시간 저온에서 조리한다. 그대로 먹어도 좋지만 새콤달콤 톡 쏘는 바비큐 풍미를 더하고 싶다면 육즙에 자일리톨과 애플사이다 식초를 1/2컵씩 섞은 소스를 만들어서 콕 찍어 먹자.

🍲 오븐 버거

고기에 고기를 얹는다. 더 이상 무슨 설명이 필요하겠는가?

- 목초를 먹인 다진 소고기나 다진 양고기: 900g
- 말린 오레가노: 2큰술
- 말린 로즈메리: 1큰술
- 강황 가루: 2작은술
- 바다 소금
- 방목한 돼지로 만든 고품질 베이컨(두툼하게 썰어 반으로 자르기): 4줄

오븐을 163℃로 예열한다. 다진 고기로 패티 8장을 만들어 허브와 소금을 발라 주고 반으로 자른 베이컨을 하나씩 얹는다. 15~20분 또는 베이컨 표면에 황금빛이 돌고 패티가 충분히 익을 때까지 굽는다.

완전무결 생선구이

허브와 조미료는 돼지고기나 소고기를 구울 때도 사용할 수 있지만, 나는 특히 질 좋은 자연산 생선구이를 요리할 때 애용한다.

- 간 원두: 1/4컵
- 바닐라 파우더: 1/4작은술
- 자일리톨: 3큰술 정도(취향껏 조절)
- 강황 가루: 1큰술
- 말린 오레가노: 1큰술
- 바다 소금: 2큰술
- 송어 등 좋아하는 완전무결 생선: 450g

허브와 조미료를 골고루 섞은 후 생선에 듬뿍 바른다. 160℃에서 충분히 익을 때까지 굽는다.

치즈'풍' 호박

이 사이드 메뉴는 탄수화물을 많이 먹는 날에 양을 좀 더 늘리면 메인 메뉴로도 충분하다. 질감이 크림처럼 쫀득해 유제품 없이도 치즈 느낌이 난다!

- 호박(씨를 제거하고 2.5cm 두께로 깍둑썰기): 중간 크기 1개
- 당근(껍질을 벗기고 2.5cm 굵기로 썰기): 중간 크기 3~4개
- 목초를 먹인 소의 우유로 만든 무염 버터: 4큰술
- 애플사이다 식초: 1/2큰술
- 봄양파(4등분하기): 1개
- MCT 오일: 2~3큰술
- 바다 소금: 취향껏 조절

호박과 당근이 물렁물렁해질 때까지 찐 다음 최대한 물기를 제거한다. 다른 재료와 함께 믹서에 넣고 크림처럼 부드러워질 때까지 갈아 준다.

🍲 콜리플라워 베이컨 매시

이 크림처럼 부드럽고 맛있는 베이컨 풍미의 콜리플라워를 먹으면 더 이상 매시 포테이토가 그립지 않을 것이다!

- 콜리플라워(꽃 부분만 작게 자르기): 큰 것 1송이
- 목초를 먹인 소의 우유로 만든 무염 버터: 4큰술
- MCT 오일: 2큰술
- 애플사이다 식초: 1/2큰술
- 바다 소금: 취향껏 조절
- 방목한 돼지로 만든 고품질 베이컨(잘게 썰어서 익히기. 바삭해지면 지방이 손상되므로 중약불에서 가볍게 익힌다): 220g

콜리플라워가 부드러워질 때까지 찐 다음 물을 버린다. 콜리플라워 3/4에 베이컨을 제외한 모든 재료를 고성능 믹서에 넣고 곱게 간다. 베이컨과 남은 콜리플라워를 넣고, 작동 버튼을 눌렀다 뗐다 하며 덩어리가 남을 정도로 갈아 준다. 여기에 베이컨에서 나온 기름(약한 불에 익혀서 그을음이 없을 경우에만) 1~2큰술을 넣어 주면 갑절은 더 맛있어진다.

🍲 채소 크림 범벅

채소 요리에 이 메뉴에서 사용하는 방식을 이용하면 크림 없이도 크림 같이 걸쭉한 맛을 즐길 수 있다. 입맛에 맞는 다른 완전무결 채소 요리도 같은 방법으로 만들어 보자.

- 아스파라거스, 브로콜리, 그린빈: 1다발
- 목초를 먹인 소의 우유로 만든 무염 버터: 3큰술
- MCT 오일: 2큰술
- 애플사이다 식초: 1/2큰술
- 신선한 허브(파슬리, 고수, 오레가노, 딜, 세이지, 타임 등): 취향껏 조절

• 바다 소금: 취향껏 조절

채소가 부드러워질 때까지 찐다. 아직 뜨거운 채소 1/3과 다른 모든 재료를 믹서에 넣고 걸쭉해질 때까지 섞는다. 완성되면 남아 있는 채소 2/3 위에 붓는다.

🥄 강황과 생강 풍미의 브로콜리구이

강황과 생강이 항염증 작용을 더욱 높여 준다! 직전 식사 때 위험천만한 음식을 먹었다면 이 메뉴를 듬뿍 섭취하기 바란다.

• 목초를 먹인 소의 우유로 만든 무염 버터 또는 기 버터: 1/2큰술

• 레몬그라스: 1대

• 신선한 생강(껍질을 벗기고 잘게 다지기): 2.5cm 정도 분량

• 강황 가루: 1큰술

• MCT 오일: 2큰술

• 브로콜리(조각내기): 1송이

• 바다 소금: 취향껏 조절

오븐을 160℃로 예열한다. 가스레인지 약불에 중간 크기 냄비를 올리고 버터나 기 버터, 레몬그라스(레몬 향이 나는 채소), 다진 생강을 넣은 다음 풍미가 스며들 때까지 20~30분간 잘 젓는다. 이때 바짝 조려지지 않게 주의하자! 풍미가 베었으면 강황을 추가하고 고루 섞는다.

조각낸 브로콜리에 오일을 바르고 소금을 뿌려 오븐에 넣는다. 10분마다 뒤섞어 주면서 30분간 굽는다. 냄비의 내용물을 걸러서 브로콜리 위에 붓거나 살짝 섞어 준다. 취향에 따라 소금을 뿌린다.

🍲 라임과 고수 풍미의 '밥 없는' 콜리플라워밥

딱 알맞은 식감을 내려면 요령이 조금 필요하지만, 강판이나 푸드 프로세서를 활용하여 콜리플라워를 쌀알 크기 정도로 다지자. 풍성한 향미가 생선이나 고기 요리와 완벽히 조화를 이루는 최고의 사이드 메뉴다.

- 콜리플라워: 1송이
- 목초를 먹인 소의 우유로 만든 무염 버터: 2큰술
- 라임즙: 1개 분량
- MCT 오일: 2큰술
- 고수(잘게 다지기): 1/2컵
- 바다 소금: 취향껏 조절
- 봄양파(잘게 다지기): 1개(선택 사항)

콜리플라워를 강판에 갈거나 푸드 프로세서로 다져서 쌀알 크기와 모양으로 만든다. 큰 프라이팬을 중불에 올려 버터를 녹이고 콜리플라워를 넣는다. 프라이팬이 가득 차더라도 찜통 같은 효과가 발생해 부피가 줄어들므로 걱정할 필요는 없다. 콜리플라워가 갈색으로 타지 않도록 뒤적여 가며 5~10분간 가볍게 가열한다.

콜리플라워가 골고루 익으면 불을 끄고 라임즙, 오일, 고수, 소금을 넣는다. 프라이팬 채로 고르게 잘 섞은 후에 접시에 담아 식탁에 올린다. 취향에 따라 다진 봄양파를 얹어 준다.

🍲 고구마와 생강 풍미의 완전무결 수프

만족감을 안겨 주는 이 수프는 단백질 단식일의 점심이나 저녁식사로 안성맞춤이다. 레시피대로 요리하면 비단처럼 매끄럽고 부드러운 수프가 완성되지만, 씹히는 맛을 선호한다면 마지막에 믹서를 사용하는 과정을 생략해도 좋다.

- MCT 오일: 2큰술
- 고구마(껍질을 벗기고 1cm 정도 크기로 깍둑썰기): 3컵
- 당근(껍질을 벗기고 6~7mm 두께로 썰기): 1과 1/2컵
- 신선한 생강(잘게 다지기): 1큰술
- 물: 3컵
- 바다 소금: 1/2작은술
- 목초를 먹인 소의 우유로 만든 무염 버터: 2큰술

큰 냄비를 중약불에 올리고 MCT 오일을 넣는다. 고구마, 당근, 생강을 넣고 2분간 가열한다. 물을 붓고 뚜껑을 닫은 다음 30분 또는 채소가 부드러워질 때까지 끓인다. 소금을 넣은 후 골고루 젓는다. 완성된 재료를 믹서나 푸드 프로세서, 핸드 믹서를 이용해 부드러워질 때까지 간다. 마지막으로 버터를 넣고 한 번 더 골고루 갈아 준다.

🍲 업그레이드 양상추 샐러드

양상추는 단백질 함량이 낮아서 단백질 단식일의 메뉴로는 최고의 선택이다. 다른 채소를 추가해도 좋지만 단백질 함량이 높은 채소도 있으므로 주의해야 한다. 이 레시피에서는 단백질이 특히 적은 재료를 선정했다.

- 양상추(큼직하게 썰기): 1통
- 래디시(얇게 썰기): 작은 크기 1개
- 아보카도(얇게 썰기): 1/2개
- 올리브(씨를 빼고 잘게 썰기): 1/2컵
- 오이(얇게 썰기): 1/2개

좋아하는 채소를 선택하여 입맛에 맞는 완전무결 샐러드드레싱을 뿌린다.

완전무결 샐러드드레싱

아래에 나오는 모든 드레싱은 재료를 믹서에 넣고 크림처럼 부드러워질 때까지 갈아 준 다음 2~3시간 냉장고에 재워 두면 완성이다. 샐러드나 데친 채소, 고구마구이에 뿌려서 맛보자.

'크리미' 아보카도 드레싱

- 아보카도: 1/2개
- MCT 오일: 1~2큰술
- 애플사이다 식초: 1큰술
- 레몬즙: 1큰술
- 오이(얇게 썰기): 1컵
- 잘게 다진 고수: 1/4컵
- 봄양파: 1개(선택 사항)
- 바다 소금: 취향껏 조절

완전무결 허니 머스터드 비네그레트 드레싱

- 애플사이다 식초: 1/4컵
- 엑스트라 버진 올리브유: 1/8컵
- MCT 오일: 1/8컵
- 머스터드: 1큰술
- 생꿀(또는 자일리톨): 2큰술

완전무결 크리미 바질 비네그레트 드레싱

- 아보카도: 1/2개
- 엑스트라 버진 올리브유: 1/4컵
- MCT 오일: 2큰술
- 애플사이다 식초: 1/4컵
- 신선한 바질잎: 1줌

완전무결 랜치 드레싱

- 완전무결 마요네즈(하단 레시피 참조): 1컵

- 잘게 다진 딜: 2큰술

- 애플사이다 식초: 1큰술

- 마늘(바다 소금을 넣고 다지기): 2쪽

- 바다 소금: 취향대로 조절

완전무결 마요네즈

당근구이나 고구마구이, 좋아하는 어떤 단백질과 함께 먹어도 맛있다. 유화가 잘 안 되면 아보카도를 듬뿍 넣거나 달걀노른자를 1개 더 추가해 보자. 나는 풍미를 더하려고 싱싱한 허브를 즐겨 넣는다. 안타깝지만 단백질 함량이 높아서 단백질 단식일에는 먹을 수 없다.

- 달걀: 큰 것 1개

- 퓨어 올리브유: 3/4컵

- MCT 오일: 1/4컵

- 레몬즙 또는 라임즙: 2~3작은술

- 바다 소금: 소량

재료를 모두 우묵한 그릇에 담고 달걀을 바닥에 잠기게 한다. 핸드 믹서로 원하는 농도가 될 때까지 섞어 준다. 이 레시피 분량대로 만들면 마요네즈는 약 1과 1/2컵 정도 나온다. 유화가 잘 안 될 경우 아보카도 1/2개를 추가하면 즉각 효과가 나타난다.

🥘 완전무결 렌틸콩 없는 달(dal) 카레라이스

단백질 단식일이나 양질의 고기를 구하지 못했을 때를 위한 채식 요리다.

- 바스타미 쌀(인도와 파키스탄에서 생산되는 벼의 품종): 2컵
- 당근: 중간 크기 4개
- 비트: 1개
- 근대: 1컵(5장)
- 브로콜리: 2컵(큰 것 1개, 줄기 없이 꽃송이만)
- 강황(얇게 썰기): 2개
- 생강(얇게 썰기): 2개
- 목초를 먹인 소의 우유로 만든 무염 버터 또는 기 버터: 4큰술
- MCT 오일: 2큰술
- 애플사이다 식초: 1/2작은술
- 바다 소금: 1/2작은술 이상
- 카옌페퍼(경계경보 식품이니 민감한 사람은 쓰지 말 것)
- 고수(잘게 다지기)

당근, 비트, 근대, 브로콜리를 깨끗이 씻어서 2.5cm 크기로 자른다. 고성능 믹서가 있다면 채소를 큼직하게 썰어도 되지만 소형 믹서기밖에 없다면 작게 깍둑썰기 해야 한다.

정수 물에 채소, 강황, 생강을 넣고 7~10분간 찐다. 채소의 씹히는 맛을 선호하더라도 포크로 찔렀을 때 쑥 들어갈 정도까지 익혀야 한다. 다만 너무 많이 가열하면 영양소가 줄어드니 주의하자.

익힌 채소를 모두 믹서에 붓고 버터나 기 버터, 오일, 식초, 소금 1/2작은술을 넣어 부드러운 채소 수프(달 카레)가 될 때까지 1~2분간 갈아 준다.

그릇 중간 정도까지 밥을 푸고 달 카레를 한가득 끼얹는다. 취향에 따라 카옌페퍼와 소금을 뿌리고 고수를 얹어 장식한다.

🥣 당근과 펜넬을 넣은 완전무결 흰쌀밥 수프

단백질 단식일의 식사로 안성맞춤인 담백하고 맛있는 수프다. 취향에 따라 흰쌀밥을 추가하면 포만감 가득한 저녁식사로 충분하다. 부드러운 식감이나 덩어리가 씹히는 식감 등 선호하는 입맛에 맞게 요리법을 살짝살짝 수정해 가며 만들어 보자.

- 셀러리 줄기: 2대
- 당근: 900g
- 펜넬 알뿌리: 중간 크기 2개
- MCT 오일: 2큰술
- 생강(껍질을 벗기고 곱게 다지기): 1덩어리(5cm)
- 목초를 먹인 소의 우유로 만든 무염 버터: 2큰술
- 흰쌀: 1컵(선택 사항)

셀러리는 잘게 썰고 당근과 펜넬은 2.5cm 두께로 썬다. 냄비를 중불에 올리고 오일을 두른 후 셀러리, 당근, 펜넬, 생강을 넣고 모든 재료가 부드럽게 섞일 때까지 가열한다. 물 4컵을 붓고 잘 저은 다음 뚜껑을 닫고 중불에서 40분에서 1시간 정도 푹 끓인다. 다 끓인 채소를 핸드 믹서나 믹서로 곱게 간다. 버터를 넣고 한 번 더 믹서를 돌린다. 취향에 따라 오목한 그릇에 흰쌀밥을 절반 정도 담고 수프를 붓는다.

🍚 레몬 볶음밥

간단하고 맛있는 레몬 볶음밥은 단백질 단식일의 메인 요리로도, 주 1~2회 정도 저녁식사 때 먹는 고기 요리의 사이드 요리로 곁들이기에도 완벽한 메뉴다.

- 목초를 먹인 소의 우유로 만든 무염 버터 또는 기 버터: 4큰술(2등분해 두기)
- 흰쌀밥: 2~3컵
- 바다 소금: 취향껏 조절
- 레몬즙: 2개 분량(필요하다면 좀 더 많이)
- MCT 오일: 1~2큰술
- 레몬(4등분하기): 1개

중약불에 냄비를 올린 후 버터나 기 버터 절반과 흰쌀밥을 넣고 골고루 섞어준다. 소금으로 맛을 낸 다음 레몬즙 3/4을 넣고 따끈따끈해질 때까지 1~5분간 잘 저으면서 가열한다. 남은 버터나 기 버터 2큰술을 넣고 볶으면서 1분간 더 가열한다. 밥을 접시에 담고 나머지 레몬즙과 오일을 뿌리고 4등분한 레몬으로 장식하자!

🍚 고구마구이

이 메뉴는 완전무결한 토핑을 이것저것 올려서 장식할 수 있는 팔레트라고 생각하자. 베이컨 대신 얇게 썬 아보카도, 완전무결 마요네즈, 채소, 다진 고기, 버터를 곁들여도 좋다!

- 고구마: 중간 크기 3~4개
- 목초를 먹인 소의 우유로 만든 무염 버터 또는 입맛에 맞는 완전무결 컴파운드 버터: 3~4큰술
- 방목한 돼지로 만든 고품질 베이컨(잘게 다지기): 3~4큰술(선택 사항)
- 바다 소금: 취향껏 조절

오븐을 160℃로 예열한다. 고구마를 씻어서 말린다. 오븐 팬에 알루미늄 포일을 깔고 고구마 전체에 포크로 구멍을 뚫어 준 후 크기에 따라 50~60분간 굽는다. 포크가 부드럽게 들어갈 정도로 구워지면 오븐에서 꺼낸다. 상단에 세로로 칼집을 내고 양쪽으로 가른다. 원하는 만큼 버터, 베이컨(사용할 경우), 소금을 곁들인다.

🥣 업그레이드 과카몰레

내가 가장 좋아하는 레시피 중 하나다. 크림처럼 부드럽고 맛있으며 MCT 오일이 뇌를 한층 더 활성화 하는데다가 일반 과카몰레보다 더 오래 포만감을 유지해 준다. 점심때 오이나 셀러리 스틱에 찍어 먹거나 저녁때 단백질 위에 뿌려 먹어도 좋다! 나는 그릇째 들고 숟가락으로 퍼먹는다.

- 잘 익은 아보카도: 큰 것 4개
- MCT 오일: 2~4큰술(이 레시피는 코코넛 오일의 풍미가 아보카도와 어울리지 않으므로 MCT 오일 대신 사용하기에 적합하지 않다)
- 바다 소금: 2작은술(취향에 따라 조절)
- 말린 오레가노: 1큰술
- 애플사이다 식초 또는 라임즙: 1~3작은술(취향에 따라 선택)
- 아스코르브산 혹은 비타민 C(선택 사항. 갈변 방지용)

핸드 믹서에 재료를 모두 넣고 부드러워질 때까지 갈아 준다. 취향에 따라 고수 등의 신선한 허브를 추가한 후 잘 섞어 준다.

🍲 업그레이드 사골 수프

이 메뉴는 수프 조리법으로 사용하기에 적합하며, 한창 일할 나이인 장년층이 높은 기량을 발휘하기 위해 건강한 동물성 지방을 섭취하기에도 적격이다!

- 당근(껍질을 벗기고 크게 썰기): 중간 크기 3개
- 셀러리 줄기(껍질을 벗기고 크게 썰기): 3대
- 쇠뼈: 1.1kg
- 부케 가르니(오레가노, 로즈메리, 타임, 세이지 등에서 취향껏 선택): 1단
- 애플사이다 식초: 1~2큰술
- 바다 소금: 취향대로 조절

큰 냄비에 당근과 셀러리를 넣고 반투명해질 때까지 가볍게 몇 분간 볶는다. 쇠뼈와 부케 가르니를 넣고 물을 부은 후 뚜껑을 닫는다. 애플사이다 식초를 넣으면 뼈에서 영양분이 더 잘 우러난다. 부글부글 끓지 않도록 약불에서 8~14시간 푹 고아 준다. 원하는 색과 맛이 나면 쇠뼈와 채소를 걸러낸다.

🥄 크리미 코코넛 '사르르' 아이스크림

구석기 다이어트에도 걸맞으며 아이스크림은 치팅데이에나 먹는 음식이 아니라는 사실을 입증하는 조리법이다. 이 레시피와 함께라면 아이스크림은 이제 건강식품이다.

- 방목한 닭이 낳은 달걀(흰자, 노른자 모두): 4개
- 방목한 닭이 낳은 달걀(노른자만): 4개
- 바닐라 파우더: 2작은술
- 아스코르브산(비타민 C): 1g(취향껏 조절)
  또는 애플사이다 식초나 라임즙: 10방울(취향껏 조절)
- 목초를 먹인 소의 우유로 만든 무염 버터: 7큰술
- 코코넛 오일: 7큰술
- MCT 오일: 3큰술+2작은술
- 자일리톨 또는 에리스리톨: 5.5큰술(단맛을 더 내고 싶다면 최대 160g까지 넣어도 좋다)
- 초콜릿 파우더: 1/4~1/2컵(선택 사항)
- 물이나 얼음: 1/2컵 정도(처음에는 조금만 넣고 필요에 따라 양을 늘린다)

물이나 얼음을 제외한 모든 재료를 믹서에 넣고 부드러운 크림 형태가 될 때까지 섞는다. 물이나 얼음을 붓고 골고루 섞일 때까지 믹서를 돌린다. 아이스크림을 부드럽게 완성하려면 요구르트 정도의 점성이 적당하다. 얼음처럼 단단한 식감을 원한다면 물을 좀 더 추가한다. 혼합한 재료를 아이스크림 제조기에 넣고 전원을 켠다. 입안에서 사르르 녹는 아이스크림이 완성되면 맛있게 먹으면 된다(아이스크림 제조기가 없을 경우 혼합한 재료를 스테인리스나 플라스틱 그릇에 담아 냉동실에 넣고 1~2시간 간격으로 2~3회 포크로 긁어 주면 되지만 부드러움은 덜하다)!

🍲 완전무결 컵케이크

오랜 세월의 시행착오 끝에 마침내 과자를 완전무결하게 굽는 방법을 알아냈다. 완전무결 다이어트를 시작한 당신이 가장 좋아하는 음식 중 하나가 되리라 자부한다.

- 에리스리톨 또는 자일리톨 또는 반반씩 섞기(반반 섞는 게 가장 좋다): 12큰술
- 카카오 85% 이상인 다크초콜릿(곱게 다지거나 얇게 썰기): 340g
- 목초를 먹인 소의 우유로 만든 무염 버터(실온에 두어 말랑말랑하게 만든다): 3/4컵
- 바다 소금: 약간
- 달걀(실온에서 노른자와 흰자를 분리해 두기): 6개
- 바닐라 추출액: 2작은술 이상

  또는 바닐라 파우더: 1작은술
- 코코아 파우더 또는 매우 곱게 간 커피콩: 1작은술
- 찹쌀가루: 1큰술(찹쌀가루가 없다면 생략한다. 일반 쌀가루는 까끌까끌하므로 대신 사용할 수 없다)

오븐을 약 175℃로 예열한다. 18구 머핀 틀에 종이 포일을 깐다. 12개만 만들고 싶다면 재료의 양을 2/3로 줄이고 24개를 만들고 싶다면 1/3만큼 더 늘린다. 믹서로 에리스리톨 또는 자일리톨을 곱게 갈아 준다. 마찰로 인해 끈적끈적하게 눌어붙지 않도록 전원을 눌렀다 뗐다 하며 믹서를 돌려야 한다. 완성되면 옆에 둔다.

초콜릿과 버터를 중간 크기 냄비에 넣고 약불에 올린다. 계속 휘저으면서 부드러워질 때까지 녹인다. 불을 끄고 잘 섞어 주면서 조금 식힌다. 완성되면 옆에 둔다.

곱게 간 자일리톨 또는 에리스리톨 6큰술, 바다 소금, 달걀노른자 6개를 믹서에 넣고 중속 또는 고속으로 색이 옅어지면서 걸쭉해질 때까지 약 3분간 거품

을 낸다. 믹서에 돌린 재료를 스패출러로 긁어서 아직 따뜻한 초콜릿에 붓고 바닐라, 코코아나 커피, 찹쌀가루를 넣는다.

다른 그릇에 달걀흰자를 넣고 거품이 올라올 때까지 빠른 속도로 휘젓는다. 거품이 풍성해지면 남아 있는 자일리톨 또는 에리스리톨 6큰술을 조심스럽게 넣고 거품이 어느 정도 단단해질 때까지 휘젓는다. 완성된 달걀흰자를 초콜릿과 노른자를 혼합한 재료에 3, 4회에 걸쳐 조금씩 나눠 넣으며 섞어 준다.

혼합한 재료를 머핀 틀의 종이 포일에 3/4까지 채운 후 오븐에 넣고 11분간 굽는다. 머핀 틀을 뒤집어서 11분간 더 구운 후 오븐에서 꺼내 철제 선반에 놓고 완전히 식힌다.

케이크에 프로스팅(크림이나 초콜릿 파우더, 설탕 등을 이용해 케이크 위를 장식하는 것)을 올리고 싶다면 좋아하는 감미료에 양질의 버터, 코코아 파우더, 바닐라를 추가하자.

완전무결 베리 한 그릇

당분이 적은 과일의 단순한 조합으로 만드는 이 메뉴는 1주일 중 어느 날에 먹어도 좋은 간편하고 맛있는 디저트다.

- 블루베리: 1/2컵
- 라즈베리: 1/2컵
- 딸기(꼭지를 따고 잘게 썰기): 1/2컵
- 레몬즙: 1/2개 분량
- 신선한 바질(곱게 다지기): 1/4컵

블루베리, 라즈베리, 딸기를 한데 모아 레몬즙을 뿌린 후 골고루 섞어 준다. 토핑으로 잘게 다진 바질을 뿌리면 근사하게 완성된다.

완전무결 컴파운드 버터

컴파운드 버터는 고기나 채소와 함께 먹기에도, 뜨거운 요리에 넣어 만족감을 더하기에도 제격이다. 글루텐프리 크래커에 발라 주면 몇 시간 동안 속이 든든한 점심이 재빨리 완성된다. 만들어서 냉동해 두면 나중에도 쓸 수 있고 허브의 신선함을 유지하기에도 좋은 방법이다.

버터가 부드러워질 때까지 실온에 두었다가 모든 재료를 골고루 섞은 다음 취향에 따라 소금을 추가한다(유산지 등에 말아 모양을 잡은 뒤 유산지 채로 냉장고에 보관하면 필요할 때마다 잘라서 사용하기 편하다).

허브 컴파운드 버터

- 목초를 먹인 소의 우유로 만든 무염 버터: 1컵
- 좋아하는 신선한 허브(파슬리, 고수, 오레가노, 딜, 세이지, 로즈메리, 타임 등을 잘게 다지기): 3~4큰술
- 바다 소금: 취향껏 조절

베리 컴파운드 버터

- 목초를 먹인 소의 우유로 만든 무염 버터: 1컵
- 신선한 베리류(블랙베리, 딸기, 블루베리 등): 1/4컵
- 시나몬(최고급 품질에 한함): 소량
- 자일리톨 또는 생꿀: 취향껏 조절
- 바다 소금: 취향껏 조절

코코아 컴파운드 버터

- 목초를 먹인 소의 우유로 만든 무염 버터: 1컵
- 생 코코아(생코코아 파우더): 3큰술
- 시나몬(최고급 품질에 한함): 소량
- 자일리톨 또는 스테비아 또는 생꿀: 취향대로 조절
- 바다 소금: 소량

기 버터

사실 기 버터는 집에서 아주 쉽게 만들 수 있다. 버터 500g에서 얻을 수 있는 기 버터의 양은 재료 품질에 따라 다르다. 싸구려 버터는 물과 화학물질이 많이 들어가기 때문이다. 그에 반해 양질의 버터는 84%까지 지방이므로 최고 품질의 버터를 사용하면 500g짜리 1개당 기 버터 약 1.5컵을 만들 수 있다!

• 목초를 먹인 소의 우유로 만든 버터: 500g

버터를 넣은 냄비를 약불에 올리고 부글부글 거품이 날 때까지 가열한다. 냄비 바닥에 단백질층이 가라앉을 때까지 표면에 생기는 하얀 거품을 걷어 낸다. 타지 않도록 주의하면서 옅은 갈색빛이 돌 때까지 가열한다. 입구가 넓은 유리병에 거즈를 씌운 거름망을 올리고 냄비의 내용물을 부어 여과시킨다.

Chapter 1

1) Aggarwal BB, Shishodia S, Sandur SK, Pandey MK, and Sethi G. Inflammation and cancer: How hot is the link? Biochemical Pharmacology. 2006;72(11):1605–1621.
2) Giugliano D, Ceriello A, Esposito K. The effects of diet on inflammation: Emphasis on the metabolic syndrome. Journal of the American College of Cardiology. 2006;48(4):677–685.
3) Zhang J. Yin and yang interplay of IFN-gamma in inflammation and autoimmune disease. The Journal of Clinical Investigation. 2007;117(4):871–873.
   www.medscape.com/viewarticle/776988
4) link.springer.com/article/10.1007%2FPL00014761
5) www.biomedcentral.com/1472-6823/5/10
6) www.ncbi.nlm.nih.gov/pubmed/10395614
7) www.ncbi.nlm.nih.gov/pubmed/14726276
8) www.ncbi.nlm.nih.gov/pubmed/7759018
9) link.springer.com/article/10.1007%2FBF02959261
10) www.ncbi.nlm.nih.gov/pubmed/16129731
11) www.ncbi.nlm.nih.gov/pubmed/15111494
12) www.ncbi.nlm.nih.gov/pubmed/9316457
13) www.ncbi.nlm.nih.gov/pubmed/20150284
14) www.ncbi.nlm.nih.gov/pubmed/22289055
15) www.ncbi.nlm.nih.gov/pubmed/20566347
16) www.ncbi.nlm.nih.gov/pubmed/11192627
17) www.sciencedirect.com/science/article/pii/S096399699600066X
18) www.sciencemag.org/content/328/5975/228.abstract
19) www.nature.com/nature/journal/v444/n7122/abs/4441022a.html
20) www.ncbi.nlm.nih.gov/pubmed/21587065

Chapter 2

1) www.nytimes.com/2011/08/21/magazine/do-you-suffer-from-decision-fatigue.html
2) www.nytimes.com/2007/10/09/science/09tier.html?_r=0
3) www.ncbi.nlm.nih.gov/pmc/articles/PMC2673878/
4) www.ncbi.nlm.nih.gov/pubmed/16366738
5) www.ncbi.nlm.nih.gov/pubmed/18395289
6) www.fasebj.org/cgi/content/meeting_abstract/27/1_MeetingAbstracts/951.1
7) www.jnutbio.com/article/S0955-2863(14)00020-5/abstract

8) www.ncbi.nlm.nih.gov/pmc/articles/PMC3153489/
9) ajh.oxfordjournals.org/content/25/7/727.short
10) www.ncbi.nlm.nih.gov/pubmed/18640459
onlinelibrary.wiley.com/doi/10.1111/j.1365-2362.2012.02719.x/abstract
11) www.mayomedicallaboratories.com/test-catalog/Clinical+and+Interpretive/80308
12) Alice Feinstein, ed. Prevention's Healing with Vitamins. Emmaus, PA: Rodale, 1996.

Chapter 3

1) annals.org/article.aspx?articleid=1846638
2) www.jissn.com/content/3/2/12
3) www.ncbi.nlm.nih.gov/pubmed/16500874
4) www.ncbi.nlm.nih.gov/pubmed/18641180
5) www.ncbi.nlm.nih.gov/pubmed/7096916
6) Bird AR, Brown IL, Topping DL. Starches, resistant starches, the gut microflora and human health. Current Issues in Intestinal Microbiology. 2000;1(1):25-37.
7) www.sciencedirect.com/science/article/pii/S0306452210012947
8) www.nature.com/ejcn/journal/v62/n4/abs/1602866a.html
9) www.allergykids.com/index.php?id=4
10) aje.oxfordjournals.org/content/147/4/342.short
ajpheart.physiology.org/content/293/5/H2919
www.ncbi.nlm.nih.gov/pubmed/17854706
https://www.karger.com/Article/Abstract/73797
www.ncbi.nlm.nih.gov/pubmed/18636564
11) www.ncbi.nlm.nih.gov/pubmed/9872614
12) www.ncbi.nlm.nih.gov/pubmed/6299329
13) www.ncbi.nlm.nih.gov/pubmed/17003019
14) onlinelibrary.wiley.com/doi/10.1002/oby.20501/abstract
15) www.ncbi.nlm.nih.gov/pubmed/11024006
16) onlinelibrary.wiley.com/doi/10.1002/oby.20501/abstract
17) www.ncbi.nlm.nih.gov/pubmed/21094734
18) L.J. Harris. Vitamins in Theory and Practice. New York: Macmillan, 1935, p. 224.
19) www.specialnutrients.com/pdf/book/Mycotoxins%20and%20mycotoxicosis%20in%20humans%20and%20animals%20Book%20Gimeno%20security.pdf, p. 70.
20) www.ncbi.nlm.nih.gov/pubmed/3265709
21) www.sciencedirect.com/science/article/pii/S1053811906006902

Chapter 4

1) archive.rsna.org/2005/4418422.html
2) http://news.aces.illinois.edu/content/caffeine-may-block-inflammation-linked-mild-cognitive-impairment
3) www.ncbi.nlm.nih.gov/pubmed/21046357
4) www.nutritionj.com/content/pdf/1475-2891-10-61.pdf
5) www.ncbi.nlm.nih.gov/pubmed/21037214
6) well.blogs.nytimes.com/2011/09/26/coffee-drinking-linked-to-less-depression-in-women/
7) www.ncbi.nlm.nih.gov/pubmed/21949167

8) https://www.mendeley.com/research/protective-effects-kahweol-cafestol-against-hydrogen-peroxideinduced-oxidative-stress-dna-damage/

9) https://www.mendeley.com/catalog/cafestol-extraction-yield-different-coffee-brew-mechanisms/

10) microbewiki.kenyon.edu/index.php/Gut_Microbiota_and_Obesity

11) www.ncbi.nlm.nih.gov/pmc/articles/PMC524219

12) www.jnutbio.com/article/S0955-2863%2814%2900020-5/abstract?elsca1=etoc&elsca2=email&elsca3=0955-2863_201404_25_4&elsca4=nutrition_dietetics

13) www.ncbi.nlm.nih.gov/pubmed/21627318

14) www.mdpi.com/2072-6643/3/10/858

15) Eat, Fast, and Live Longer. Episode 3, "Horizon." BBC, 2012–2013. www.bbc.co.uk/programmes/b01lxyzc [television series]

16) www.ncbi.nlm.nih.gov/pubmed/12558961

17) www.ncbi.nlm.nih.gov/pubmed/23512957

18) www.ncbi.nlm.nih.gov/pmc/articles/PMC524219/

19) www.ncbi.nlm.nih.gov/pubmed/19945408

Chapter 5

1) ucsdnews.ucsd.edu/archive/newsrel/health/sleepstudy.htm

2) www.ncbi.nlm.nih.gov/pubmed/12123620

3) www.ncbi.nlm.nih.gov/pubmed/14737168

4) www.ncbi.nlm.nih.gov/pubmed/11511309

5) www.webmd.com/sleep-disorders/excessive-sleepiness-10/diabetes-lack-of-sleep

6) www.ncbi.nlm.nih.gov/pubmed/20051441

7) www.medicalnewstoday.com/releases/74081.php

8) www.alzforum.org/news/research-news/brain-drain-glymphatic-pathway-clears-av-requires-water-channel

9) www.cell.com/cell-metabolism/abstract/S1550-4131%2813%2900454-3

10) www.ncbi.nlm.nih.gov/pubmed/18716175

11) www.livinghoney.biz/the-honey-revolution.html

12) blog.sethroberts.net/2013/11/05/honey-at-bedtime-improves-sleep/

13) www.townsendletter.com/May2010/earthing0510.html

14) www.ncbi.nlm.nih.gov/pubmed/24007813

Chapter 6

1) resulb.ulb.ac.be/facs/ism/docs/behaviorBDNF.pdf

2) www.ncbi.nlm.nih.gov/pubmed/21330616

3) www.onlinecjc.ca/article/S0828-282X(13)00258-4/abstract

4) care.diabetesjournals.org/content/25/9/1612.short

5) cebp.aacrjournals.org/content/15/6/1170.abstract

6) www.nejm.org/doi/full/10.1056/NEJMoa011858

7) www.neurology.org/content/70/19_Part_2/1786.abstract

8) www.ncbi.nlm.nih.gov/pmc/articles/PMC2615833

9) europepmc.org/abstract/MED/8164529

10) journals.lww.com/acsm-msse/pages/articleviewer.aspx?year=2005&issue=12000&article=0000

3&type=abstract

11) health.usnews.com/health-news/family-health/brain-and-behavior/articles/2009/05/29/post-exercise-glow-may-last-12-hours

12) www.ncbi.nlm.nih.gov/pmc/articles/PMC1540458/

13) www.ncbi.nlm.nih.gov/pubmed/12797841

14) www.ncbi.nlm.nih.gov/pubmed/12457419

15) www.ncbi.nlm.nih.gov/pubmed/20837645

Chapter 7

1) www.udel.edu/chem/C465/senior/fall00/Performance1/epinephrine.htm.html

2) Food and Agriculture Organization of the United Nations. Safety Evaluation of Certain Mycotoxins in Food. FAO Food and Nutrition Paper 74. Geneva: World Health Organization, 2001.

3) www.ncbi.nlm.nih.gov/pubmed/2721782

4) www.ncbi.nlm.nih.gov/pubmed/7759018

5) www.ncbi.nlm.nih.gov/pubmed/14726276

6) Jorge E. Chavarro, Walter Willett, and Patrick J. Skerrett. The Fertility Diet. New York: McGraw-Hill, 2007, p. 73.

7) www.ajog.org/article/S0002-9378(07)02025-X/fulltext

8) www.azcentral.com/health/news/articles/2009/06/13/20090613bloodsugar-spikes-send-testosterone-levels-down.html

9) www.ncbi.nlm.nih.gov/pubmed/15741266?dopt=Abstract

10) jap.physiology.org/content/82/1/49

11) www.ncbi.nlm.nih.gov/pubmed/15741266

12) www.ncbi.nlm.nih.gov/pubmed/9029197?dopt=Abstract

13) www.jstor.org/stable/4091796?seq=1#page_scan_tab_contents

Chapter 8

1) www.ncbi.nlm.nih.gov/pubmed/11988104

2) www.diindolylmethane.org

3) www.ncbi.nlm.nih.gov/pubmed/17652276

4) www.ewg.org/foodnews/summary

5) www.ncbi.nlm.nih.gov/pubmed/20198430

6) www.westonaprice.org/health-topics/nightshades/

7) www.healingcancernaturally.com/garlic-brain-toxin.html

8) www.ncbi.nlm.nih.gov/pubmed/16910057

9) www.inspirationgreen.com/bpa-lined-cans.html

10) olivecenter.ucdavis.edu/research/files/oliveoilfinal071410updated.pdf

11) www.motherearthnews.com/real-food/free-range-eggs-zmaz07onzgoe.aspx

12) www.ewg.org/research/us-gives-seafood-eaters-flawed-advice-on-Mercury-contamination-healthy-omega-3s

13) www.ncbi.nlm.nih.gov/pubmed/2818911

14) www.orthomolecular.org/library/jom/1990/pdf/1990-v05n03-p138.pdf

15) www.ncbi.nlm.nih.gov/pubmed/21611739

16) www.ncbi.nlm.nih.gov/pubmed/22555630

17) www.mercola.com/article/soy/avoid_soy.htm
18) www.sciencedirect.com/science/article/pii/S0956713508002442
www.ncbi.nlm.nih.gov/pubmed/23140362
19) Pusztai A. Dietary lectins are metabolic signals for the gut and modulate immune and hormonal functions. European Journal of Clinical Nutrition. 1993;47(10):691–699; Hamid R & Masood A. Dietary lectins as disease causing toxicants. Pakistan Journal of Nutrition. 2009;8(3):293–303
20) www.wageningenacademic.com/doi/abs/10.3920/WMJ2008.x041#.U5NbvpSwKJ0
21) Pavelka S. Metabolism of bromide and its interference with the metabolism of iodine. Physiological Research. 2004;53 Suppl 1:S81–90

Chapter 9

1) www.ncbi.nlm.nih.gov/pubmed/8212938
2) www.ncbi.nlm.nih.gov/pubmed/10598070
3) www.ncbi.nlm.nih.gov/pubmed/14527787
4) www.ncbi.nlm.nih.gov/pubmed/8480455
5) Martin, Weidenbörner. Encyclopedia of Food Mycotoxins. New York: Springer, 2001: p. 177.
6) eur-lex.europa.eu/LexUriServ/LexUriServ.do?uri=OJ:L:2003:168:0033:0038:EN:PDF
7) www.ncbi.nlm.nih.gov/pubmed/7410300
8) www.ncbi.nlm.nih.gov/pubmed/21374488
9) www.ncbi.nlm.nih.gov/pubmed/22864056
10) www.ncbi.nlm.nih.gov/pubmed/21594711
www.ncbi.nlm.nih.gov/pubmed/22919440
11) care.diabetesjournals.org/content/27/2/436.full
12) link.springer.com/chapter/10.1007%2F978-1-62703-167-7_29#page-1
13) www.ncbi.nlm.nih.gov/pubmed/17917911
www.organicconsumers.org/old_articles/documents/huber-glyphosates-2009.pdf
14) www.cholesterol-and-health.com/Goitrogen-Special-Report.html
15) www.ncbi.nlm.nih.gov/pubmed/9149115
16) www.ncbi.nlm.nih.gov/pubmed/10799367
17) www.nature.com/ncb/journal/v11/n11/full/ncb1975.html
18) newswise.com/articles/view/539490/
19) www.ncbi.nlm.nih.gov/pubmed/15219719

Chapter 10

1) care.diabetesjournals.org/content/27/1/281.full
2) www.ncbi.nlm.nih.gov/pmc/articles/PMC1785201/
3) www.ncbi.nlm.nih.gov/pubmed/15771190
aem.asm.org/content/36/2/252.full.pdf
4) www.sciencedirect.com/science/article/pii/0009279795036849
5) www.sciencedaily.com/releases/2007/10/071030102210.htm
6) www.sciencedirect.com/science/article/pii/S2210523914000348
7) www.ncbi.nlm.nih.gov/pubmed/12784390
8) onlinelibrary.wiley.com/doi/10.1002/ejlt.201300279/abstract
9) www.sciencedirect.com/science/article/pii/S0926669012004992

10) Hirsch, A.R., & Gruss, J. Various Aromas Found to Enhance Male Sexual Response. The Smell and Taste Treatment and Research Foundation.

11) www.orac-info-portal.de/download/ORAC_R2.pdf

12) labs.mcdb.lsa.umich.edu/labs/haoxingx/Research_files/Xu,RamseyTRPV3.pdf
benthamopen.com/contents/pdf/TODDISJ/TODDISJ-2-89.pdf
George A. Burdock. Fenaroli's Handbook of Flavor Ingredients. Boca Raton, FL: CRC Press, 2004, p. 277.

13) www.ncbi.nlm.nih.gov/pubmed/20968113

14) www.sciencedirect.com/science/article/pii/S0956713511005640

15) www.ncbi.nlm.nih.gov/pubmed/18539350

16) www.ncbi.nlm.nih.gov/pubmed/11229375

17) www.ncbi.nlm.nih.gov/m/pubmed/20526682/

18) www.ncbi.nlm.nih.gov/pmc/articles/PMC1285340/
www.ncbi.nlm.nih.gov/pubmed/16007907

19) www.ncbi.nlm.nih.gov/pubmed/21994147
www.sciencedaily.com/releases/2007/02/070215113450.htm
www.ncbi.nlm.nih.gov/pubmed/11721142

20) www.sciencedirect.com/science/article/pii/S2090123210000330

21) www.ncbi.nlm.nih.gov/pubmed/24436139

22) www.ncbi.nlm.nih.gov/pmc/articles/PMC2892765/#!po=35.7143

23) www.ncbi.nlm.nih.gov/pmc/articles/PMC3856475/

24) www.ncbi.nlm.nih.gov/pubmed/20166324

25) nopr.niscair.res.in/bitstream/123456789/12615/1/IJEB%2049%289%29%20689-697.pdf

26) www.intechopen.com/books/soybean-pest-resistance/mycotoxins-in-cereal-and-soybean-based-food-and-feed#T1

27) lpi.oregonstate.edu/infocenter/phytochemicals/resveratrol/

28) wine.wsu.edu/research-extension/2008/02/mycotoxins/

Chapter 11

1) www.ncbi.nlm.nih.gov/pubmed/1782728

2) www.ncbi.nlm.nih.gov/pubmed/23317342

3) www.aaimedicine.com/jaaim/apr06/hazards.php

Chapter 12

1) www.soilandhealth.org/02/0201hyglibcat/020108.coca.pdf

최강의 식사

초판 1쇄 발행 2017년 6월 16일
초판 35쇄 발행 2025년 1월 15일

지 은 이 데이브 아스프리
옮 긴 이 정세영
감　　수 양준상
발 행 인 강선영·조민정
펴 낸 곳 (주)앵글북스
디 자 인 이든디자인

주　　소 서울시 종로구 사직로8길 34 경희궁의 아침 3단지 오피스텔 407호
문의전화 02-6261-2015 **팩스** 02-6367-2020
메　　일 contact.anglebooks@gmail.com

ISBN 979-11-87512-14-1 03510

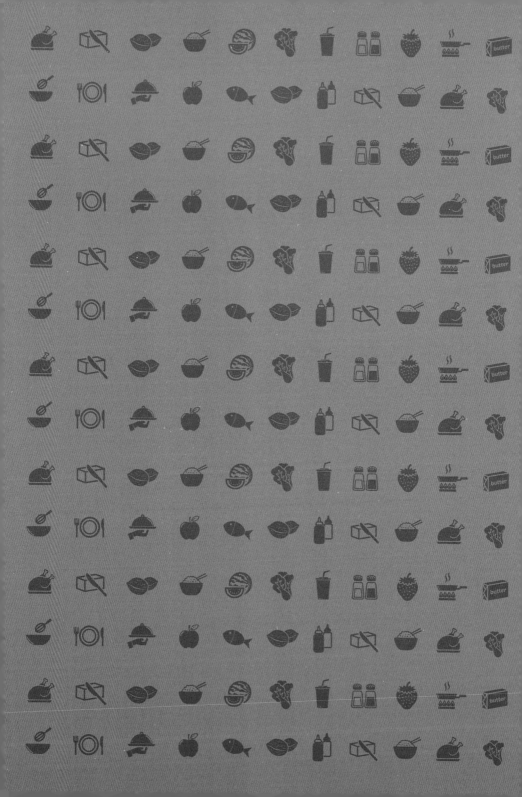

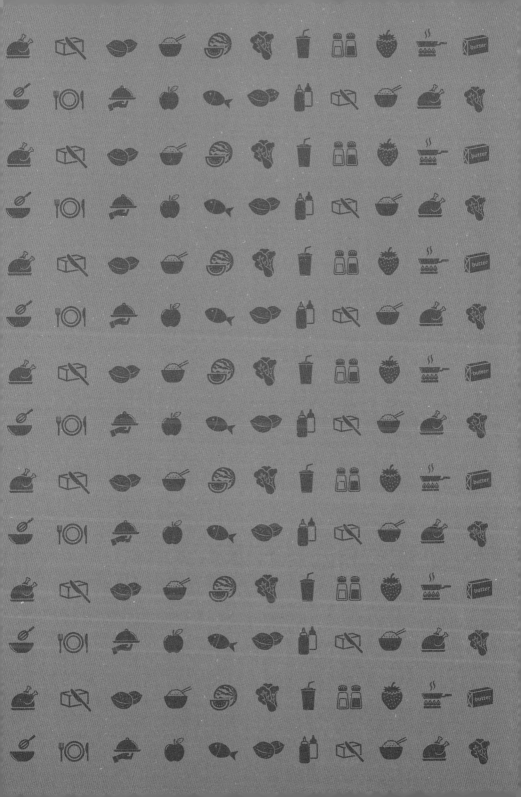